D1718956

Praxisbuch Evozierte Potenziale

Grundlagen, Befundung, Beurteilung und differenzialdiagnostische Abgrenzung

Helmut Buchner

Joseph Claßen
Gabriel Curio
Andreas Ferbert
Walter F. Haupt
Martin Hecht
Ulrich Hegerl
Florian Heinen
Dieter Heuß
Erwin Kunesch
Ulf Linstedt
Klaus Lowitzsch
Volker Milnik

Volker Moshagen
Wolfgang Müller-Felber
Thomas Münte
Georg Neuloh
Walter Paulus
Oliver Pogarell
Jascha Rüsseler
Manfred Stöhr
Peter Schwenkreis
Martin Tegenthoff
Katharina Vill
Karl Wessel

114 Abbildungen

Georg Thieme Verlag
Stuttgart • New York

Impressum

Bibliografische Information
der Deutschen Nationalbibliothek
Die Deutsche Nationalbibliothek verzeichnet diese Publikation in der Deutschen Nationalbibliografie; detaillierte bibliografische Daten sind im Internet über http://dnb.d-nb.de abrufbar.

Wichtiger Hinweis: Wie jede Wissenschaft ist die Medizin ständigen Entwicklungen unterworfen. Forschung und klinische Erfahrung erweitern unsere Erkenntnisse. Ganz besonders gilt das für die Behandlung und die medikamentöse Therapie. Bei allen in diesem Werk erwähnten Dosierungen oder Applikationen, bei Rezepten und Übungsanleitungen, bei Empfehlungen und Tipps dürfen Sie darauf vertrauen: Autoren, Herausgeber und Verlag haben große Sorgfalt darauf verwandt, dass diese Angaben dem Wissensstand bei Fertigstellung des Werkes entsprechen. Rezepte werden gekocht und ausprobiert. Übungen und Übungsreihen haben sich in der Praxis erfolgreich bewährt. Eine Garantie kann jedoch nicht übernommen werden. Eine Haftung des Autors, des Verlags oder seiner Beauftragten für Personen-, Sach- oder Vermögensschäden ist ausgeschlossen.

© 2014 Georg Thieme Verlag KG
Rüdigerstr. 14
70 469 Stuttgart
Deutschland
www.thieme.de

Printed in Germany

Redaktion: Antje Merz-Schönpflug, Eitelborn
Satz: Sommer Media GmbH & Co. KG, Feuchtwangen
gesetzt aus Arbortext APP-Desktop 9.1 Unicode M180
Druck: Grafisches Centrum Cuno, Calbe
Zeichnungen: Christine Lackner, Ittlingen
Umschlaggestaltung: Thieme Verlagsgruppe
Umschlaggrafik: Martina Berge, Augsburg

ISBN 978-3-13-175941-2   1 2 3 4 5 6

Auch erhältlich als E-Book:
eISBN (PDF) 978-3-13-175951-1
eISBN (epub) 978-3-13-175961-0

Vorwort

Die evozierten Potenziale sind fester Bestandteil der diagnostischen Methoden der klinischen Elektroneurophysiologie. Bei vielen diagnostischen und therapeutischen Entscheidungen liefern visuell, akustisch, somatosensorisch und magnetisch evozierte motorische Potenziale hilfreiche, teilweise wegweisende und auch entscheidende Befunde. Dabei liegt der Wert der evozierten Potenziale in der Messung von Funktionszuständen des peripheren und zentralen Nervensystems.

Während moderne Bildgebung sehr exakte anatomische und pathoanatomische Informationen liefert, geben die evozierten Potenziale Informationen über Funktionszusammenhänge, die der Bildgebung entgehen. Dies ist die Grundlage, auf der sich viele, mittlerweile klar umrissene Indikationen für die Untersuchungen mit den evozierten Potenzialen entwickelt haben.

Das neue „Praxisbuch Evozierte Potenziale" ist eine Fortsetzung und grundsätzliche Überarbeitung des Buchs „Evozierte Potenziale, Neurovegetative Diagnostik, Okulographie – Methodik und klinische Anwendungen" von 2005.

Das neue Buch konzentriert sich auf die evozierten Potenziale und ihre klinische Anwendung. Dabei werden aber die technischen und physiologischen Grundlagen nicht vergessen, sondern in angemessener Form zusammengefasst vermittelt.

Die Autoren haben sich bemüht, das aktuelle Wissen prägnant zusammenzufassen und in den krankheitsbezogenen Anwendungskapiteln die Indikation für den Einsatz der Methoden und die diagnostischen sowie therapeutischen Entscheidungsfindungen herauszuarbeiten. Das Buch richtet sich als Lehrbuch somit sowohl an den Anfänger als auch an den Erfahrenen, dem es dabei hilft, seine eigenen Befunde zu prüfen und zu interpretieren.

Der Herausgeber möchte den Autoren des Buches für ihre erneut konstruktive Arbeit danken. Ein Dank gilt im Weiteren den Mitarbeitern des Georg Thieme Verlags, hier insbesondere Frau Esmarch und Frau Engeli.

Recklinghausen, Sommer 2013

Helmut Buchner

Abkürzungen

A

AD	Alzheimer-Demenz
ADAS-cog	Alzheimer's Disease Assessment Scale Cognition
ADCA	autosomal-dominante zerebelläre Ataxie
ADEM	akute disseminierte Enzephalomyelitis
ADHS	Aufmerksamkeitsdefizit-Hyperaktivitäts-Syndrom
AEP	akustisch evozierte Potenziale
AIDP	akute inflammatorische demyelinisierende Polyneuropathie
ALS	amyotrophe Lateralsklerose

B

BERA	brainstem evoked response audiometry
BWK	Brustwirbelkörper

C

CCT	central conduction time
CI	Kochleaimplantat
CIDP	chronische inflammatorische demyelinisierende Polyneuropathie
CMAP	compound muscle action potential
CMRR	common mode rejection ratio
CMTX	X-chromosomal vererbte Charcot-Marie-Tooth-Krankheit
CNV	contingent negative variation
CT	Computertomografie/-gramm

D

dBHL	decibel normal hearing level
dBpeSPL	decibel peak equivalent sound pressure level
dBSL	decibel sensory level
dBSPL	decibel sound pressure level
DGKN	Deutsche Gesellschaft für klinische Neurophysiologie
DML	distale motorische Latenz
DRPLA	dentato-rubro-pallido-luysische Atrophie

E

EDSS	Expanded Disability Status Scale
EEG	Elektroenzephalografie/-gramm
EKG	Elektrokardiografie/-gramm
EKP	ereigniskorrelierte Potenziale
EMG	Elektromyografie/-gramm
EOG	Elektrookulografie/-gramm
EP	evozierte Potenziale
EPSP	exzitatorische postsynaptische Potenziale
ERG	Elektroretinografie/-gramm
ERN	error related negativity

F

FA	Friedreich-Ataxie
FARR	Friedreich-Ataxie mit erhaltenen Reflexen
fMRT	funktionelle Magnetresonanztomografie
FNTA	Fachverband Neurophysiologisch-Technischer Assistenten e. V.

G

GBS	Guillain-Barré-Syndrom
GCI	gliale zytoplasmatische Einschlusskörper

H

HFO	high frequency SEP oscillations
HMSN	hereditäre motorische und sensible Neuropathie
HNPP	hereditary neuropathy with liability to pressure palsies
HPF	Hochpassfilter
HSAN	hereditäre sensorisch-autonome Neuropathie
HSP	hereditäre spastische Paraplegie
HWK	Halswirbelkörper

I

IDCA	idiopathische zerebelläre Atrophie
IPSP	inhibitorische postsynaptische Potenziale
ISI	Interstimulus-Intervall

K

KML	kortikomuskuläre Leitungszeit

L

LAAEP	Lautstärkeabhängigkeit akustisch evozierter Potenziale
LORETA	low resolution electromagnetic tomography
LRS	Lese-Rechtschreib-Schwäche
LWK	Lendenwirbelkörper

M

MAD	mittlerer arterieller Druck
MEP	magnetisch evozierte motorische Potenziale
MGUS	monoclonal gammopathy of unknown significance
mMEP	muskuläre evozierte motorische Potenziale
MMN	mismatch negativity
MRT	Magnetresonanztomografie/-gramm
MS	multiple Sklerose
MSA	Multisystematrophie
MSA-C	Multisystematrophie vom zerebellären Typ
MSA-P	Multisystematrophie vom Parkinson-Typ
MSAP	Muskelsummenaktionspotenzial
MTA-F	Medizinisch technische Assistentin für Funktionsdiagnostik

N

Nd	negative displacement
NLG	Nervenleitgeschwindigkeit

O

OAE	otoakustische Emissionen
OPCA	olivopontozerebelläre Atrophie

P

PERG	pattern ERG, Musterelektroretinografie
PET	Positronenemissionstomografie
PML	periphere motorische Leitungszeit
PN	processing negativity
PNP	Polyneuropathie
PSP	progressive supranuclear palsy, progressive supranukleäre Blickparese

R

rCBF	regionaler zerebraler Blutfluss
rTMS	repetitive transkranielle Magnet-stimulation

S

SCA	spinozerebelläre Atrophie
SEP	somatosensorisch evozierte Potenziale
SNAP	sensible Nervenaktionspotenziale
SPECT	single photon emission computed to-mography, Einzelphotonen-Emissions-computertomografie
SSRI	selective serotonin re-uptake inhibitors, selektive Serotonin-Wiederaufnahme-Hemmer

T

TEA	Thrombendarteriektomie
TIVA	totale intravenöse Anästhesie
TMS	transkranielle Magnetstimulation
TPF	Tiefpassfilter
TST	Triple-Stimulationstechnik

V

VEP	visuell evozierte Potenziale

Z

ZML	zentralmotorische Leitungszeit
ZNS	Zentralnervensystem

Inhaltsverzeichnis

Teil I   Grundlagen

1   Allgemeine Methodik der evozierten Potenziale 18
H. Buchner, V. Milnik

1.1	**Einleitung** 18		**1.4**	**Praxis der Messung evozierter Potenziale** 25		

1.2   Technische Komponenten 18

1.2.1   Elektroden 19
1.2.2   Differenzverstärker 19
1.2.3   Filter 20
1.2.4   Analog-Digital-Wandler.......... 21
1.2.5   Mittelwertrechner (Averager)..... 22
1.2.6   Stimulator 23

1.3   Auswertung 23

1.4.1   Patientenvorbereitung........... 25
1.4.2   Fehlermöglichkeiten am Gerät 25
1.4.3   Technische und biologische Artefakte 26
1.4.4   Methodische Fehler beim Platzieren der Elektroden 28

2   Neurophysik der Entstehung evozierter Potenziale 30
G. Curio, H. Buchner

2.1   Einleitung 30

2.2   Generierung evozierter Potenziale im Kortex 30

2.2.1   Ruhemembranpotenzial 30

2.3   Generierung evozierter Potenziale im Verband von Axonen ... 32

2.3.1   Triphasisches Nahfeld-Potenzial... 32
2.3.2   Fernfeld-Quadrupol 33
2.3.3   Dipolares Fernfeld-Potenzial...... 33

2.4   Potenziale an der Körperoberfläche 35

3   Somatosensorisch evozierte Potenziale (SEP) 36
H. Buchner

3.1   Einleitung 36

3.2   Anatomie und Physiologie 36

3.3   Akquisition 36

3.3.1   Reizparameter.................. 36
3.3.2   Registrierparameter............. 36
3.3.3   Praktische Ausführung........... 39

3.4   Analyse 41

3.4.1   Auswerteparameter 41
3.4.2   Normalwerte................... 41
3.4.3   Physiologische Einflüsse 41

3.5   Interpretation 42

3.5.1   Normalbefund.................. 42
3.5.2   Grenzbefund 42
3.5.3   Pathologische Befunde........... 42

3.6   Befundbeispiele nach Läsionen und Pathophysiologie 46

3.6.1   Multiple Sklerose 46
3.6.2   Vaskuläre Prozesse 46
3.6.3   Komatöse Patienten 47
3.6.4   Feststellung des Hirntodes 47
3.6.5   Basalganglienerkrankungen 47
3.6.6   „Riesen-SEP" 47

3.6.7 Systemdegenerationen 47
3.6.8 Vitaminmangelerkrankungen 48
3.6.9 Amyotrophe Lateralsklerose 48

3.7 **Probleme: Was tun?** 48

3.7.1 Patient 48
3.7.2 Gerät 48

4 Akustisch evozierte Potenziale (AEP) 49

H. Buchner

4.1 **Einleitung** 49

4.2 **Anatomie und Physiologie** 49

4.2.1 Entstehungsmodell der AEP 50

4.3 **Akquisition** 52

4.3.1 Reizparameter 52
4.3.2 Registrierparameter 53
4.3.3 Praktische Ausführung 54

4.4 **Analyse** 54

4.4.1 Auswerteparameter 54
4.4.2 Normvarianten 55
4.4.3 Normalwerte 55
4.4.4 Physiologische Einflüsse 56
4.4.5 Fehlerquellen 56

4.5 **Interpretation** 57

4.5.1 Normalbefund 57
4.5.2 Grenzbefund 57
4.5.3 Pathologische Befunde 57

4.6 **Befundbeispiele nach Läsionen
und Pathophysiologie** 60

4.6.1 Periphere Hörstörung 60
4.6.2 Läsionen des N. cochlearis 61
4.6.3 Zentrale Läsionen 63
4.6.4 Indikationen 65

4.7 **Probleme: Was tun?** 65

4.7.1 Patient 66
4.7.2 Gerät 66

5 Elektroretinografie (ERG) und visuell evozierte Potenziale (VEP) 67

W. Paulus

5.1 **Einleitung** 67

5.1.1 Historische Entwicklung 67
5.1.2 Elektroretinografie 67
5.1.3 Visuell evozierte Potenziale 67

5.2 **Anatomie und Physiologie** 68

5.2.1 Pathophysiologie 69

5.3 **Akquisition** 70

5.3.1 Reizparameter 70
5.3.2 Registrierparameter 70
5.3.3 Praktische Ausführung 71

5.4 **Analyse** 71

5.4.1 Auswerteparameter 71

5.4.2 Normvarianten 71
5.4.3 Normalwerte 71
5.4.4 Physiologische Einflüsse 71
5.4.5 Fehlerquellen 72

5.5 **Interpretation** 72

5.5.1 Normalbefund 72
5.5.2 Grenzbefund 73
5.5.3 Pathologische Befunde 73

5.6 **Probleme: Was tun?** 74

5.6.1 Patient 74
5.6.2 Gerät 74

6 Magnetisch evozierte motorische Potenziale (MEP) 75
J. Claßen

6.1	**Einleitung**	75
6.2	**Anatomie und Physiologie**	75
6.2.1	Physikalische Grundlagen	75
6.2.2	Anatomie	75
6.2.3	Physiologie.	76
6.2.4	Pathophysiologie	81
6.3	**Akquisition**...................	82
6.3.1	Reizparameter..................	82
6.3.2	Registrierparameter.............	82
6.3.3	Praktische Ausführung.	83
6.4	**Analyse**	84
6.4.1	Auswerteparameter	84
6.4.2	Normalwerte...................	85
6.4.3	Physiologische Einflüsse	85
6.4.4	Fehlerquellen...................	85
6.5	**Interpretation**	85
6.5.1	Normalbefund..................	85

6.5.2	Grenzbefund	86
6.5.3	Pathologische Befunde...........	86
6.6	**Befundbeispiele nach Läsionen und Pathophysiologie**...........	86
6.6.1	Demyelinisierende Erkrankungen – Multiple Sklerose	86
6.6.2	Axonale Erkrankungen – Amyotrophe Lateralsklerose......	87
6.6.3	Zervikale Myelopathie	87
6.6.4	Schlaganfall	87
6.7	**Indikationen**	88
6.7.1	Allgemeines....................	88
6.7.2	Fazialisdiagnostik	89
6.7.3	Kontraindikationen	89
6.8	**Probleme: Was tun?**	89
6.8.1	Patient	89
6.8.2	Gerät..........................	89

7 Kognitive Potenziale (ereigniskorrelierte Potenziale EKP)............. 90
J. Rüsseler, T. Münte

7.1	**Einleitung**	90
7.2	**Methodik**	90
7.2.1	Akquisitionsparameter	90
7.2.2	Referenzelektrode...............	90
7.2.3	Artefaktkorrektur	90
7.2.4	Mittelung......................	91
7.3	**EKP-Komponenten**.............	91
7.4	**EKP-Kennwerte**...............	92
7.5	**Ereigniskorrelierte Potenziale und Reizparadigmen**...........	92
7.5.1	P1/N1/P2/N2 visuell.............	92
7.5.2	N100 und Selektionsnegativität (Nd)...........................	94

7.5.3	„Mismatch negativity" (MMN)....	95
7.5.4	P300	96
7.5.5	N400...........................	97
7.5.6	„Error related negativity" (ERN)...	97
7.6	**Klinische Anwendungsperspektiven**	98
7.6.1	„Mismatch negativity" (MMN)....	98
7.6.2	P300	100
7.6.3	N400...........................	103
7.6.4	„Error related negativity" (ERN)...	103
7.7	**Zusammenfassung**.............	104

Teil II Klinische Anwendung

8 Multiple Sklerose (MS) 106
H. Buchner

8.1	**Pathologie und Pathophysiologie**	106	8.3.3	Magnetisch evozierte motorische Potenziale	109
8.2	**Klinische Fragestellungen**	106	8.3.4	Akustisch evozierte Potenziale	109
8.2.1	Erstdiagnose der multiplen Sklerose	106	**8.4**	**Pathologische Befunde und Interpretation**	109
8.2.2	Prognose des klinischen Verlaufs der multiplen Sklerose	107	8.4.1	Nachweis klinisch stummer Läsionen	109
8.3	**Methodik und spezielle Aspekte**	107	8.4.2	Objektivierung von klinischen Symptomen	109
8.3.1	Visuell evozierte Potenziale	107			
8.3.2	Somatosensorisch evozierte Potenziale	108	**8.5**	**Grenzbefunde und Fehlinterpretationen**	109

9 Spinale Läsionen 113
P. Schwenkreis, M. Tegenthoff

9.1	**Pathologie und Pathophysiologie**	113	9.4.2	Spinale Raumforderungen und zervikale Myelopathie	118
9.2	**Klinische Fragestellungen**	114	9.4.3	Vaskuläre Myelopathien..........	118
			9.4.4	Entzündliche Myelopathien.......	120
9.3	**Methodik und spezielle Aspekte**	115	9.4.5	Psychogene Querschnittsyndrome .	120
			9.4.6	Seltenere spinale Erkrankungen ...	120
9.4	**Pathologische Befunde und Interpretation**	115	**9.5**	**Grenzbefunde und Fehlinterpretationen**	121
9.4.1	Traumatische Rückenmarkläsion ..	115			

10 Polyneuropathien 123
M. Hecht, D.F. Heuß

10.1	**Pathologie und Pathophysiologie**	123	10.3.7	Exotoxische Polyneuropathien	126
10.2	**Klinische Fragestellungen**	123	**10.4**	**Visuell und akustisch evozierte Potenziale**	126
10.3	**Somatosensorisch evozierte Potenziale**	124	**10.5**	**Magnetisch evozierte motorische Potenziale**	126
10.3.1	Guillain-Barré-Syndrom (GBS)	124			
10.3.2	Chronisch entzündliche demyelinisierende Polyneuropathie (CIDP) ..	125	10.5.1	GBS	126
			10.5.2	Chronisch entzündliche demyelinisierende Polyneuropathie (CIDP) ..	127
10.3.3	Hereditäre Polyneuropathien	125	10.5.3	Hereditäre Neuropathien.........	127
10.3.4	Diabetische Polyneuropathie......	125			
10.3.5	Urämische Polyneuropathie	126			
10.3.6	Vitaminmangel-Polyneuropathien .	126			

11   Systemdegenerationen... 128

K. Wessel, V. Moshagen

11.1   Pathologie und Pathophysiologie   128

11.2   EP-Befunde bei den einzelnen Krankheiten...................   131

11.2.1   Spinozerebelläre Atrophien (SCA) .   131
11.2.2   Friedreich-Ataxie   135
11.2.3   Multisystematrophien vom zerebellären (MSA-C) und Parkinson-Typ (MSA-P)   135

11.2.4   Progressive supranukleäre Blickparese („progressive supranuclear palsy", PSP)   136
11.2.5   Hereditäre (familiäre) spastische Paraplegie (HSP)   136
11.2.6   Amyotrophe Lateralsklerose (ALS).   137

11.3   Zusammenfassung..............   138

12   Evozierte Potenziale im Kindesalter 139

W. Müller-Felber, K. Vill, F. Heinen

12.1   Einleitung.....................   139

12.2   Akustisch evozierte Potenziale .   139
S. Armbruster, R. Boor

12.2.1   Technik.......................   139
12.2.2   Normalwerte...................   139
12.2.3   Klinische Fragestellungen   140

12.3   Visuell evozierte Potenziale   140
R. Boor, S. Armbruster

12.3.1   Technik.......................   140
12.3.2   Normalwerte...................   141
12.3.3   Klinische Fragestellungen   141

12.4   Somatosensorisch evozierte Potenziale...................   142
R. Boor, S. Berweck

12.4.1   Technik.......................   142
12.4.2   Normalwerte...................   142
12.4.3   Klinische Fragestellungen   143

12.5   Magnetisch evozierte motorische Potenziale   144
V. Mall, S. Berweck, U. Fietzek

12.5.1   Technik.......................   145
12.5.2   Normalwerte...................   145
12.5.3   Klinische Fragestellungen   145

12.6   Multimodal evozierte Potenziale   146

13   Ereigniskorrelierte Potenziale in der Psychiatrie 147

O. Pogarell, U. Hegerl

13.1   Einleitung.....................   147

13.2   Ereigniskorrelierte Potenziale ..   148

13.2.1   P300   149

13.2.2   Lautstärkeabhängigkeit der akustisch evozierten Potenziale ...   151

13.3   Zusammenfassung.............   152

14   Monitoring bei Karotisoperationen...................................... 153

U. Linstedt

14.1   Einleitung.....................   153

14.2   Spezielle Aspekte der Methodik   153

14.2.1   Vorbereitung und Narkose   153
14.2.2   Durchführung   154

14.3   Indikationen und Anwendungen   156

15 **Monitoring bei neurochirurgischen Eingriffen** 157
G. Neuloh

15.1 **Einleitung** 157

15.2 **Spezielle Aspekte der Methodik**. 157

15.2.1 Somatosensorisch evozierte
Potenziale....................... 157
15.2.2 Akustisch evozierte Potenziale 157
15.2.3 Elektrisch evozierte motorische
Potenziale...................... 158

15.2.4 Narkose und Sicherheit........... 158

15.3 **Indikationen und Anwendungen** 159

15.3.1 Supratentorielle Tumoren 159
15.3.2 Intrakranielle Aneurysmen 160
15.3.3 Operationen am Hirnstamm und
am Kleinhirnbrückenwinkel 161

16 **Monitoring bei Operationen an der Wirbelsäule und am Rückenmark** 163
U. Linstedt

16.1 **Einleitung** 163

16.2 **Spezielle Aspekte der Methodik**. 163

16.2.1 Vorbereitung und Narkose........ 163

16.2.2 Durchführung 164

16.3 **Interpretation** 167

17 **Prognosestellung im Koma und Diagnostik des Hirntodes** 168
A. Ferbert

17.1 **Einleitung** 168

17.2 **Spezielle Aspekte der Methodik**. 168

17.3 **Prognosestellung im Koma** 169

17.3.1 Hypoxischer Hirnschaden 169
17.3.2 Schädel-Hirn-Trauma 170

17.3.3 Schlaganfall 170

17.4 **Diagnostik des Hirntodes** 171

17.4.1 Somatosensorisch evozierte
Potenziale...................... 171
17.4.2 Akustisch evozierte Potenziale 171

Teil III Anhang

18 **Richtlinien für die Ausbildung der Deutschen Gesellschaft für
klinische Neurophysiologie** 174
H. Buchner, J. Claßen, W.F. Haupt, E. Kunesch, K. Lowitzsch, V. Milnik, W. Paulus, M. Stöhr

18.1 **Richtlinien für die Ausbildung in
den evozierten Potenzialen im
Rahmen der Weiterbildung in
der klinischen Neurophysiologie** 174

18.1.1 Voraussetzungen................ 174
18.1.2 Ausbildungszeit................. 174
18.1.3 Ausbildungsinhalt............... 174
18.1.4 Zertifikat....................... 175
18.1.5 Ausbildungsstätte 175

18.1.6 Ausbilder 175

18.2 **Wissenspunkte für die
EP-Prüfung** 175

18.2.1 Technische Grundlagen 175
18.2.2 Anatomie und Physiologie........ 175
18.2.3 Durchführung der EP-Untersuchungen 176
18.2.4 Auswertung und Befundung 176

19   Empfehlungen für die Ausbildung „Evozierte Potenziale" –
Mindestanforderungen für die Durchführung   177
H. Buchner, J. Claßen, W.F. Haupt, E. Kunesch, K. Lowitzsch, V. Milnik, W. Paulus, M. Stöhr

19.1	**Einleitung**	177	19.3.3	Somatosensorisch evozierte Potenziale	179
19.2	**Allgemeine Anforderungen**.....	177	19.3.4	Magnetisch evozierte motorische Potenziale	181
19.3	**Technische Empfehlungen**......	177			
			19.4	**Anlage „Mittlerer Zeitbedarf"** ..	182
19.3.1	Visuell evozierte Potenziale.......	177			
19.3.2	Akustisch evozierte Potenziale	178	**19.5**	**Tabellarische Zusammenfassung**	183

20   Normalwerte   185
H. Buchner

20.1	**Vorbemerkung**	185	20.2.2	Akustisch evozierte Potenziale	186
			20.2.3	Visuell evozierte Potenziale.......	186
20.2	**Evozierte Potenziale**	185	20.2.4	Magnetisch evozierte motorische Potenziale	187
20.2.1	Somatosensorisch evozierte Potenziale	185			

21   Weiterführende Literatur   188

Sachverzeichnis   189

Anschriften

Herausgeber

Buchner, Helmut, Prof. Dr. med.
Klinikum Vest GmbH
Klinik für Neurologie und Klinische
Neurophysiologie
am Knappschaftskrankenhaus
Dorstener Straße 151
45657 Recklinghausen

Mitarbeiter

Claßen, Joseph, Prof. Dr. med.
Universitätsklinikum Leipzig A.ö.R.
Klinik und Poliklinik für Neurologie
Liebigstraße 20
04103 Leipzig

Curio, Gabriel, Prof. Dr. med.
Charité – Universitätsmedizin Berlin
Campus Benjamin Franklin
Klinik für Neurologie und klinische
Neurophysiologie
Hindenburgdamm 30
12203 Berlin

Ferbert, Andreas, Prof. Dr. med. Dipl.-Psych.
Klinikum Kassel
Neurologische Klinik
Mönchebergstr. 41–43
34125 Kassel

Haupt, Walter F., Prof. Dr. med.
Universitätsklinikum Köln
Klinik für Neurologie
Kerpener Str. 62
50937 Köln

Hecht, Martin, Prof. Dr. med.
Bezirkskrankenhaus Kaufbeuren
Klinik für Neurologie
Dr.-Gutermann-Straße 2
87600 Kaufbeuren

Hegerl, Ulrich, Prof. Dr. med.
Universitätsklinikum Leipzig
Klinik und Poliklinik für Psychiatrie und
Psychotherapie
Semmelweisstraße 10
04103 Leipzig

Heinen, Florian, Prof. Dr. med.
Dr. von Haunersches Kinderspital, Kinderklinik
und
Kinderpoliklinik der Ludwig-Maximilians-
Universität München
Abteilung für Neuropädiatrie, Entwicklungs-
neurologie und Sozialpädiatrie
Lindwurmstraße 4
80337 München

Heuß, Dieter, Prof. Dr. med.
Universitätsklinikum Erlangen
Neuromuskuläres Zentrum
Neurologische Klinik
Schwabachanlage 6
91054 Erlangen

Kunesch, Erwin, Prof. Dr.
Bezirksklinikum Mainkofen
Neurologische Klinik
94469 Deggendorf

Linstedt, Ulf, Prof. Dr. med.
DIAKO Flensburg
Klinik für Anästhesiologie, operative
Inensivmedizin und Schmerztherapie
Knuthstraße 1
24939 Flensburg

Lowitzsch, Klaus, Prof. Dr. med.
Philosophenweg 1A
69120 Heidelberg

Milnik, Volker
St. Augustinus Krankenhaus
Neurologische Klinik
Renkerstraße 45
52355 Düren

Moshagen, Volker, Dr. med.
Gesundheitszentrum Schlosscarree
Ritterbrunnen 4–7
38100 Braunschweig

Müller-Felber, Wolfgang, Prof. Dr. med.
Dr. von Haunersches Kinderspital, Kinderklinik
und
Kinderpoliklinik der Ludwig-Maximilians-
Universität München
Zentrum Pädiatrische Neurologie und
Entwicklungsneurologie
Lindwurmstraße 4
80337 München

Münte, Thomas, Prof. Dr. med.
Universitätsklinikum Schleswig-Holstein
Campus Lübeck
Klinik für Neurologie
Ratzeburger Allee 160
23562 Lübeck

Neuloh, Georg, Dr. med.
Universitätsklinikum der RWTH Aachen
Neurochirurgische Klinik
Pauwelsstraße 30
52074 Aachen

Paulus, Walter, Prof. Dr. med.
Universitätsklinikum Göttingen
Klinik für Klinische Neurophysiologie
Robert-Koch-Str. 40
37075 Göttingen

Pogarell, Oliver, Prof. Dr. med.
Klinikum der Ludwig-Maximilians-Universität
München
Klinik für Psychiatrie und Psychotherapie
Nußbaumstraße 7
80336 München

Rüsseler, Jascha, Prof. Dr. rer. nat.
Otto-Friedrich-Universität Bamberg
Allgemeine Psychologie
Markusplatz 3
96047 Bamberg

Stöhr, Manfred, Prof. Dr. med.
Fritz-Strassmann-Straße 35
86156 Augsburg

Schwenkreis, Peter, Prof. Dr. med.
Berufsgenossenschaftliches Universitätsklinikum
Bergmannsheil GmbH
Neurologische Klinik und Poliklinik
Bürkle-de-la-Camp-Platz 1
44789 Bochum

Tegenthoff, Martin, Prof. Dr. med.
Berufsgenossenschaftliches Universitätsklinikum
Bergmannsheil GmbH
Neurologische Klinik und Poliklinik
Bürkle-de-la-Camp-Platz 1
44789 Bochum

Vill, Katharina, Dr. med.
Dr. von Haunersches Kinderspital,
Kinderklinik und Kinderpoliklinik der
Ludwig-Maximilians-Universität München
Zentrum Pädiatrische Neurologie und
Entwicklungsneurologie
Lindwurmstraße 4
80337 München

Wessel, Karl, Prof. Dr. med.
Neurologische Klinik, Städtisches Klinikum
Braunschweig gGmbH und Institut für
Kognitive Neurologie an der Technischen
Universität Braunschweig
Salzdahlumer Straße 90
38126 Braunschweig

Teil I

Grundlagen

1 Allgemeine Methodik der evozierten Potenziale   *18*

2 Neurophysik der Entstehung evozierter Potenziale   *30*

3 Somatosensorisch evozierte Potenziale (SEP)   *36*

4 Akustisch evozierte Potenziale (AEP)   *49*

5 Elektroretinografie (ERG) und visuell evozierte Potenziale (VEP)   *67*

6 Magnetisch evozierte motorische Potenziale (MEP)   *75*

7 Kognitive Potenziale (ereignis-korrelierte Potenziale EKP)   *90*

I

1 Allgemeine Methodik der evozierten Potenziale

H. Buchner, V. Milnik

1.1 Einleitung

Definition

Evoziertes Potenzial
Unter einem evozierten Potenzial wird eine Welle oder eine Folge von Wellen elektrischer Aktivität verstanden, die durch einen physiologischen oder einen nicht physiologischen Stimulus oder ein anderes Ereignis ausgelöst wird und zeitlich gekoppelt auf den Reiz folgt.

Die elektrische Aktivität eines evozierten Potenzials entsteht – abhängig von der Art und Weise der Stimulation – im peripheren oder zentralen Nervensystem. Die auslösenden Reize wirken entweder auf das dazugehörige Sinnesorgan, wie bei den visuell und den akustisch evozierten Potenzialen, oder direkt auf den peripheren Nerv, wie beim somatosensorisch evozierten Potenzial. Umgekehrt erfolgt bei der Untersuchung des motorischen Systems eine transkranielle Aktivierung des motorischen Systems und die Reizantwort des aktivierten Muskels wird gemessen.

1.2 Technische Komponenten

Die Komponenten eines technischen Systems zur Stimulation, Aufzeichnung und Darstellung evozierter Potenziale sind schematisch in ▶ Abb. 1.1 dargestellt. Die Geräte zur Stimulation und Messung evozierter Potenziale unterliegen der Medizingeräteverordnung. Durch den Hersteller erfolgt die technische Abnahme, für die Wartung ist der Benutzer verantwortlich.

Stimulator
- *Visuell* evozierte Potenziale werden durch visuelle Stimuli,
- *akustisch* evozierte Potenziale durch akustische Reize ausgelöst,
- *somatosensorisch* evozierte Potenziale werden üblicherweise durch elektrische Reize evoziert,
- *motorisch* evozierte Potenziale meist durch die Entladung eines Magnetfeldes.

Der Stimulator ist über einen Trigger, der den Zeitpunkt der Auslösung des Stimulus definiert, an die weitere Signalverarbeitung im Messsystem gekoppelt.

▶ **Verstärker.** Die Ableitung evozierter Potenziale erfolgt mit an geeigneter Stelle platzierten Elektroden, die an einen Differenzverstärker angeschlossen werden. In der klinischen Elektroneurophysiologie sind die Verstärker immer als Differenzver-

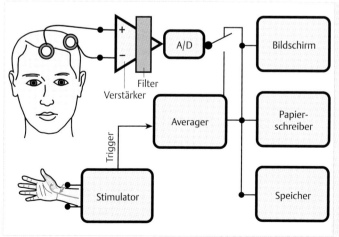

Abb. 1.1 Schematische Darstellung der Komponenten für die Stimulation, Aufzeichnung und Darstellung evozierter Potenziale; A/D: Analog-Digital-Wandler.

stärker ausgelegt, sodass nur die Differenz der an beiden Eingängen anliegenden Signale verstärkt wird.

▶ **Filter.** Dem Verstärker ist ein Filter angekoppelt, der nur für Frequenzkomponenten, die für die jeweilige Messung von Interesse sind, durchlässig ist.

▶ **Signalverarbeitung.** Zuerst erfolgt die Umwandlung des verstärkten Signals in digitale Zahlenwerte im Analog-Digital-Wandler. Das Herzstück des Systems ist der *Mittelwertrechner* oder *Averager*. Evozierte Potenziale sind in der Regel in ihrer Amplitude niedriger als die spontan auftretende, nicht reizgekoppelte Aktivität. Die Mittelwertrechnung reduziert die nicht reizgekoppelte Aktivität und hebt so das reizabhängige evozierte Potenzial aus der Gesamtaktivität hervor. Die Darstellung eines evozierten Potenzials erfolgt in einem *Zeit-Amplituden-Diagramm*.

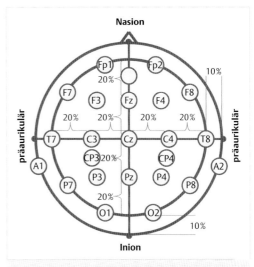

Abb. 1.2 Schematische Darstellung des 10–20-Systems zur Platzierung und Bezeichnung der Elektroden.

1.2.1 Elektroden

▶ **Elektrodenarten.** Für die Ableitung evozierter Potenziale werden becherförmige Oberflächenelektroden oder Nadelelektroden verwendet. Oberflächenelektroden sind meist aus gesintertem Silber/Silberchlorid hergestellt. Diese Elektroden zeichnen sich durch einen gleichmäßigen Übergangswiderstand zwischen dem leitenden Gewebe und der Elektrode über den gesamten interessierenden Frequenzbereich aus. Nadelelektroden bestehen meist aus rostfreiem Stahl. Sie haben den Vorteil, dass sie sehr schnell platziert werden können, und gewährleisten einen guten und konstanten Übergangswiderstand.

▶ **Übergangswiderstand.** Der Elektrodenübergangswiderstand sollte möglichst unter 5 kΩ liegen. In der Praxis sind Übergangswiderstände bis zu 20 kΩ tolerabel. Zu hohe oder zu unterschiedliche Elektrodenübergangswiderstände innerhalb einer Messung können zu Störungen führen. Ein hoher Elektrodenübergangswiderstand führt zu Amplitudenverzerrungen und begünstigt eine elektromagnetische Induktion, wodurch 50-Hz-Stromnetz- und Stimulusartefakte eine größere Amplitude erreichen.

▶ **Erdung.** Während der Ableitung muss der Proband/Patient aus Sicherheitsgründen an eine Erd-elektrode angeschlossen werden. Diese sollte möglichst großflächig sein, um einen guten und sicheren Hautkontakt zu gewährleisten. Bei der elektrischen Stimulation hat es sich bewährt, die Erdelektrode zwischen den Stimulus- und den Ableitelektroden zu platzieren.

▶ **Kabelverbindungen.** Kabelverbindungen sollten vor jeder Messung überprüft werden und Steckverbindungen sollten sauber und korrosionsfrei sein.

▶ **Platzierung und Bezeichnung.** Die Platzierung und Bezeichnung der Elektroden an der Kopfoberfläche richtet sich nach dem internationalen 10–20-System (▶ Abb. 1.2). Die Positionen für die Elektroden werden in relativen Abständen von 20 % festgelegt, ausgehend von den Bezugspunkten „Nasion" und „Inion" in der sagittalen und den präaurikulären Punkten (Tragus am Ohr) in der koronaren Ebene. Zwischenpositionen in Abständen von 10 % werden mit den Buchstaben der benachbarten Orte benannt, z. B. CP zwischen C und P.

1.2.2 Differenzverstärker

Evozierte Potenziale haben eine Amplitude von unter 1 bis zu einigen Hundert Mikrovolt. Diese niedrigen Amplituden müssen für eine technische Weiterverarbeitung verstärkt werden.

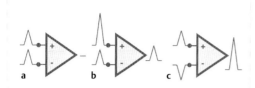

Abb. 1.3 Prinzip des Differenzverstärkers mit den beiden Eingängen (+) und (–).
a Das Signal an beiden Eingängen ist von gleicher Polarität und gleicher Amplitude. Am Ausgang wird keine Differenz verstärkt.
b Die Signale an den Eingängen sind von gleicher Polarität, aber unterschiedlicher Amplitude. Die Differenz wird verstärkt.
c Die Signale an den Eingängen sind von unterschiedlicher Polarität, aber gleicher Amplitude. Die numerische Differenz wird verstärkt.

▶ **Funktionsprinzip.** Verstärker in der klinischen Elektrophysiologie sind Differenzverstärker, die Unterschiede der Spannungen zwischen 2 Eingängen verstärken. In ▶ Abb. 1.3 ist schematisch die Funktion von Differenzverstärkern dargestellt. Liegt am positiven („differenten") und am negativen („indifferenten") Eingang des Verstärkers das gleiche Signal an, beträgt die Differenz 0 und es wird kein Signal verstärkt. Liegt am positiven Eingang ein Signal höherer Amplitude als am negativen an, wird die Differenz der beiden eingehenden Signale verstärkt. Liegt am positiven und am negativen Eingang ein unterschiedlich gerichtetes Signal an, wird die Differenz zwischen beiden Potenzialen verstärkt.

▶ **Eingangswiderstand und Gleichtaktunterdrückung.** Zur korrekten Verstärkung der Amplitude eines gemessenen Signals ist es erforderlich, dass das Verhältnis zwischen dem Elektrodenübergangswiderstand und dem Eingangswiderstand des Verstärkers gering ist. Dies wird erreicht durch einen geringen Elektrodenübergangswiderstand

und einen hohen Eingangswiderstand. Moderne Verstärker haben einen technisch vorgegebenen Eingangswiderstand von mindestens 100 MΩ. Bei Differenzverstärkern ist es zudem erforderlich, dass die Verstärkung an beiden Eingängen gleich groß ist. Dann besteht eine hohe Gleichtaktunterdrückung: An beiden Eingängen anliegende gleichphasige Signale werden nicht verstärkt. Dies ist wichtig für die Unterdrückung von externen Störspannungen, vor allem zur Unterdrückung des 50-Hz-Störsignals des Netzstroms. Moderne Verstärker erreichen eine Gleichtaktunterdrückung von mindestens 100 dB.

1.2.3 Filter

Neurophysiologische Signale können Frequenzen von unter 1 Hz bis zu mehreren Hundert Hz beinhalten. Mit Filtern wird erreicht, dass nur für die jeweilige Messung interessierende Frequenzen verstärkt und somit andere Frequenzanteile abgeschwächt werden.

▶ **Tief-, Hoch- und Bandpassfilter.** Filter können so konstruiert sein, dass nur tiefe Frequenzen (Tiefpassfilter) oder nur hohe Frequenzen den Filter passieren (Hochpassfilter), oder sie können eine Kombination von beiden sein (Bandpassfilter; ▶ Abb. 1.4). Filter dämpfen Frequenzanteile lediglich, sie schneiden Frequenzbereiche nicht ab. Die Dämpfung eines Filters wird als logarithmisches Maß in dB angegeben. Die Grenzfrequenz eines Filters ist definiert als jene Frequenz, bei der der Übertragungsfaktor von 1 auf 0,7 abfällt.

▶ **Bandsperre.** Bandsperren dämpfen ein sehr schmales Frequenzband innerhalb eines breiteren, nicht gefilterten Signals. Sie werden zur Unterdrückung der Netzfrequenz eingesetzt. Dabei ist zu berücksichtigen, dass dies auch zur Unterdrückung von interessierenden Signalanteilen der evozierten Potenziale führen kann. Daher sollten Bandsperren

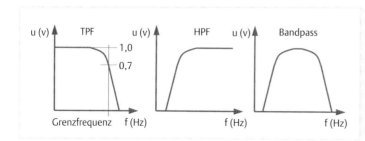

Abb. 1.4 Schematische Darstellung der Funktion eines Tiefpassfilters (TPF), eines Hochpassfilters (HPF) und eines Bandpassfilters. Definition der Grenzfrequenz als jene Frequenz, bei der der Übertragungsfaktor auf 0,7 abfällt.

nur eingesetzt werden, wenn die störende Netzfrequenz durch keinerlei andere Maßnahmen reduziert werden kann.

1.2.4 Analog-Digital-Wandler

Die auf die Verstärkung folgende weitere Signalverarbeitung erfolgt digital. Dazu ist eine Umsetzung des analog gemessenen und verstärkten Signals in digitale Werte über den Analog-Digital-Wandler erforderlich. Die Umwandlung erfolgt in 3 Schritten:

1. Die Amplitude des kontinuierlichen, analogen Signals wird in konstanten Zeitintervallen abgetastet.
2. Die Amplitude jedes abgetasteten Signals wird quantisiert.
3. Jedem einzelnen Amplitudenwert wird ein digitaler Zahlenwert zugewiesen.

▶ **Abtastung.** Da bei der zeitlichen Abtastung das analoge Signal in diskrete Zeitpunkte zerlegt wird (▶ Abb. 1.5a), ist es erforderlich, dass die Anzahl der Abtastpunkte an die höchste im Signal vorhandene Frequenz angepasst wird. Die Abtastrate sollte für eine korrekte Wiedergabe des gemessenen Signals in digitalen Werten mindestens doppelt so hoch sein wie die höchste Frequenz im Eingangssignal. Die Wahl der Grenzfrequenz des Tiefpassfilters bestimmt also die Frequenz der zeitlichen Abtastung. Es wird üblicherweise mit der vierfachen Frequenz der eingestellten Grenzfrequenz des Tiefpassfilters abgetastet.

▶ **Quantisierung.** Zu jedem Abtastzeitpunkt wird nach der Abtastung des analogen Signals der dabei erfasste Amplitudenwert digital in eine Zahl umgesetzt (▶ Abb. 1.5b). Dabei entspricht jede digitale Zahl einem bestimmten Bereich von Amplitudenwerten, welcher umso kleiner ist, je mehr digitale Zahlen (und damit Quantisierungsstufen) zur Verfügung stehen. Analog-Digital-Wandler haben eine technisch vorgegebene Anzahl von Quantisierungsstufen, die von der Stellenzahl der digitalen Zahlen (gemessen in Bit) abhängt. Je höher die Anzahl der Quantisierungsstufen ist, desto genauer ist die Wandlung der Amplitude. Bei 8 Bit ergeben sich $2^8 = 256$ Quantisierungsstufen, bei 10 Bit $2^{10} = 1024$ Quantisierungsstufen.

▶ **Quantisierungsfehler.** Der bei der Wandlung entstehende Fehler wird als Quantisierungsrauschen bezeichnet. Die Genauigkeit der Amplitudenauflösung hängt somit auch von der Verstärkung ab. Wird zu gering verstärkt, dann wird auch nur ein kleinerer Bereich der möglichen Quantisierungsstufen des Analog-Digital-Wandlers genutzt. Folglich ist der Quantisierungsfehler groß. Umgekehrt darf die Verstärkung nicht zu hoch sein, damit die Spanne der Amplitudenwerte nicht die Spanne der Quantisierungsstufen überschreitet. Wird diese maximale Breite überschritten, kann das Signal nicht in seinem ganzen Umfang in digitale Werte übertragen werden. Dies verhindert eine automatische Artefaktunterdrückung, die dafür sorgt, dass im Falle eines Übersteuerns der Quantisierungsstufen der betreffende Signalabschnitt verworfen wird.

▶ **Erreichbare Genauigkeit.** Mit der Wahl der Abtastfrequenz in Abhängigkeit von der Tiefpassfilterung, der Anzahl der Quantisierungsstufen und der damit verbundenen Wahl der Verstärkung wird die Genauigkeit der Umwandlung in digitale Werte bestimmt. Ein Beispiel: Wird ein visuell evoziertes Potenzial mit einer oberen Grenzfrequenz (Tiefpassfilter) von 100 Hz aufgenommen,

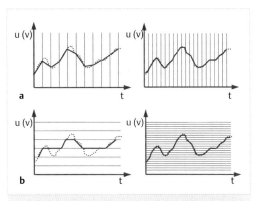

Abb. 1.5 Funktion des Analog-Digital-Wandlers.
a Abtastung über die Zeit mit einer zu geringen Anzahl von Abtastzeitpunkten (zu geringe Abtastfrequenz). Das Originalsignal (gepunktete Linie) wird verzerrt (links). Bei einer höheren Abtastfrequenz wird der zeitliche Kurvenverlauf nahezu originalgetreu digitalisiert (rechts).
b Quantisierung der Amplitude mit einer zu geringen Anzahl von Quantisierungsstufen. Das gemessene Signal (gepunktete Linie) wird ebenfalls verzerrt (links). Bei einer höheren Anzahl von Quantisierungsstufen wird die Amplitude nahezu originalgetreu umgesetzt (rechts).

erfolgt die Abtastung mit 400 Hz, dann wird eine Genauigkeit der Zeitauflösung von 0,5 ms erreicht. Wird durch eine angepasste Verstärkung der Aussteuerbereich der Quantisierung des Analog-Digital-Wandlers voll ausgenutzt, kann, wie oben gezeigt, eine Genauigkeit der Amplitudenübertragung von 0,55 µV erreicht werden. Bei einem 10-Bit-Wandler mit 1024 Quantisierungsstufen wird die Genauigkeit auf 0,07 µV verbessert.

> ### Merke
>
> Moderne Geräte haben fest eingestellte Funktionen in Abhängigkeit vom zu messenden evozierten Potenzial. Der Benutzer sollte diese Einstellungen kennen und prüfen.

1.2.5 Mittelwertrechner (Averager)

Die zentrale Einrichtung für die Messung und Darstellung evozierter Potenziale ist der Mittelwertrechner oder Averager. Evozierte Potenziale sind reizkorrelierte Antworten auf externe Stimuli. Sie treten in einer bestimmten Latenz auf den Reiz auf und sind durch Amplitude und Form charakterisiert. Allerdings sind die Amplituden evozierter Potenziale in der Regel niedriger als die der nicht reizkorreliert auftretenden spontanen Aktivität. Diese Hintergrundaktivität tritt in Latenz und Polarität zufällig zum Stimulus auf.

▶ **Funktionsprinzip.** Mit der Mittelwertrechnung ist es möglich, die Amplitude der nicht reizkorrelierten Hintergrundaktivität zu reduzieren, um so das reizkorrelierte evozierte Potenzial sichtbar zu machen. Dazu werden zu jedem Zeitpunkt der Abtastung des gemessenen Signals die Amplituden addiert und durch die Anzahl der Additionsschritte dividiert. Damit wird das evozierte Potenzial durch Verminderung der Hintergrundaktivität, ein Absenken des Rauschens, sichtbar. Das Signal-Rausch-Verhältnis wird angehoben. Das Ergebnis der Mittelwertrechnung ist demnach abhängig von der Amplitude des evozierten Potenzials im Verhältnis zur Amplitude des Rauschens und von der Anzahl der Mittelungsschritte. ▶ Abb. 1.6 zeigt das Ergebnis einer Mittelwertrechnung, wenn kein evoziertes Potenzial vorhanden ist (▶ Abb. 1.6a) und wenn ein Potenzial evoziert wurde (▶ Abb. 1.6b).

▶ **Effektivität.** Die Effektivität der Mittelung ist von der Anzahl der Mittelungsschritte abhängig. Dies wird durch das Quadratwurzel-Gesetz beschrieben: Die Absenkung der Hintergrundaktivität ist proportional der Wurzel aus der Anzahl der Mittelungsschritte. Daraus lässt sich die erforderliche Anzahl der Mittelungen bei einer bekannten Amplitude der Hintergrundaktivität und des evozierten Potenzials schätzen. Des Weiteren bedeutet dies, dass eine Verbesserung des Signal-Rausch-

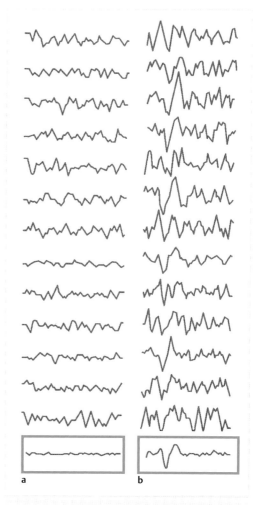

a   b

Abb. 1.6 Funktion des Mittelwertrechners (Averager).
a Die Mittelwertbildung von Messabschnitten ohne evoziertes Potenzial führt zu einem amplitudenreduzierten Signal.
b Die Mittelwertbildung von Messabschnitten mit evoziertem Potenzial hebt das evozierte Potenzial aus der Hintergrundaktivität heraus.

Verhältnisses nur mit der Wurzel aus der Anzahl der Mittelungen zu erreichen ist. Um also das Signal-Rausch-Verhältnis um den Faktor 2 zu verbessern, ist das Vierfache der Mittelungsschritte erforderlich. Daraus ergibt sich, dass evozierte Potenziale mit hoher Amplitude mit wenigen Mittelungsschritten gut dargestellt werden können. Zum Beispiel benötigen visuell evozierte Potenziale bei vergleichbarer Hintergrundaktivität weitaus weniger Mittelungsschritte als akustisch evozierte Potenziale, die eine niedrigere Amplitude aufweisen.

Die strikten Voraussetzungen für die Mittelwertrechnung – ein reizkorreliertes evoziertes Potenzial mit konstanter Latenz und eine nicht reizkorrelierte Hintergrundaktivität – sind in der Realität nicht vollständig erfüllt. Tatsächlich schwanken evozierte Potenziale, vor allem solche längerer Latenz, in ihrer Amplitude und Form von Stimulus zu Stimulus.

▶ **Motorisch evozierte Potenziale.** Eine Besonderheit bilden die motorisch evozierten Potenziale, bei denen die Muskelaktivität gemessen wird. Das evozierte Muskelaktionspotenzial variiert typischerweise von Stimulus zu Stimulus in Amplitude und Form. Dies führt dazu, dass eine Mittelwertrechnung auch zu einem Absenken der Amplitude des evozierten Muskelpotenzials führt. Um dies zu vermeiden, ist es sinnvoll, das Muskelaktionspotenzial vor der Mittelwertrechnung gleichzurichten. Dadurch werden Polaritätswechsel aufgehoben.

Tipp

Mit der Anzahl der Mittelungsschritte steigt die Dauer der Messung und damit auch das Risiko von Störungen, vor allem durch Bewegungen des Probanden bzw. Patienten. Grundsätzlich ist deswegen eine entspannte Untersuchungsumgebung mit möglichst wenig Störungen und möglichst geringen Muskelanspannungen anzustreben. Gleichzeitig kann die Dauer der Messung durch eine angemessen hohe Stimulationsfrequenz gering gehalten werden.

1.2.6 Stimulator

Evozierte Potenziale werden durch externe Stimulation hervorgerufen. Für die Stimulation ist eine exakte Synchronisierung mit der Datenaufnahme und der Mittelwertrechnung erforderlich. Technische Fehler, die zu einem Schwanken des Zeitpunkts der Stimulationsauslösung und des Triggerzeitpunkts führen, verursachen zwangsläufig Fehler im Mittelungsprozess. Für die einzelnen Modalitäten der evozierten Potenziale werden die geeigneten Stimuli in den jeweiligen Abschnitten ausführlich dargestellt. Prinzipiell gilt, dass solche Stimuli benutzt werden sollten, die zu einem stabilen und reproduzierbaren evozierten Potenzial führen. Aus diesem Grund wird in der klinischen Elektrophysiologie fast ausschließlich mit überschwelligen Reizen stimuliert, also solchen, die stärkere Reize darstellen als entsprechende physiologische Reize und so zu einer maximalen Amplitude des evozierten Potenzials führen.

1.3 Auswertung

Voraussetzung für die Auswertung eines evozierten Potenzials ist es, das Signal eindeutig zu identifizieren. Dazu wird eine Reproduktion der Messung gefordert. Diese Wiederholung(en) sollte(n) das Potenzial in möglichst „gleicher" Latenz, Amplitude und Form zeigen. In den Abschnitten zu den einzelnen Modalitäten der evozierten Potenziale wird auf das Vorgehen zur Identifikation der jeweiligen Potenziale eingegangen.

▶ **Potenzialbezeichnung und -darstellung.** Nach internationaler Vereinbarung werden die Potenzialgipfel der evozierten Potenziale mit einer Polarität negativ nach oben abgebildet und entweder mit fortlaufender Nummer versehen (N1, P1, N2, P2 etc.) oder mit der mittleren Latenz bezeichnet, z. B. N20 der SEP (negativ 20 ms nach dem Stimulus). Die Amplitude evozierter Potenziale wird üblicherweise „peak to peak" gemessen, das bedeutet von einem Amplitudengipfel zum nachfolgenden Amplitudenminimum (▶ Abb. 1.7).

Eine Sonderrolle spielen die akustisch evozierten Potenziale, da sie Fernfeld-Potenziale sind (s. Kap. 4). Sie werden mit einer Polarität positiv nach oben abgetragen und die Amplitudengipfel werden mit fortlaufenden römischen Zahlen benannt.

▶ **Bewertung.** Zur Bewertung eines evozierten Potenzials gehört die Entscheidung, ob ein Potenzial nach Form, Amplitude und Latenz als normal oder pathologisch zu werten ist. Für diese Entscheidung ist eine Statistik erforderlich. Dazu werden an einer Gruppe von gesunden Personen evo-

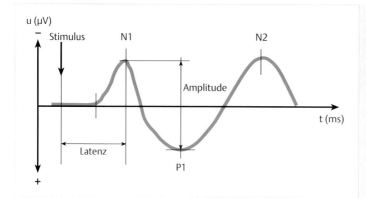

Abb. 1.7 Bezeichnung evozierter Potenziale. Messung der Latenzen und Amplituden.

zierte Potenziale gemessen und die Kenngrößen ermittelt. Zur Erstellung der Statistik wird üblicherweise von einer Normalverteilung ausgegangen (▶ Abb. 1.8). Ein Messwert, der außerhalb der 2,5-fachen Standardabweichung der Messwerte der Gruppe der gesunden Personen liegt, wird als pathologisch angesehen. Bei dieser Vorgehensweise muss die repräsentative Zusammenstellung der Gruppe der Normalpersonen beachtet werden. Hierbei ist zu berücksichtigen, dass evozierte Potenziale von Alter, Geschlecht und Körpergröße abhängig sein können. Des Weiteren muss die Anzahl der Personen zur Bestimmung der Normalwerte ausreichend groß sein.

▶ **Fehlerquellen.** Biologische Daten sind meist nicht normalverteilt. So gibt es viel häufiger schiefe Verteilungen mit weniger häufig hohen als niedrigeren Werten (gestrichelte Linie in ▶ Abb. 1.8). Auch pathologische Werte sind in der Regel nicht normalverteilt. Daraus kann sich ergeben, dass eigentlich pathologische Messwerte fälschlicherweise als gesund bewertet werden. Weniger häufig tritt der umgekehrte Fall auf. Eine Alternative zur Bewertung der Normalverteilung ist die Angabe eines Maximalwerts bzw. eines Fehlerintervalls, in dem 95 % aller jemals bei Gesunden gemessenen Werte liegen. Letzteres ist nur sinnvoll, wenn entweder die Verteilung der bei Gesunden gemesse-

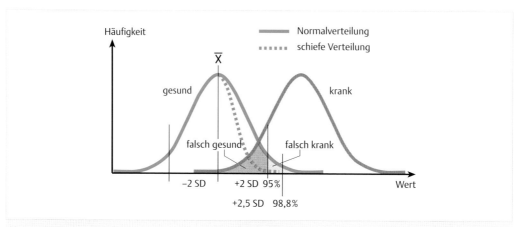

Abb. 1.8 Statistik zur Entscheidung, ob ein erhobener Messwert als normal oder als pathologisch zu bewerten ist. Üblicherweise wird ein Messwert, der außerhalb der 2,5-fachen Standardabweichung der Messwerte bei Gesunden liegt, als pathologisch angesehen. Eine alternative Möglichkeit ist die Zugrundelegung eines Normalwertintervalls, in dem 95 % aller jemals bei Gesunden gemessenen Werte liegen. Für dieses Verfahren sind die Bereiche falsch positiver und falsch negativer Befunde markiert. Die gestrichelte Linie zeigt eine von der Normalverteilung abweichende schiefe Verteilung der Messwerte bei Gesunden.

nen Werte sehr eng ist, wie bei AEP, oder die Anzahl der zugrunde liegenden Messungen bei Gesunden sehr hoch ist, sodass dadurch eine hohe Zuverlässigkeit der erhobenen Werte entsteht.

> ⚠ **Cave**
>
> In der Regel werden für die Entscheidung Normalwerte herangezogen, die nicht im eigenen Messlabor erhoben worden sind. Dann ist zu prüfen, ob diese Werte mit Stimulations- und Ableitparametern erhoben wurden, die dem eigenen verwendeten Messvorgehen entsprechen. Nur dann dürfen diese Werte für die eigenen Entscheidungen herangezogen werden.

1.4 Praxis der Messung evozierter Potenziale

1.4.1 Patientenvorbereitung

Eine ausführliche Aufklärung über Ablauf, Sinn und Zweck der Untersuchung ist unerlässlich und Voraussetzung für das Gelingen der Untersuchung. Begriffe wie „Stromschlag" oder „elektrischer Reiz" sollten besser durch Synonyme wie „Impuls" oder „Klopfen" ersetzt werden. Unkooperative oder ängstliche Patienten können eine Untersuchung in die Länge ziehen oder zum Scheitern bringen. Die Aussage, man habe die Untersuchung schon selbst bei sich durchführen lassen und nicht als unangenehm empfunden, kann zu einer solidarisierenden Akzeptanz des Patienten führen. Solche vertrauensbildenden Maßnahmen werden meist mit artefaktarmen Messergebnissen belohnt. Bei Kleinkindern, schmerzgeplagten oder nicht steuerbaren Patienten hilft jedoch oft nur eine leichte Sedierung.

Generell sollten die Patienten während der Untersuchung bequem in einem gut temperierten Raum gelagert werden. Bis auf die VEP-Untersuchung können alle Modalitäten im Liegen abgeleitet werden. Eine kleine, weiche Unterstützung des Kopfes mit einem Kissen oder einer weichen Nackenrolle minimiert die einstreuende Muskelaktivität und verbessert das Signal-Rausch-Verhältnis. Während der Untersuchung sollte im Raum Ruhe herrschen.

1.4.2 Fehlermöglichkeiten am Gerät

▶ **Checkliste.** Unerlässlich für eine fehlerfreie Untersuchung ist die Kenntnis der regelgerechten Bedienung und Parametereinstellung/-änderung des Gerätes. Hilfreich ist hier eine Checkliste mit Funktionstests und Einstellparametern für die jeweiligen Untersuchungsmodalitäten. Diese Liste sollte sich am Gerät befinden und sofort greifbar sein (▶ Tab. 1.1).

▶ **Fehlersuche.** Bleiben die Störungen, liegt ein Gerätedefekt vor. Verschwinden die Störungen durch einen Wechsel des Verstärkereingangs, liegt ein Defekt des entsprechenden Kanals vor. Zur Überprüfung können alle Elektroden (Aktiv, Referenz und Erde) untereinander mit einem leicht angefeuchteten Tupfer verbunden und am Vorverstärker eingesteckt werden. Am Gerätemonitor sollte bei intakten Elektroden / intaktem Gerät eine Nulllinie mit Umgebungsrauschen sichtbar werden. Durch leichtes Bewegen des Kabels an der Elektrode können Kabelbrüche aufgedeckt werden. Bleiben die Störungen bestehen, so ist die Gerätefirma zu verständigen.

Tab. 1.1 Mögliche Gerätefehler und Abhilfe.

Gerätefehler	Abhilfe
Netzschalter eingeschaltet?	Netzschalter betätigen
Leuchten alle Anzeigelampen auf?	Anzeigelampen ggf. überprüfen lassen, technische und biologische Eichung durchführen
Sind die üblichen Gerätegeräusche vorhanden?	Bei unklaren Geräuschen Gerätefirma verständigen (Hotline)
Fragliche Spannungsversorgung durch defekte Steckdose/Sicherung?	Gerät mit einer anderen Steckdose verbinden, ggf. Haustechnik zu Rate ziehen
Schlecht abgeglichene Verstärker (CMRR, „common mode rejection ratio", Gleichtaktunterdrückung)?	Untersuchung und Eichung in einem anderen Kanal durchführen

▶ **Filtereinstellung.** Neben den abzuleitenden Signalen kann eine große Zahl von Störsignalen auftreten, z. B. Funk- und Radiowellen, Einstreuungen von Dimmerschaltern, Leuchtstoffröhren und Artefakte vom Messplatz selbst. Zusätzlich können biologische Artefakte von Muskelpotenzialen, Augenbewegungen, EKG und Pulswellen auftreten. Über eine Begrenzung des Verstärkerbereichs mit Tief- und Hochpassfilter erreicht man häufig eine erste Reduzierung von Störsignalen. Manchmal ist es jedoch erforderlich, die Filtereinstellung in den Bereich des abzuleitenden Signals zu legen. Dies ist der Fall, wenn Störsignale im gleichen Frequenzband auftreten und dadurch eine Signalregistrierung und -auswertung nicht mehr möglich ist. Tauchen z. B. Muskelartefakte oder Wechselspannung auf, so würden durch eine Tiefpassfilterung von 70 auf 35 Hz oder durch Zuschalten des 50-Hz-Filters die Störeinflüsse zwar verringert werden, eine Verfälschung des Potenzials durch Latenz- und Amplitudenänderung wäre dann aber nicht auszuschließen. Daher sollte bei der Ableitung evozierter Potenziale grundsätzlich auf den 50-Hz-Filter verzichtet werden! Die Wahl einer ungeraden Stimulationsfrequenz (Zahlenwerte, die nicht durch 50, 100 oder 200 teilbar sind, z. B. 1,73; 11,33) verhindert, dass Störfrequenzen mit in den Mittelungsvorgang einbezogen werden.

> **Tipp**
>
> Ratsam ist stets die Mitregistrierung eines Abschnitts von etwa 2 Zeiteinheiten vor dem Stimulus (Vorlauf, „pre-stimulus-baseline", „Prä-Trigger-Zeit", negativer Delay), um das Ausmaß des Hintergrundrauschens oder eines Artefakts bereits vor dem Triggerbeginn erkennen zu können.

Bei allen Untersuchungsprogrammen mit elektrischer Stimulation kann ein eingeschalteter 50-Hz-Filter Resonanzeffekte hervorrufen.

Den Effekt von Störsignalen an den Eingängen des Differenzverstärkers zeigt ▶ Abb. 1.9.

1.4.3 Technische und biologische Artefakte

Biologische und technische Artefakte können die Messungen so stark stören, dass eine Auswertung unmöglich wird.

Biologische Artefakte

Biologische Artefakte sind z. B. Tremor, Muskelüberlagerungen, EKG, Pulswellenartefakte, Zahnfüllungsartefakte, Zungen- und Kieferbewegungen, Schweiß, Zittern (Kälte, Angst), Knochendefekte, Augenbewegungen oder Nystagmus.

Abhilfe

Biologische Artefakte lassen sich häufig durch eine ausführliche Patientenaufklärung und durch geeignete Lagerung vermeiden (s. Kap. 1.4.1). Bei manchen Untersuchungen ist eine leichte medikamentöse Sedierung sinnvoll. Häufig werden biologische Artefakte wie Kiefer- und Augenbewegungen verringert, wenn der Patient während der Untersuchung durch Kopfrechnen abgelenkt wird.

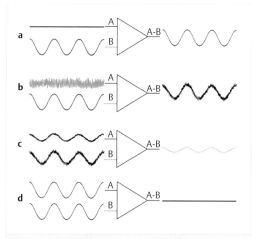

Abb. 1.9 Effekt von Störsignalen an den Eingängen des Differenzverstärkers.
a „Neutrale" Referenz an Eingang A und evoziertes Potenzial an Eingang B. Nach Differenzverstärkung ist das „aktive" evozierte Potenzial unbeeinflusst.
b Eine verrauschte Referenzelektrode (hoher Widerstand, defekte Elektrode/Elektrodenkabel, elektrisches Störfeld) führt dazu, dass das evozierte Potenzial ebenfalls verrauscht ist.
c Liegen aktive und Referenzelektrode im gleichen elektrischen Störfeld, mittelt sich bei Phasengleichheit das Störsignal heraus. Im Vergleich zu ▶ Abb. 1.9b liegt die Referenzelektrode hier nahe an der aktiven Elektrode (z. B. Cz–Cz'), sodass hier eine Amplitudenminderung durch eine falsche Elektrodenanordnung resultiert.
d Gleichphasige Signale an beiden Eingängen rechnen sich gegen null.

Technische Artefakte

Technische Artefakte sind Wechselspannung (50 Hz), hoch- oder niederfrequente Störungen (Mobiltelefon, Mikrowelle, physikalische Therapie), Schrittmacher, Metallimplantate etc.

Im Online-Signal sind diese Störungen am besten auszumachen, wenn die Analysezeit auf 100 ms eingestellt ist und die Verstärkung so weit reduziert bzw. verstärkt wird, dass das Signal auf dem Monitor gut abgrenzbar erscheint. Hier lässt sich bereits die Unterscheidung zwischen einer hoch- und einer niederfrequenten Störung treffen.

Abhilfe

Als erste Abhilfe sollten alle nicht erforderlichen Geräte in der Umgebung ausgeschaltet werden. Mobiltelefone sollten generell ausgeschaltet sein. Weiterhin sollten die Übergangswiderstände kontrolliert und ggf. verbessert werden. Des Weiteren sind die Erdungselektrode am Patienten und die Ableitelektroden zu überprüfen und – falls erforderlich – auszutauschen. Die Messung sollte bei weiter bestehenden Störungen auf einem anderen Verstärkereingang wiederholt werden. Gelingt auf diesem Kanal die Messung, ist mit großer Wahrscheinlichkeit der Kanal 1 defekt. Wird die Störung jedoch weiterhin registriert, dann sind sehr wahrscheinlich entweder die Erdungselektrode oder die Ableiterelektrode(n) defekt.

Tipp

Störungen rühren zum großen Teil von defektem Zubehör her. Daher sollte immer ein Satz neuer Elektroden zur Hand sein. Beim Verdacht auf eine defekte Elektrode sollte diese zur Fehlerbehebung zunächst mit einer anderen „kurzgeschlossen" werden oder gegen eine neue ausgetauscht werden.

Das 50-Hz-Artefakt

50-Hz-Wechselspannung ist das häufigste Störsignal. Das Störsignal entstammt Steckdosen und Stromleitungen (lose oder in der Wand) und wird auf induktivem und kapazitivem Weg auf die Ableitelektroden übertragen. Bei dem sinusförmigen 50-Hz-Störsignal handelt es sich um ein gleichförmiges Signal. Gleichförmig deshalb, weil die Richtungsänderung des Signalverlaufs konstant ist. Bei gleich großen (kleinen) Übergangswiderständen

wird diese Störung durch die Differenzverstärkung sowie durch das Averaging herausgerechnet.

Ursachen

Ursachen für 50-Hz- oder Hochfrequenzstörungen sind:
- hohe Übergangswiderstände der Ableitelektroden
- hohe Widerstandsdifferenzen der Ableitelektroden
- defekte Ableitelektrode(n)
- „Übererdung" des Patienten, der Patient darf nur mit einer Erdelektrode geerdet werden
- Leuchtstoffröhren (100-Hz-Zündimpuls)
- elektronische Dimmerschalter
- ungleiche Länge der Ableitkabel
- großer räumlicher Abstand der Ableitkabel
- kurzer Abstand zwischen Ableit- und Reizkabel (Strom, Kopfhörer)
- in der Nähe des Patienten verlaufende Netzkabel (Stromleitungen)
- ungeerdete metallische Untersuchungsliege
- Personen, die sich in der Nähe des Patienten aufhalten (Assistenten, Angehörige etc.)
- Halogenleuchten mit eingebautem Transformator

Abhilfe

Vermeiden von 50-Hz-Störungen:
- Möglichst niedrige und gleich hohe Übergangswiderstände!
- Elektrodenleitungen bündeln oder eng parallel verlaufen lassen
- Auf gute (großflächige) Patientenerdung achten
- Untersuchungsliege (Bett) erden
- Keine elektrischen Verbraucher in Nähe der Patientenliege
- Nicht benötigte elektrische Verbraucher einschließlich der Deckenbeleuchtung ausschalten (auf der Intensivstation Personal befragen)
- Elektrodeneingangsbox möglichst nahe zum Patienten legen
- Keine überflüssigen Kabel im benutzten Kanal der Elektrodeneingangsbox
- Abgeschirmte Elektrodenkabel verwenden
- Gleich lange Ableitkabel verwenden
- Kabel möglichst eng am Patienten verlegen (▶ Abb. 1.10)
- Kabel nicht in der Nähe von Monitor, PC-Tastatur oder stromführenden Kabeln verlegen
- Keine Erdungsschleifen aufbauen!

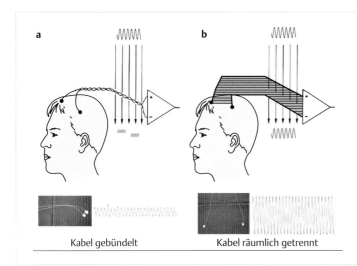

Abb. 1.10 Antenneneffekt für 50-Hz-Störungen. 50-Hz-Störsignal bei gebündelten und bei getrennt voneinander verlegten Elektrodenleitungen.

a Die Ableitkabel sollten möglichst parallel oder gebündelt verlegt werden, um den Störeinfluss zu minimieren. Durch Verdrillen der Leitungen wird das Störfeld deutlich kleiner.

b Je weiter die Elektrodenleitungen räumlich voneinander getrennt werden, desto größer ist der Störeinfluss der Wechselspannung.

Kabel gebündelt Kabel räumlich getrennt

1.4.4 Methodische Fehler beim Platzieren der Elektroden

Die wichtigste Voraussetzung für die Registrierung qualitativ hochwertiger evozierter Potenziale ist das sorgfältige Anlegen der Ableitelektroden.

Allgemeine Elektrodenfehler

▶ **Elektrodenauswahl.** Neben Oberflächenelektroden können auch Nadelelektroden verwendet werden. Letztere sollten jedoch ausschließlich Einmalprodukte sein. Mit Oberflächenelektroden sind niedrigere Übergangswiderstände zu erreichen, weshalb bei akustisch evozierten Potenzialen diese grundsätzlich verwendet werden sollten (Ausnahme bei Intensivpatienten). Elektrodenprobleme entstehen auch durch verschmutzte oder korrodierte Elektroden, bei verkratzten Elektrodenoberflächen (besonders Ag/AgCl-Elektroden), Kabelbrüchen und lockeren Anschlusssteckern bzw. -buchsen.

▶ **Vorbehandlung der Haut.** Zunächst sollte die Kopfhaut mit Alkohol entfettet werden. Anschließend wird die Kopfhaut mit einem Wattestäbchen und einer milden abrasiven Paste leicht aufgeraut, um Verunreinigungen und abgestorbene Epithelzellen zu entfernen. Dies muss vorsichtig geschehen, um die Kopfhaut nicht zu verletzen.

▶ **Fixieren der Elektroden.** In der klinischen Routine werden meist Napf- oder Becherelektroden verwendet. Diese werden mit einer selbsthaftenden Elektrodenpaste angebracht.

▶ **Elektrodenposition.** Das Ausmessen der Elektrodenpositionen nach dem 10–20-System ist die Basis für eine Reproduzierbarkeit der Ableitungen im eigenen Labor wie auch im Vergleich mit anderen Laboren. Abweichungen führen zu Amplituden-, Form- und Latenzveränderungen.

Spezifische Fehlerquellen

Je nach Untersuchungsmodalität können spezifische Fehlerquellen vorliegen.

▶ **AEP.** Beim AEP ist beim Aufsetzen des Kopfhörers darauf zu achten, dass die Elektroden nicht verschoben oder abgelöst werden. Daher sollte die Widerstandsüberprüfung erst nach Aufsetzen des Kopfhörers erfolgen. Bei Säuglingen oder Kleinkindern kann es auch ausreichen, wenn der Kopfhörer auf das Bett neben das Ohr gelegt wird.

Auch elektronische Bauteile unterliegen mitunter Alterungsprozessen. So haben Kopfhörer eine begrenzte Lebensdauer und sind gegen mechanische Erschütterungen anfällig. Die beiden Kopfhörerhälften sind in ihrem akustischen Verhalten nicht immer identisch und im Untersuchungslabor kann nie genau ermittelt werden, ob beide Lautsprecher des Kopfhörers den gleichen technischen Anforderungen entsprechen. Es empfiehlt sich daher, bei fraglichen Befundkonstellationen die Messung nur mit einer Kopfhörerseite durchzuführen.

▸ **VEP.** Bei Ableitungen der VEP sollte eine kurze Untersuchungspause zwischen den einzelnen Ableitungen eingelegt werden, da die Augen bei der Untersuchung häufig tränen und so getrocknet werden können. Besonders bei Kindern können die VEP durch Bewegungen oder muskuläre Verspannungen die Ableitung oder kontinuierliche Mittelung unmöglich machen. Hier können die Reize dann im jeweiligen „ruhigen Intervall" einzeln ausgelöst und gemittelt werden.

Potenzialausfälle können auch entstehen, wenn der Patient während des Mittelungsvorgangs den Monitor nicht fixiert oder durch Müdigkeit die Augen schließt. Daher sollte der Patient während des Messvorgangs immer beobachtet werden!

▸ **SEP.** Bei den SEP kann ein Potenzialausfall durch eine ineffektive Stimulation bedingt sein. Bei Stromreizen sind daher der Stimulator und die Stimulationselektrode zu überprüfen, evtl. ist der Reizort zu variiieren. Die Haut unter der Stimulationselektrode sollte entfettet werden.

2 Neurophysik der Entstehung evozierter Potenziale

G. Curio, H. Buchner

2.1 Einleitung

Definition

Entstehung evozierter Potenziale
Evozierte Potenziale entstehen in Nervenzellen als „evozierte" Antwort auf einen definierten Reiz.

In diesem Kapitel werden die neurophysiologischen und physikalischen Mechanismen der Entstehung evozierter Potenziale systematisch dargestellt – von der Ebene der einzelnen Nervenzelle bis zu Nervenzellverbänden. Die Physiologie der primären Verarbeitung sensorisch adäquater Reize wird in den Einzelkapiteln über die durch unterschiedliche Sinnesmodalitäten evozierten Potenziale abgehandelt.

Grundsätzlich sind an der Körperoberfläche diejenigen evozierten Potenziale messbar, bei denen sich synchrone elektrische Aktivierungen in einer genügend großen Anzahl länglich konfigurierter und dabei zusätzlich parallel zueinander angeordneter Zellen aufsummieren können. Die beiden hierfür wesentlichen und im Folgenden separat dargestellten Beispiele sind synaptisch aktivierte Pyramidenzellen des Neokortex sowie propagierende Summenaktionspotenziale in Axonbündeln.

2.2 Generierung evozierter Potenziale im Kortex

2.2.1 Ruhemembranpotenzial

Im Ruhezustand (▶ Abb. 2.1a) stellt die Membran einer Nervenzelle einen geladenen Kondensator dar. Durch Ionenpumpen in der Membran ist die Anzahl von Kationen außerhalb bzw. von Anionen innerhalb einer Nervenzelle erhöht. Daraus ergibt sich intrazellulär ein Ruhemembranpotenzial von ca. –70 mV. Über die Membran hinweg kommt es dabei zu einer paarweisen elektrostatischen Bindung von im jeweiligen Kompartiment überzähligen Ladungsträgern.

▶ **Aktionspotenzial und EPSP.** Die elektrisch polarisierte Membran kann – getriggert durch synaptische Erregungsübertragung am Dendritenbaum – so weit entladen (depolarisiert) werden, dass bei ca. –40 mV am Axonhügel ein Aktionspotenzial ausgelöst wird. Diese exzitatorischen postsynaptischen Potenziale (EPSP) werden durch den Neurotransmitter Glutamat vermittelt, der Kanalproteine der Membran für Natriumionen öffnet. Aufgrund des transmembranösen Potenzialgradienten ergibt sich ein Natriumeinstrom, der extrazellulär lokal Anionen zurücklässt (eine negativ geladene

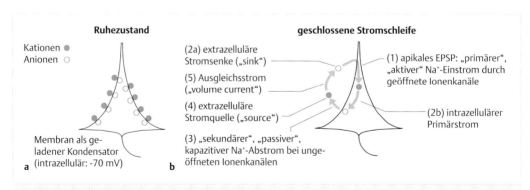

Abb. 2.1 Zelluläre Ströme.
a Ruhezustand. Die Zellmembran ist ein geladener Kondensator mit einem intrazellulären Potenzial von –70 mV.
b Geschlossene Stromschleife. Durch eine apikale Exzitation der Zelle entsteht ein primärer aktiver Natriumeinstrom durch geöffnete Ionenkanäle (1). Extrazellulär verbleibt dabei lokal eine relative Stromsenke (2a). Der damit generierte intrazelluläre Primärstrom (2b) verursacht an basalen Dendriten einen sekundären passiven (kapazitiven) Natriumabstrom (3). Extrazellulär wird der intrazelluläre Stromfluss durch einen Ausgleichsstrom (5) im Volumenleiter zwischen dieser basalen Stromquelle (4) und der apikalen Stromsenke zur Stromschleife geschlossen.

„Potenzialsenke"). Erfolgt der Natriumeinstrom apikal am Hauptdendriten einer Pyramidenzelle, wird intrazellulär ein Potenzialgradient mit einem zum Soma gerichteten intrazellulären Fluss positiver Ladungsträger verursacht (▶ Abb. 2.1b).

An der basalen (somanahen) Membran werden durch diese intrazellulär vermehrten Kationen einige bislang intrazellulär an der Membran elektrostatisch gebundene Anionen gelöst. Deren extrazelluläre Kationenpartner werden dadurch gleichermaßen von der Bindung befreit und begründen somit einen „sekundären" kapazitiven Kationenabstrom in den extrazellulären Raum bei lokal *ungeöffneten* Ionenkanälen. Diese basale positive „Stromquelle" bewirkt mit der oben beschriebenen apikalen Stromsenke zusammen einen Stromfluss im extrazellulären Volumenleiter („volume current"), der als Ausgleichsstrom für den primären intrazellulären Stromfluss die Stromschleife schließt. Entlang der Zelle liegen somit intrazellulär eine apikale aktive Stromquelle und eine passive somanahe Stromsenke vor (▶ Abb. 2.2).

▶ **IPSP.** Alternativ zu dieser apikalen, durch Glutamat vermittelten Exzitation kann ein vergleichbar orientierter intrazellulärer Stromfluss durch ein basal am Dendriten ausgelöstes inhibitorisches postsynaptisches Potenzial (IPSP) verursacht werden, welches über den Transmitter GABA vermittelt einen Einstrom negativ geladener Chloridionen auslöst, der wiederum eine intrazelluläre – diesmal jedoch eine „aktive" – Stromsenke am Soma bewirkt. Die diese beiden Situationen differenzierenden spezifischen Ionenflüsse sind nur mit Mikroelektroden unmittelbar an bzw. in der Zelle identifizierbar. Dies bedeutet bemerkenswerterweise, dass ohne physiologisches Kontextwissen eine extrazellulär in größerem Abstand gemessene Polarität evozierter Potenziale keinen sicheren Rückschluss auf die zugrunde liegenden exzitatorischen oder inhibitorischen Primärprozesse erlaubt.

▶ **Summenaktivität.** Der extrazelluläre Stromfluss kann in einiger Entfernung vom Zellverband messbar werden, wenn nicht nur eine einzelne Zelle, sondern eine Vielzahl von geometrisch parallel orientierten Zellen aktiviert wird („open field" bei kortikalen Pyramidenzellen; ▶ Abb. 2.2). Synchrone Aktivitäten dieser Zellen werden dabei zu einem auch in größerer Entfernung nachweisbaren Volumenstromfluss aufsummiert. Bei spontaner Aktivität von Zellverbänden entspricht dies dem EEG, bei stimulierter Aktivität einem evozierten Potenzial. Die Summenaktivität vieler Tausend parallel orientierter Pyramidenzellen wird an der Hirn- und auch Kopfoberfläche messbar. Aufgrund der kortikalen Faltung kann dies in Hirnwindungen oder an der Kortexoberfläche erfolgen: Bei synchroner Aktivierung der in einem Sulcus gelegenen Pyramidenzellen entsteht ein tangential zur Hirn- bzw. Kopfoberfläche orientierter Stromfluss, der ein bipolares elektrisches Feld erzeugt (▶ Abb. 2.3a). Bei synchroner Aktivierung von Pyramidenzellen mit radialer Orientierung an der Gyruskuppe ergibt sich an der Schädelkonvexität ein monopolares elektrisches Summenfeld (▶ Abb. 2.3b). Diese elektrischen Felder an der Kopfoberfläche können jeweils zusammengefasst durch einen tangential bzw. radial orientierten „äquivalenten Stromdipol" modelliert werden.

Merke

In geometrisch nicht systematisch ausgerichteten anatomischen Strukturen, z. B. den Nuclei, entsteht kein Fernfeld: Durch die Summation der Volumenströme ohne Vorzugsrichtung wird die Summe in der Entfernung sehr gering oder null („closed field"). An der Körperoberfläche ist dann kein Potenzial messbar.

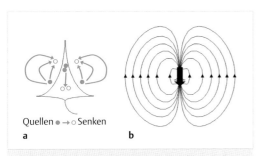

Quellen ● → ○ Senken

a　　　　　　　b

Abb. 2.2 Intra- und extrazellulärer Stromfluss.
a Intra- und extrazellulärer Stromfluss mit Stromquellen und Stromsenken bei einem apikalen exzitatorischen (oder basalen inhibitorischen) postsynaptischen Potenzial.
b Extrazelluläre Volumenstrompfade und primärer intrazellulärer Stromdipol.

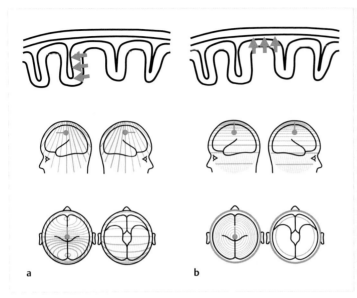

Abb. 2.3 Elektrische Felder an der Kopfoberfläche. (Quelle: Berg A., Dipole Stimulator; 2002. Im Internet: www.besa.de)

a Tangential zur Kopfoberfläche orientiertes elektrisches Feld durch synchrone elektrische Aktivität in Pyramidenzellen in einer Gyruswand.

b Radial zur Kopfoberfläche orientiertes elektrisches Feld durch synchrone elektrische Aktivität in Pyramidenzellen an einer Gyruskuppe.

2.3 Generierung evozierter Potenziale im Verband von Axonen

Ein 2. Entstehungsmechanismus von an der Körperoberfläche messbaren evozierten Potenzialen ist der Stromfluss entlang eines Axons bzw. eines Verbandes von Axonen.

2.3.1 Triphasisches Nahfeld-Potenzial

Bei intraaxonaler Ableitung erfasst man die entlang des Axons laufende Depolarisation mit Natriumeinstrom, gefolgt von einer Repolarisation mit Kaliumausstrom. Aufgrund der Propagation des Aktionspotenzials entlang des Axons wird die räumliche Verteilung der einzelnen Potenzialkomponenten (A, B, C in ▶ Abb. 2.4) an einer ortsfesten extrazellulären Messelektrode vorbeigeführt und als zeitliche Potenzialabfolge gemessen (A', B', C'). Bei extrazellulärer Ableitung nahe am Axon gegen eine ferne Referenzelektrode (REF) wird dabei ein

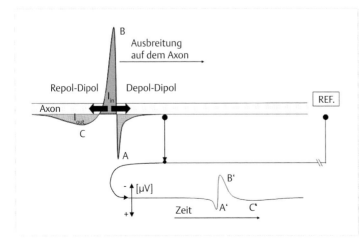

Abb. 2.4 Entstehung eines triphasischen Nahfeld-Potenzials durch Depolarisation/Repolarisation einer weitergeleiteten elektrischen Aktivität entlang eines Axons. Erklärung der Buchstaben s. Text.

triphasisches Potenzial mit einem nach positiv gerichteten Beginn gemessen (A' in ▶ Abb. 2.4). Dieser wird verursacht durch den kapazitiven Kationenabstrom an der Außenseite der Membran (A), gefolgt von der extrazellulären Stromsenke (B'), die durch den primären Natriumeinstrom (B) verursacht wird, sowie den anschließenden Repolarisationsprozessen (C, C').

2.3.2 Fernfeld-Quadrupol

In einem homogenen, unendlich großen („infiniten") Volumenleiter führt der Depolarisationsdipol zur Ausbildung einer symmetrischen, positiv/negativ polarisierten Potenzialverteilung. Dieses „Dipol-Feld" fällt mit zunehmender Entfernung durch die weiträumige Verteilung der Strompfade rasch ab (▶ Abb. 2.5a). Hingegen wird in einem zylindrisch begrenzten Volumenleiter (z.B. Arm, Bein, Hals) die Potenzialgeometrie verzerrt und bleibt durch diese „Kompression" auch in großen Entfernungen als nahezu konstanter Grenzwert nachweisbar (▶ Abb. 2.5b).

Bei extrazellulären Messungen wird eine Überlagerung der Dipolfelder von Depolarisation und Repolarisation gesehen. Da die Orientierung dieser beiden Dipole entgegengesetzt ist (▶ Abb. 2.5c), ergibt sich bei additiver Überlagerung dieser beiden gleich starken Felder eine in größerer Entfernung nur noch sehr geringe Restamplitude (< 5 %), die „im Fernfeld" an der Körperoberfläche in praxi nicht mehr feststellbar ist.

Jede Nahfeldelektrode misst also zum Zeitpunkt des Durchlaufens des Aktionspotenzials einen triphasischen Ablauf. Diese Aktivität am Ort einer einzelnen Nahfeldelektrode zeigt sich im Fernfeld aufgrund der Doppeldipol-(Depolarisations-/Repolarisations-)Konfiguration als balanciertes „Quadrupol-Feld" mit gegenseitiger weitgehender Aufhebung der Potenziale, sodass alle anderen Elektroden zu diesem Zeitpunkt keine Aktivität aufweisen (▶ Abb. 2.6a).

2.3.3 Dipolares Fernfeld-Potenzial

Unter verschiedenen Bedingungen kann jedoch die Konfiguration dieses balancierten Quadrupols so aufgebrochen werden, dass ein dipolares Fernfeld-Potenzial messbar wird: Das dafür notwendige Überwiegen eines Teils des Doppeldipols kann auftreten bei einer Veränderung der *Leitfähigkeit* oder der *Geometrie* des Volumenleiters entlang des Axons (ein extrazellulärer Dipol wird

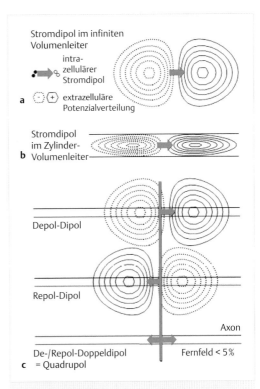

Abb. 2.5 Stromdipol in infinitem und zylindrisch begrenztem Volumenleiter.
a Stromdipol in einem infiniten Volumenleiter.
b Stromdipol in einem zylindrisch begrenzten Volumenleiter.
c Depolarisation und Repolarisation überlagern sich und erscheinen in größerer Entfernung als balancierter Quadrupol mit weitgehender wechselseitiger Aufhebung der Amplitude.

schwächer als der andere) oder bei einer Veränderung der *Propagationsrichtung*, d.h. der Richtung des Axons im Volumenleiter, wodurch die Längsachsen der beiden Dipole nicht mehr in einer Linie stehen und somit auch ihre Felder gegeneinander verdreht werden.

▶ **Änderung der Leitfähigkeit.** Kommt es entlang des stromführenden Axons zu einer plötzlichen Änderung der Leitfähigkeit des umgebenden Mediums, entsteht am Ort des Leitfähigkeitssprungs ein stationärer Nettodipol (▶ Abb. 2.6b): Die balancierte Depolarisations-/Repolarisationsstruktur des Quadrupols wird dadurch aufgehoben, dass beim Eintritt des führenden Depolarisationsdipols in eine Umgebung z.B. relativ erhöhter Leitfähigkeit ($\sigma2 > \sigma1$), d.h. verminderten Wider-

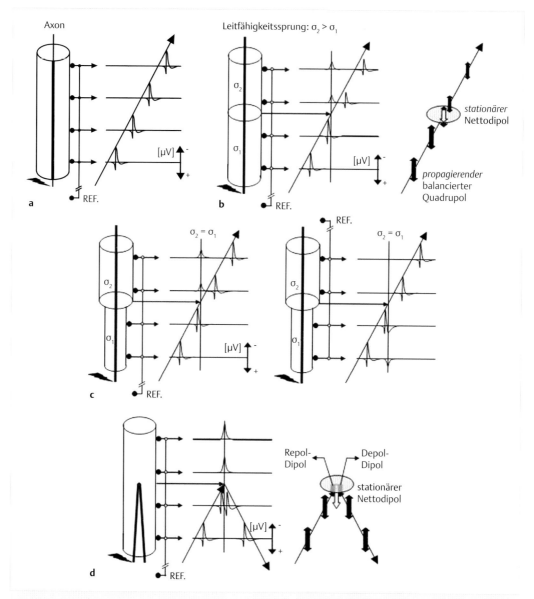

Abb. 2.6 Entstehung von Fernfeld-Potenzialen.
a Stromfluss entlang eines Axons. Die balancierte Depolarisations-/Repolarisationsstruktur des Quadrupols führt zu keinem in der Entfernung messbaren Feld. Nur am Axon sind im Nahfeld triphasische Potenziale messbar.
b Entstehung von Fernfeld-Potenzialen durch einen Leitfähigkeitssprung (hier in der Mitte des Axons) in der Umgebung des leitenden Axons.
c Entstehung von Fernfeld-Potenzialen durch Änderung der Geometrie eines Volumenleiters um das leitende Axon (mit Darstellung der Bedeutung der Platzierung der Referenzelektrode für die Polarität des Fernfeld-Potenzials).
d Entstehung von Fernfeld-Potenzialen durch Richtungsänderung des leitenden Axons.

stands, der extrazelluläre Potenzialaufbau in diesem Kompartiment (bei konstantem Primärstrom) vermindert wird. Dementsprechend überwiegt der negative Pol des Repolarisationsdipols, sodass im neuen Kompartiment im Zeitintervall vom Eintreten des Depolarisationsdipols bis zum vollständigen Eintritt des Repolarisationsdipols ein monophasisches negatives Fernfeld-Potenzial simultan (!) an allen auf diesem Kompartiment aufsetzenden Elektroden zu verzeichnen ist. Die Polarität wäre umgekehrt (d. h. positiv) beim Übergang in ein schlechter leitendes Medium ($\sigma 2 < \sigma 1$). Die Latenz des Fernfeld-Potenzials markiert daher den Zeitpunkt des Durchtritts des Aktionspotenzials durch die Ebene des extrazellulären Leitfähigkeitssprungs (z. B. Austritt eines Nervs aus einem Knochenkanal).

▶ **Änderung der Leitergeometrie.** Ein stationärer Nettodipol entsteht ebenfalls beim Übertritt des Nervs von einem kleinen, engen Kompartiment in ein größeres, weites Kompartiment (z. B. beim Übergang vom Arm oder Bein in den Rumpf). Die Aufweitung des Volumenleiters entspricht dabei dem Übergang in ein Medium mit geringerem Widerstand (▶ Abb. 2.6c). Die Polarität des monophasischen Fernfeld-Potenzials hängt dabei von der Platzierung der Referenzelektrode ab. Das monophasische Fernfeld-Potenzial ist positiv bei Platzierung der Referenzelektrode auf dem Volumenleiteranteil mit niedrigem Widerstand (▶ Abb. 2.6c rechts). Dies ist in der Regel bei Platzierung der Referenzelektrode am Rumpf der Fall. Fernfeld-Potenziale werden deshalb meist mit positiver Polarität erfasst.

▶ **Änderung der Ausbreitungsrichtung.** Ein stationärer Nettodipol entsteht auch bei Änderung der Propagationsrichtung durch die Aufhebung der Quadrupolstruktur von Depolarisations- und Repolarisationsdipol (▶ Abb. 2.6d). Dazu ist nur eine sehr geringe Richtungsänderung eines Axons bzw. Axonenverbands von wenigen Winkelgraden erforderlich, um kurzzeitig gleichgerichtete und damit additive Komponenten von De- und Repolarisationsdipol zu bewirken. Weitere typische Situationen sind Beginn (am Axonhügel) und Ende der axonalen Leitung, wo kurzfristig entweder der Depolarisations- oder der Repolarisationsdipol dominiert.

2.4 Potenziale an der Körperoberfläche

An der Körperoberfläche messbare Fernfeld-Potenziale entstehen somit:
- an geometrisch parallel (palisadenförmig) ausgerichteten und synaptisch synchron aktivierten Pyramidenzellen des Kortex oder

- entlang von Axonen bzw. Verbänden von Axonen, wenn es entlang der Potenzialleitung zu einer abrupten Änderung der elektrischen Leiteigenschaft in der Umgebung oder zu einer Änderung der Größe der umgebenden anatomischen Struktur kommt bzw. wenn der Axonenverband seine Verlaufsrichtung ändert.

Damit die so entstehenden Potenziale an der Körperoberfläche eine messbare Amplitude erreichen, ist eine synchrone Aktivität sehr vieler Zellen bzw. Axone erforderlich. Insbesondere der Schädelknochen ist ein sehr schlechter elektrischer Leiter. Die Potenziale an der Kopfoberfläche erreichen deshalb eine Amplitude von nur ca. 1 % der Amplitude an der Hirnoberfläche.

Um evozierte Potenziale nachzuweisen, ist die Mittelung vieler wiederholter Stimulationen erforderlich. So wird die nicht an den Stimulus gekoppelte sonstige Aktivität reduziert und das zeitlich an den Reiz gebundene evozierte Potenzial über dem Hintergrundrauschen sichtbar. Dieses Vorgehen wird in Kap. 1 genauer dargestellt.

Ein typisches Beispiel für ein evoziertes Potenzial, das im Kortex durch eine thalamokortikale Exzitation an basalen Dendritenbaumabschnitten von Pyramidenzellen in Lamina IV entsteht, ist das somatosensorisch evozierte Potenzial N20 (parietal negative Polarität ca. 20 ms nach Stromstimulation des kontralateralen N. medianus). Es wird generiert in der in den Sulcus centralis eingefalteten Area 3b des somatosensorischen Kortex an der Vorderwand des Gyrus postcentralis mit einer Stromflussrichtung überwiegend tangential zur Kopfoberfläche. Dies entspricht einer bipolaren Verteilung des elektrischen Feldes mit einem negativen Extremum an parietal platzierten Elektroden (CP) und einem positiven Extremum frontal (Fz).

Ein typisches Beispiel für ein evoziertes Potenzial, das in einem Axonenverband entsteht, ist das nach Stromstimulation des N. medianus mit nonzephaler Referenzelektrode an Fz gemessene, aber tief subkortikal im Lemniscus medialis generierte Potenzial P14 (positive Polarität ca. 14 ms nach dem Stimulus). Ein weiteres Beispiel für Fernfeld-Potenziale sind die frühen akustisch evozierten Potenziale. Sie entstehen im Hirnstamm überwiegend an Stellen, wo die akustische Bahn die Richtung ändert.

3 Somatosensorisch evozierte Potenziale (SEP)

H. Buchner

3.1 Einleitung

Definition

Somatosensorisch evozierte Potenziale
Somatosensorisch evozierte Potenziale werden reizabhängig generiert in der sensorischen Leitungsbahn auf peripherer, spinaler, subkortikaler und kortikaler Ebene. Für die klinische Routine hat sich die Ableitung der SEP nach Reizung des N. medianus und des N. tibialis bewährt.

3.2 Anatomie und Physiologie

Die sensiblen Leitungsbahnen stellen die Verbindung zwischen den peripheren Rezeptoren bzw. den freien Nervenendigungen in der Peripherie und dem primären sensorischen Kortex her. Das periphere Neuron der afferenten sensorischen Bahn liegt in den Spinalganglien. Die die epikritische und propriozeptive Sensibilität leitenden Fasern, die maßgeblich an der Fortleitung der somatosensorisch evozierten Aktivität beteiligt sind, steigen ungekreuzt in den Hintersträngen bis zum Nucleus cuneatus und gracilis auf. Das 2. Neuron des Hinterstrangsystems beginnt im Nucleus cuneatus und gracilis und verläuft als Lemniscus medialis nach Kreuzung zur Gegenseite in der oberen Brücke zum Nucleus ventralis posterior des Thalamus. Das 3. Neuron stellt die Verbindung zwischen dem Nucleus ventralis posterior des Thalamus und dem primären sensorischen Kortex im Gyrus postcentralis dar. ▶ Abb. 3.1 zeigt die anatomischen Verhältnisse des Hinterstrangsystems (Syn.: lemniskales System) nach Reizung des N. medianus (▶ Abb. 3.1a) und N. tibialis (▶ Abb. 3.1b) bezüglich der postulierten Lage der entsprechenden SEP-Generatoren der wichtigsten Potenzialkomponenten.

3.3 Akquisition

3.3.1 Reizparameter

▶ **Platzierung der Reizelektrode.** Die Kathode sollte 2 cm proximal der Anode platziert werden, um einen anodalen Block zu verhindern. Zur Minimierung von elektrischen Reizartefakten sollte die Erdungselektrode zwischen Stimulationsort und Ableitelektroden angebracht werden.

▶ **Impulsart und -dauer.** Als in der klinischen Praxis übliche Routinestimulation hat sich ein elektrischer monophasischer Rechteckimpuls mit einer Dauer von 200 µs etabliert. Dieser sollte als stromkonstanter Impuls appliziert werden.

▶ **Stimulusintensität.** Die Stimulusintensität wird bei der Stimulation gemischter Nerven üblicherweise der motorischen Schwelle angepasst, wobei nach einer ersten sichtbaren Zuckung des distalen abhängigen Muskels zur sicheren supramaximalen somatosensiblen Stimulation die Reizstärke um weitere 4 mA erhöht werden sollte. Bei der Stimulation rein sensibler Nerven ist die Stimulusintensität auf das 3- bis 4-Fache der sensorischen Schwelle zu adjustieren. Unter diesen Reizintensitäten zeigen alle SEP-Komponenten bis zu einer Latenz von 50 ms bei Armnerven und 100 ms bei Beinnerven eine maximale Amplitude.

▶ **Reizfrequenz.** Die Latenz subkortikaler und primär kortikaler SEP-Antworten wird bei Stimulusraten zwischen 1 und 10 Hz nur unwesentlich beeinflusst. Die Amplituden, insbesondere der späteren Potenziale, sind allerdings frequenzabhängig und nehmen bei höheren Reizfrequenzen ab. Für die Routineableitung des primären kortikalen Komplexes wird eine Reizfrequenz unter 5 Hz empfohlen, weil sie am besten toleriert wird. Für eine Analyse der Amplitude späterer Potenzialanteile, insbesondere der N30 der Medianus-SEP, ist eine Reizfrequenz von unter 1 Hz erforderlich.

3.3.2 Registrierparameter

▶ **Ableitorte.** Für die Ableitung der SEP nach *Armnervenstimulation* wird die Elektrode über dem zum Reiz kontralateralen sensiblen Kortex 5 cm posterior von Cz und 7 cm lateral der Mittellinie platziert. Die frontale Referenzelektrode wird hierbei üblicherweise in der Position Fz platziert. Sollen die späteren Potenzialanteile P22 und N30 analysiert werden, ist eine extrazephale Referenz oder eine zum Reiz ipsilaterale Ohrreferenz zu wählen. Das

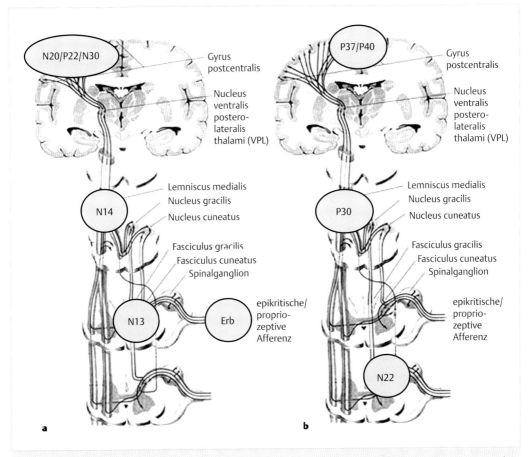

Abb. 3.1 Leitungsbahnen, Kerngebiete und kortikale Strukturen des lemniskalen Systems. Die Lage der Generatoren der verschiedenen Komponenten der SEP ist schematisch dargestellt.
a Leitungsbahnen, Kerngebiete und kortikale Repräsentationen des lemniskalen Systems, die für die Generierung der Medianus-SEP von Bedeutung sind.
b Leitungsbahnen, Kerngebiete und kortikale Strukturen des lemniskalen Systems, die für die Generierung der Tibialis-SEP von Bedeutung sind.

Armplexuspotenzial ist am deutlichsten über dem Erb-Punkt ableitbar, etwa 1–2 cm oberhalb der Klavikulamitte. Die Ableitung zervikaler SEP erfolgt in Höhe HWK 6/7 gegen eine Referenz am Hyoid und über HWK 2 mit einer Referenz gegen Fz.

Für die Analyse der sensorischen Leitungsbahn nach Armnervenstimulation ist eine 4-Kanal-Ableitung zu empfehlen. Nach den Empfehlungen der Deutschen Gesellschaft für Klinische Neurophysiologie sind folgende Anordnungen möglich:
- **Anordnung I** (▶ Abb. 3.2a):
  - Kanal 1: CP3/4 gegen Fz
  - Kanal 2: HWK 2 gegen Fz
  - Kanal 3: HWK 5 gegen Hals (AC)

- Kanal 4: Erb-Punkt ipsilateral zum Stimulus gegen Fz
- **Anordnung II** (▶ Abb. 3.2b):
  - Kanal 1: CP3/4 gegen Fz
  - Kanal 2: HWK 2 gegen Fz
  - Kanal 3: HWK 7 gegen Fz
  - Kanal 4: Erb-Punkt ipsilateral zum Stimulus gegen Fz

Die Ableitung der SEP nach Reizung des *N. tibialis* kann über eine 2-Kanal-Ableitung erfolgen (▶ Abb. 3.2c):
- Kanal 1: LWK 1 gegen Beckenkamm
- Kanal 2: 2 cm hinter Cz (CPz) gegen Fz

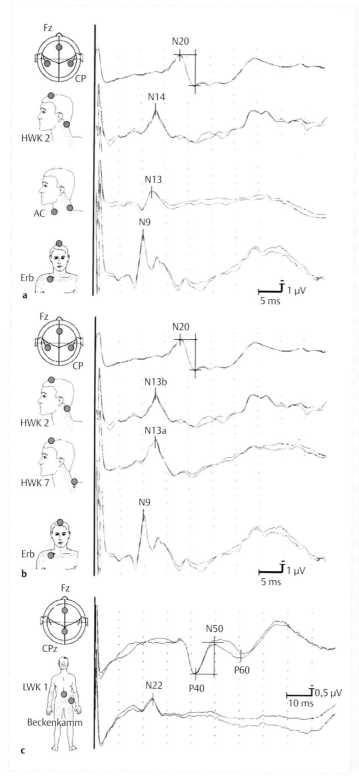

Abb. 3.2 Beispielhafte Kurvenverläufe (Normalbefunde) der Medianus- bzw. Tibialis-SEP.
a Medianus-SEP. Anordnung I.
b Medianus-SEP. Anordnung II.
c Tibialis-SEP lumbal und am Kopf.

Die lumbalen Reizantworten lassen sich allerdings auch bei Gesunden nicht immer ableiten.

Zur Registrierung der SEP nach Reizung des *N. cutaneus femoris lateralis* wird die differente Ableitelektrode ebenfalls ca. 2 cm hinter Cz (CPz) mit einer Referenz bei Fz platziert.

Die Registrierung der *Trigeminus-SEP* erfolgt entsprechend der Anordnung des sensorischen Homunkulus lateral des somatosensorischen Handfeldes, etwa nach den Positionen C 5 bzw. C 6 des 10–20-Systems entsprechend gegen eine Referenz bei Fz.

▶ **Filter.** Der Hochpassfilter sollte auf unter 3 Hz und der Tiefpassfilter auf über 2 kHz eingestellt sein, wobei die Steilheit 12 und 24 dB/Oktave für die Tief bzw. Hochfrequenzfilter nicht überschritten werden sollte.

Bei der Untersuchung zervikaler SEP-Komponenten ist eine Anhebung des Hochpassfilters auf 20–30 Hz günstig.

▶ **Mittelung.** Die Anzahl der erforderlichen Mittelungen hängt vom Signal-Rausch-Verhältnis der SEP-Komponenten ab. In der Praxis sind 500 Mittelungen ausreichend, um die Komponenten am Erb-Punkt und auch die frühen kortikalen und subkortikalen Komponenten der SEP abzuleiten.

3.3.3 Praktische Ausführung

SEP nach Armnervenstimulation

Stimuliert wird der N. medianus am Handgelenk. Die Reizstärke wird bis zum Erreichen der motorischen Schwelle – erkennbar durch eine erste sichtbare Kontraktion des versorgten Muskels – langsam gesteigert. Zur sicheren supramaximalen somatosensorischen Stimulation wird diese Reizstärke um weitere 4 mA erhöht. Analysiert wird ein Zeitraum von 50 ms.

▶ **N9.** Über dem Erb-Punkt ist nach Reizung des N. medianus am Handgelenk ein Potenzial mit einer durchschnittlichen Latenz von 9 ms und einer bei Registrierung gegen Fz negativen Auslenkung ableitbar (▶ Abb. 3.2a u. ▶ Abb. 3.2b).

▶ **N11.** Der erste zervikal ableitbare Potenzialgipfel ist das N11-Potenzial, das häufig schwierig von der folgenden N13-Komponente zu unterscheiden ist. N11 wird in der Routinediagnostik nicht ausgewertet.

▶ **N13.** Das zervikale N13-Potenzial kann mit einer maximalen Amplitude über HWK 5–7 gegen eine Referenz am Hyoid abgeleitet werden (▶ Abb. 3.2a). Es weist bei Registrierung am Hyoid gegen eine Referenz bei HWK 5–7 eine Polaritätsumkehr auf, die eine Entstehung durch einen orthogonal zur Spinalachse orientierten Generator vermuten lässt.

▶ **P9, P11 und P14.** Werden die an der Kopfoberfläche abgeleiteten SEP gegen eine extrazephale oder alternativ gegen eine Ohrreferenz abgeleitet, zeigen sich über dem gesamten Kopf „Far-Field"-Komponenten P9, P11 und P14. Während das P9- und P11-Potenzial eine Aktivität des Plexus brachialis bzw. der Eintrittszone der Dorsalwurzeln im Rückenmark widerspiegelt, wird für P14 ein subthalamischer Generator angenommen.

▶ **N18.** Nach dem P14-Potenzial ist ein weit verteiltes N18-Potenzial ableitbar, das auf der zum Reiz kontralateralen Seite durch die kortikalen Komponenten N20 und P25 überdeckt wird. Im Falle eines Ausfalls der kortikalen Potenziale kann die N18 fälschlich für eine N20 mit niedriger Amplitude und langer Dauer gehalten werden. Das N18-Potenzial wird im Hirnstamm generiert.

▶ **N20.** Die Komponente N20 ist das erste kortikale Potenzial, das zum Reiz kontralateral parietal abgeleitet werden kann. Es wird im primären sensorischen Kortex generiert und ist Ausdruck einer Aktivierung der Area 3b des Gyrus postcentralis. Der zugrunde liegende Generator weist eine zur Kopfoberfläche tangentiale Orientierung auf.

▶ **P22.** Die an frontalen Elektroden ableitbare P22 wird in der postzentralen Area 1 generiert.

▶ **N30.** Die auf die P22 folgende frontale Komponente N30 entspricht einer Aktivierung der Area 4. Sie spielt in der Routinediagnostik ebenso wie das P22-Potenzial keine Rolle.

SEP nach Beinnervenstimulation

Stimuliert wird der N. tibialis am medialen oder der N. suralis am lateralen Knöchel, wobei die Kathode proximal der Anode platziert sein sollte. Die Reizstärke wird bei Reizung des *N. tibialis* bis zum Erreichen der motorischen Schwelle – erkennbar durch eine sichtbare Kontraktion der Plantarflexoren – gesteigert und zur sicheren supramaximalen somatosensorischen Stimulation um weitere 4 mA erhöht. Bei Reizung des *N. suralis* wird die Reizstärke langsam bis zur subjektiven Empfindungsschwelle im Versorgungsgebiet des Nervs gesteigert und zur sicher supramaximalen Stimulation weiter auf das 3- bis 4-Fache der sensiblen Schwelle erhöht. Analysiert wird ein Zeitraum von 100 ms.

▶ **N22 und P17.** Lumbal ist nach Reizung des N. tibialis am Innenknöchel ein Potenzial mit einer durchschnittlichen Latenz von 22 ms und bei Registrierung gegen eine Referenz am Beckenkamm negativen Auslenkung ableitbar (▶ Abb. 3.2c). Es wird entsprechend als N22-Potenzial bezeichnet und reflektiert die postsynaptische Antwort in der dorsalen grauen Substanz des lumbosakralen Rückenmarks. Häufig geht der N22 ein kleines P17-Potenzial voran, das im lumbosakralen Plexus generiert wird.

▶ **P30.** Werden die an der Kopfoberfläche abgeleiteten SEP gegen eine extrazephale oder alternativ gegen eine Ohrreferenz abgeleitet, zeigt sich über dem gesamten Kopf – mit Betonung an frontalen Ableitpunkten – eine „Far-Field"-Komponente P30. Sie entsteht vermutlich analog der P14-Komponente nach Reizung des N. medianus im zervikomedullären Übergang und kann für die Bestimmung der zentralen sensorischen Leitzeit herangezogen werden.

▶ **P40, N50 und P60.** Die Komponente P40 ist ein positives Nahfeld-Potenzial, das mittelparietal (CPz) abgeleitet werden kann und wie das N20-Potenzial der Medianus-SEP im primären sensorischen Kortex generiert wird. Ihr folgen die Potenziale N50 und P60, die zusammen mit P40 die typische W-Konfiguration des primären kortikalen Komplexes nach Reizung des N. tibialis oder N. suralis darstellen (▶ Abb. 3.2c). Nach Untersuchungen der Quelllokalisation weist der Generator von P40 eine überwiegend tangentiale und zur Gegenseite projizierte Ausrichtung auf, wobei die Positivität der Quelle von P40 überwiegend zu der zum Reiz ipsilateralen Seite projiziert und so die paradoxe Lateralisation, d. h. die reizipsilateral höhere Amplitude, erklärt. Entsprechend sollte die Ableitelektrode an der Position CPz 2 cm in Richtung reizipsilateral korrigiert werden, falls P40 nur undeutlich oder mit niedriger Amplitude ableitbar ist. Es muss darauf geachtet werden, dass bei niedriger Amplitu-

de des P40-Potenzials die P60-Komponente normaler Latenz nicht mit P40 verwechselt wird.

SEP nach Pudendus-Stimulation

Die Ausprägung des Pudendus-SEP ähnelt der des Tibialis-SEP mit einer initialen Positivität und mehreren nachfolgenden negativ-positiven Schwankungen. Die Latenzen der kortikalen Antworten entsprechen trotz der geringeren Distanz zum Kortex denen der Tibialis-SEP bei Reizung am Innenknöchel. Die zentrale Überleitungszeit nach Reizung des N. pudendus ist mit 30 ms fast doppelt so lang wie die nach Reizung des N. tibialis. Stimuliert wird beim Mann mit Ringelektroden, wobei die Kathode an der Peniswurzel und die Anode ca. 2 cm distal platziert wird. Die Reizintensität sollte das 3- bis 4-Fache der sensiblen Schwelle betragen, sofern dies toleriert wird. Sonst ist ein Ableitversuch bei einer Reizstärke knapp unter der Schmerzschwelle durchzuführen.

In der Diagnostik der erektilen Dysfunktion haben die Pudendus-SEP eine mit der Ableitung des elektrisch ausgelösten Bulbus-cavernosus-Reflexes vergleichbare Sensitivität.

SEP nach Reizung des N. cutaneus femoris lateralis

Auch wenn die Diagnose der Meralgia paraesthetica durch die klinische Symptomatik und ggf. die probatorische Lokalanästhesie leicht zu stellen ist, hat sich die Ableitung der SEP nach Reizung des N. cutaneus femoris lateralis als diagnostisches Hilfsmittel bewährt.

Die Haut wird ca. 10 cm unterhalb des Leistenbandes stimuliert. Der optimale Reizort ist gefunden, wenn der Proband im Versorgungsgebiet des Nervs Dysästhesien angibt.

Abgeleitet wird von CPz gegen eine Referenz bei Fz. Die Befunde sind pathologisch, wenn das SEP einseitig fehlt, die absolute Latenz über 34,1 ms liegt oder die Seitendifferenz größer als 2,6 ms ist.

SEP nach Reizung des N. trigeminus

Die Trigeminus-SEP können zur Diagnostik afferenter Störungen des 2. und 3. Astes hilfreich sein. Zur Diagnostik afferenter Störungen des 1. Astes empfiehlt sich dagegen der Blinkreflex. Durch das oft störende Reizartefakt sind Trigeminus-SEP häufig schwierig auszuwerten. Die Ableitung erfolgt über der Gesichtsregion des somatosensorischen Kortex an der Elektrodenposition C5 bzw. C6.

Nach elektrischer Reizung der Lippe ist ein W-förmiger primärer kortikaler Komplex ähnlich dem der Tibialis-SEP ableitbar. Während das erste Potenzial häufig schlecht ausgeprägt ist, ist die folgende P19-Komponente konstant ableitbar, sodass deren Latenz gemessen werden sollte.

3.4 Analyse

Die einzelnen Komponenten der SEP werden nach ihrer Polarität mit P (für positiv) und N (für negativ) sowie ihrer durchschnittlichen Latenzzeit bezeichnet. Da die Polarität von der Referenz abhängig ist, sollte diese angegeben werden, sofern es sich nicht um eine Standardableitung handelt.

3.4.1 Auswerteparameter

▶ **Latenzzeit und Amplitude.** Die Latenzen zu den jeweiligen Potenzialgipfeln werden ermittelt. Die Amplituden werden als Differenz zwischen zwei benachbarten Gipfeln unterschiedlicher Polarität (z. B. N20–P25) bestimmt.

▶ **Reproduktion.** SEP-Ableitungen müssen grundsätzlich einmal wiederholt werden, um die Reproduzierbarkeit der einzelnen Komponenten nachzuweisen. Für die Medianus-SEP sollte der Latenzunterschied nicht mehr als 0,25 ms und für die Tibialis-SEP nicht mehr als 0,5 ms betragen. Amplitudenunterschiede zwischen den Reproduktionen sollten nicht mehr als 20 % betragen.

3.4.2 Normalwerte

Die Normalwerte für die verschiedenen Potenziale der SEP nach Stimulation der Arm- oder Beinnerven sind im Anhang (Kap. 20, ▶ Tab. 20.1 u. ▶ Tab. 20.2) zusammengefasst. Grundsätzlich können die Messwerte von Labor zu Labor schwanken. Daher wird empfohlen, für das jeweilige Labor ein eigenes Kontrollkollektiv von mindestens 30 gesunden Probanden zu erstellen und dies mit den Normalwerten im Anhang zu vergleichen.

3.4.3 Physiologische Einflüsse

▶ **Alter.** Die Absolutlatenzen kortikal abgeleiteter SEP nach Reizung des N. medianus bzw. N. tibialis weisen eine Altersabhängigkeit auf, die für Normalwerte nicht relevant ist. Ursächlich ist die mit dem Alter abnehmende periphere Nervenleitgeschwindigkeit. Für die zentrale sensible Leitzeit, gemessen als Inter-Peak-Latenz P14–N20, besteht keine Altersabhängigkeit.

Für die Amplituden der frühen kortikalen SEP nach Reizung des N. medianus wurde eine Zunahme der Amplitude mit zunehmendem Alter nachweisen – möglicherweise als Ausdruck einer zentralen Hyperexzitabilität durch eine Abnahme zentraler Inhibitionsmechanismen.

▶ **Körperlänge.** Die Latenzen der einzelnen SEP nach Arm- und Beinnervenstimulation sind von der Körperlänge abhängig. Auf eine Berücksichtigung bei der Erstellung von Normalwerten kann aber verzichtet werden, wenn die von der Körpergröße unabhängige zentrale sensible Leitzeit zur Auswertung herangezogen wird.

▶ **Geschlecht.** Frauen weisen entsprechend ihrer durchschnittlich geringeren Körpergröße kürzer Latenzzeiten auf, jedoch besteht kein für die klinische Routine relevanter Geschlechtsunterschied.

▶ **Schlaf.** Schlaf und ein vermindertes Vigilanzniveau haben keinen Einfluss auf die frühen Komponenten der SEP.

▶ **Temperatur.** Die Impulsüberleitung im peripheren Nerv unterliegt bekanntermaßen Temperatureinflüssen mit einer Abnahme der Nervenleitgeschwindigkeit von 1–2 m/s/°C (Hauttemperatur). Temperaturerhöhungen führen entsprechend zu einer Verkürzung der Latenzen.

▶ **Psychophysische Effekte.** Die in der klinischen Routine ausgewerteten Potenziale werden durch Aufmerksamkeitseffekte nicht relevant beeinträchtigt. Die mittel- und langlatenten Potenziale weisen hingegen erhebliche Veränderungen der Amplituden und Latenzen in Abhängigkeit von kognitiven Prozessen auf, was bei speziellen Fragestellungen berücksichtigt werden muss.

3.5 Interpretation

3.5.1 Normalbefund

Ein SEP ist normal, wenn die auf dem jeweiligen Stimulationsort (N. medianus, N. tibialis u. a.) zu erwartenden Potenziale eine Latenz und Amplitude innerhalb der Normalwerte haben. Die Wellenform ist ein weiteres Kriterium, das im Befund bei Abweichungen von der erwarteten Form beschrieben werden muss. Diese Definition gilt nur bei ausreichend gut reproduzierten SEP.

> **Merke**
>
> Für die Medianus-SEP sollte der Latenzunterschied der N20 in 2 Messungen nicht mehr als 0,25 ms und für die Tibialis-SEP der der P40 nicht mehr als 0,5 ms betragen. Amplitudenunterschiede zwischen den Reproduktionen sollten nicht mehr als 20 % betragen.

3.5.2 Grenzbefund

Unsicher reproduzierte SEP sollten unter optimierten Bedingungen wiederholt gemessen werden. Sind Latenzen nur wenig verlängert gegenüber den Normalwerten (N20 des N. medianus unter 0,5 ms; P40 des N. tibialis unter 1 ms), sollte die Messung wiederholt werden. Amplitudenminderungen sind auch im Seitenvergleich ein unsicheres Kriterium.

3.5.3 Pathologische Befunde

Aufgrund physiologischer und pathophysiologischer Voraussetzungen sind je nach Läsionsort charakteristische Potenzialveränderungen zu erwarten, die bezüglich der zugrunde liegenden Ursachen jedoch unspezifisch sind.

▶ Abb. 3.3 und ▶ Abb. 3.4 geben eine systematische Übersicht über die zu erwartenden Befundmuster der Tibialis- und Medianus-SEP.

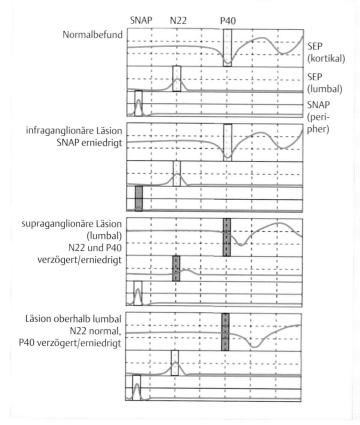

Abb. 3.3 Zu erwartende Veränderungen der Tibialis-SEP in Abhängigkeit vom Läsionsort.

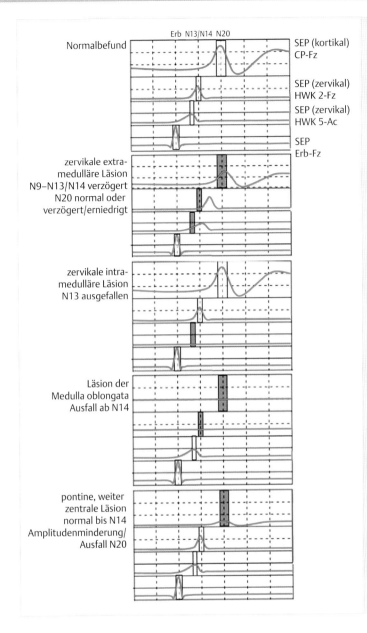

Erb N13/N14 N20

Normalbefund — SEP (kortikal) CP-Fz

SEP (zervikal) HWK 2-Fz

SEP (zervikal) HWK 5-Ac

SEP Erb-Fz

zervikale extra-medulläre Läsion N9–N13/N14 verzögert N20 normal oder verzögert/erniedrigt

zervikale intra-medulläre Läsion N13 ausgefallen

Läsion der Medulla oblongata Ausfall ab N14

pontine, weiter zentrale Läsion normal bis N14 Amplitudenminderung/ Ausfall N20

Abb. 3.4 Zu erwartende Veränderungen der Medianus-SEP in Abhängigkeit vom Läsionsort.

Infraganglionäre Läsionen

Bei infraganglionären Läsionen weisen die kortikalen SEP, bedingt durch die Verstärkereigenschaften der zentralen Generatoren, häufig normale Amplituden auf. Die Latenzen sind normal oder gering verlängert. Die Amplitude des SNAP des peripheren Nervs ist entsprechend dem Ausmaß der Schädigung amplitudenreduziert.

▶ **Polyneuropathien.** Bei Polyneuropathien zeigt sich entsprechend dem Läsionsort ein in der Regel infraganglionäres Läsionsmuster. Durch die zentralen Verstärkermechanismen der Generatoren sind die Amplituden der kortikalen SEP kein verlässlicher Parameter. Die Latenzen aller Komponenten können dagegen, insbesondere bei vorwiegend demyelinisierenden Polyneuropathien, entsprechend der verlängerten peripheren sensiblen Reizleitung verlängert sein. Die zentrale Leit-

43

zeit ist hingegen normal. Einen wertvollen Beitrag liefern die SEP in der Differenzialdiagnostik der demyelinisierenden Polyneuritis. Hier können in der Anfangsphase der Erkrankung – wenn die Demyelinisierung noch auf die proximalen Nervenabschnitte und die Nervenwurzeln beschränkt ist und entsprechend die neurografischen Befunde bis auf die F-Wellen noch normal sind – bereits deutliche Latenzverzögerungen der SEP beobachtet werden.

Supraganglionäre Läsionen

Supraganglionäre Läsionen weisen bei den *Tibialis-SEP*, sofern die Läsion unterhalb des Konus liegt, verlängerte Latenzen und ggf. erniedrigte Amplituden des lumbalen Potenzials N22 und der kortikalen P40-Komponente auf. Liegt die Läsion oberhalb des Conus medullaris, ist eine normale Ausprägung des N22-Potenzials bei verzögerter und evtl. erniedrigter P40-Komponente zu erwarten. Das SNAP des peripheren Nervs sollte bei allen Formen der supraganglionären Schädigungen erhalten sein.

Bei den *Medianus-SEP* lassen sich bei den supraganglionären Schädigungen folgende Befundmuster differenzieren:

▶ **Zervikale extramedulläre Läsion.** Eine zervikale extramedulläre Läsion lässt typischerweise eine Verzögerung der Interpotenzial-Latenz N9–N13/14 erwarten. Die Latenz der kortikalen N20 kann normal oder verzögert und die Amplitude erniedrigt sein. Das Erb-Potenzial ist entsprechend seiner infraganglionären Entstehung normal.

▶ **Zervikale intramedulläre Läsion.** Eine zervikale, rein intramedullär gelegene Läsion weist als typischen Befund eine Amplitudenminderung bis zum Ausfall des spinal generierten N13-Potenzials auf.

▶ **Läsion der Medulla oblongata.** Eine Läsion der Medulla oblongata führt zu einer Amplitudenminderung bis zum Ausfall der proximal des N13-Potenzials generierten Komponenten N14 und N20.

▶ **Pontine und weiter zentral gelegene Läsionen.** Eine normale Ausprägung der Potenziale über Erb, N13 und N14 ist zu erwarten. Die kortikalen Komponenten weisen eine erniedrigte Amplitude und/oder verzögerte Latenz auf.

Plexusläsionen

Beim „klassischen" infraganglionären Schädigungstyp zeigt sich eine Amplitudenabnahme der SNAP und im Elektromyogramm – je nach Ausmaß der axonalen Schädigung – eine floride Denervierungsaktivität. Die Ableitung der SEP ist sinnvoll, um eine zusätzlich supraganglionäre Läsion durch Wurzelverletzung bzw. Ausriss oder eine rein supraganglionäre Schädigung nachzuweisen.

Die Hauptkomponenten der zervikalen Reizantwort N14 und der primäre kortikale Komplex der Medianus-SEP sind bei leichten bis mittelschweren infraganglionären Schädigungen normal oder nicht signifikant erniedrigt und auch bei ausgeprägten Schädigungen aufgrund des synaptischen Verstärkerfaktors erhalten.

Beim supraganglionären Schädigungstyp sollte das distale SNAP in der Neurografie und das Erb-Potenzial der SEP nach Armnervenreizung erhalten bleiben, während das zervikal ableitbare N14-Potenzial erniedrigt oder ausgefallen ist.

Wurzelkompressionssyndrome

Die SEP weisen die für Plexusläsionen beschriebenen Befunde des supraganglionären Schädigungstyps auf (s.o.). Im Vergleich zu den elektromyografisch nachweisbaren Schädigungszeichen in den entsprechenden Kennmuskeln treten die SEP-Veränderungen früher nach der Schädigung auf. Als typischer Befund zeigt sich eine Amplitudenreduktion und Deformierung der kortikalen Reizantwort bei normaler oder nur gering verlängerter Latenz.

Die Sensitivität und Spezifität der SEP zur Diagnose von Wurzelläsionen ist allerdings schlecht.

Spinale Läsionen

Aufgrund der guten Kenntnisse über die Lage der Generatoren können vor allem die Medianus-SEP zur Topodiagnostik zervikaler und zerebraler Läsionen beitragen.

▶ **Extramedulläre Läsionen.** Zervikale extramedulläre Läsionen, z.B. in Form der zervikalen Myelopathie, führen zu einer Latenzverzögerung der SEP außer dem Erb-Potenzial N9. Typischerweise ist dann die Interpotenziallatenz N9–N14 verzögert. Die nachfolgenden Komponenten sind verzögert oder fehlen (▶ Abb. 3.5).

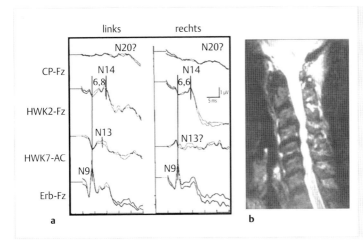

Abb. 3.5 Medianus-SEP bei extramedullärer Läsion.
a Medianus-SEP bei einem Patienten mit einer zervikalen Myelopathie als Beispiel für eine extramedulläre Schädigung. Verzögerte Interpotenziallatenz zwischen den Komponenten N9 und N14. N13 rechts ausgefallen.
b Ausgeprägte zervikale Myelopathie.

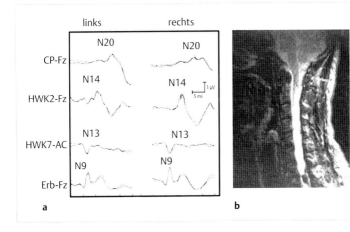

Abb. 3.6 Medianus-SEP bei intramedullärer Läsion.
a Medianus-SEP bei einem Patienten mit einer intramedullären Raumforderung. Ausfall der Komponente N13 in den Ableitungen HWK 7–AC.
b Blutung infolge eines Hämangioms.

▶ **Intramedulläre Läsionen.** Zervikale intramedulläre Läsionen weisen im typischen Fall einen Ausfall der postsynaptisch an den spinalen Interneuronen generierten N13-Komponente auf (▶ Abb. 3.6). Die nachfolgenden Potenziale zeigen weniger häufig Verzögerungen als bei primär extramedullären zervikalen Läsionen.

▶ **Syringomyelie.** Bei einer Syringomyelie mit rein dissoziierter Sensibilitätsstörung mit Beeinträchtigung der Schmerz- und Temperaturempfindung sind die SEP überwiegend normal. Bei höhergradiger Ausprägung der Syrinx ist aufgrund des Läsionsorts ein intramedulläres Schädigungsmuster zu erwarten.

▶ **Läsion in der Medulla oblongata.** Eine Läsion in der Medulla oblongata führt in der Regel zu einer Veränderung der Potenziale, die proximal der N13-Komponente generiert werden. ▶ Abb. 3.7 zeigt ein typisches Beispiel mit einer Amplitudenreduktion der N14-Komponente sowie einem Ausfall des kortikal generierten N20-Potenzials auf der betroffenen Seite.

▶ **Pontine Läsion.** Bei einer pontinen Läsion ist eine Amplitudenreduktion und Latenzverzögerung bis zu einem Ausfall der kortikal generierten Potenziale zu erwarten. Die Komponenten N9–N14 sollten sich hingegen unauffällig darstellen (▶ Abb. 3.8).

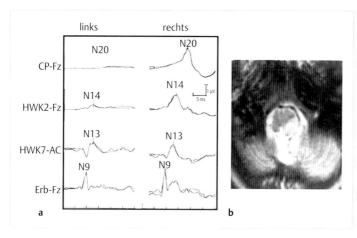

Abb. 3.7 Medianus-SEP bei Läsion in der Medulla oblongata.

a Medianus-SEP bei einem Patienten mit einer ischämischen Schädigung der Medulla oblongata. Ausfall der der Komponente N13 folgenden Potenziale N14 und N20 auf der betroffenen linken Seite.

b Ischämische Läsion der dorsolateralen Medulla oblongata.

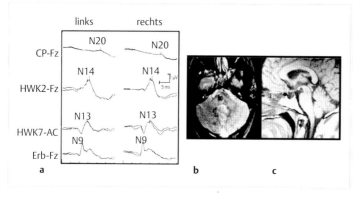

Abb. 3.8 Medianus-SEP bei pontiner Läsion.

a Medianus-SEP bei einem Patienten mit einer pontinen Raumforderung. Ausfall bzw. deutliche Amplitudenreduzierung der der Komponente N14 folgenden kortikalen Komponente N20 beidseits.

b Koronare Schnittführung.

c Sagittale Schnittführung.

Kortikale Läsionen

Kortikale Läsionen können entsprechend der Lage des Generators des entsprechenden Potenzials zu Veränderungen der SEP führen. Insbesondere Läsionen des primären somatosensorischen Kortex lassen Veränderungen der Latenz- und/oder Amplitude von N20 der Medianus-SEP bzw. P40 der Tibialis-SEP erwarten. Die subkortikal generierten Potenziale einschließlich P14 und N18 der Medianus-SEP sind normal.

3.6 Befundbeispiele nach Läsionen und Pathophysiologie

3.6.1 Multiple Sklerose

Ursache für die SEP-Veränderungen bei der multiplen Sklerose sind im Wesentlichen Entmarkungen der Myelinscheiden, die zu einer verzögerten und chronodispersen Reizweiterleitung führen.

Entsprechend sind deutliche Verzögerungen der Latenzen der Potenziale bei relativ gut erhaltener Amplitude charakteristisch.

3.6.2 Vaskuläre Prozesse

▶ **Ischämien im hinteren Stromgebiet.** Wichtig ist die Ableitung der SEP zur Differenzialdiagnostik des Locked-in-Syndroms durch einen Infarkt in der Brücke. Die SEP sind hier normal.

▶ **Ischämien im Thalamus und der inneren Kapsel.** Infarkte in diesen Strukturen führen je nach Ausmaß der Schädigung sensibler Afferenzen zu einer Veränderung bzw. zum Ausfall der parietalen und frontalen Nahfeld-Potenziale N20, P25 bzw. P22 und N30. Die Fernfeld-Potenziale P14 und N18 bleiben aufgrund ihrer subthalamischen Generierung hingegen erhalten.

▶ **Kortikale Ischämien.** Entsprechend seiner Generierung im postzentralen Gyrus kann der primäre kortikale Komplex der SEP bei Läsionen in der somatosensorischen Repräsentation ausfallen.

▶ **SEP als prognostischer Faktor.** Es wurden zahlreiche Studien zur Korrelation zwischen zerebralen Infarkten und Veränderungen der SEP publiziert. Als Faustregel gilt, dass Patienten nach Schlaganfall mit erhaltenen SEP über der betroffenen Seite weniger Beeinträchtigungen der motorischen Funktionen haben und bessere Ergebnisse in der Rehabilitation aufweisen als Patienten mit ausgefallenen SEP.

3.6.3 Komatöse Patienten

▶ **Koma nach Reanimation.** Zur prognostischen Einschätzung komatöser Patienten sind die Medianus-SEP von großer Bedeutung. Ein beidseitiger Ausfall der Medianus-SEP belegt beim Ausschluss einer Hypothermie eine schlechte Prognose mit einer andauernden Bewusstseinsstörung.

▶ **Koma nach Trauma.** Auch beim posttraumatischen Koma belegt der bilaterale Ausfall des primären kortikalen Komplexes eine schlechte Prognose mit anhaltendem Koma.

3.6.4 Feststellung des Hirntodes

Nach den Richtlinien zur Feststellung des Hirntods (Wissenschaftlicher Beirat der Bundesärztekammer 1998) kann das Erlöschen der zerebralen und der hochzervikalen Komponenten der SEP bei primären supratentoriellen und bei sekundären Hirnschädigungen die Irreversibilität des Hirnfunktionsausfalls belegen und eine weitere Beobachtungszeit ersetzen (s. auch Kap. 17.4). Wenn keine Halsmarkschädigung vorliegt, weisen folgende SEP-Muster bei den genannten Schädigungen die Irreversibilität der klinischen Ausfallsymptome gemäß den allgemeinen Voraussetzungen nach:
- Ausfall der Komponente N13 über HWK 2 gegen Fz bei Fehlen des kortikalen Primärkomplexes bei Fz-Referenz
- Abbruch der Kette der „Far-Field"-Potenziale spätestens nach der Komponente N11/P11 bei extrakranieller Referenz und Ableitung über dem primären sensorischen Kortex

Es sind definierte Reiz- und Ableitbedingen zu beachten (Wissenschaftlicher Beirat der Bundesärztekammer 1998).

3.6.5 Basalganglienerkrankungen

▶ **Chorea Huntington.** Gut belegt sind Veränderungen der Potenzialamplituden N20–P25 bei Patienten mit Chorea Huntington bei Ableitung gegen eine Fz-Referenz und eine deutliche Amplitudenabnahme der frontalen N30 bei Ableitungen gegen eine Ohrreferenz. Diese war unabhängig vom klinischen Grad der Ausprägung der Erkrankung und insbesondere unabhängig vom Ausmaß der hyperkinetischen Symptomatik.

▶ **Morbus Parkinson.** Auch beim Morbus Parkinson wurden Veränderungen der frontalen N30 beschrieben. Abnormalitäten der N30 zeigten sich bei etwa 50 % der abgeleiteten Medianus-SEP, unter L-Dopa-Gabe kam es zu einer teilweisen Normalisierung. Die parietalen Potenziale waren nicht verändert.

3.6.6 „Riesen-SEP"

Auffallend hohe Amplituden der kortikalen SEP („giant SEP") wurden schon von Dawson (1947) bei Patienten mit progressiver familiärer Myoklonusepilepsie beschrieben. Sie sind für diese Erkrankung jedoch nicht spezifisch und als Ausdruck einer kortikalen Hyperexzitabilität infolge einer Störung zentraler Inhibitionsmechanismen zu interpretieren. Sie kommen auch bei myokloniformen Symptomen bei der Creutzfeldt-Jakob-Erkrankung, bei posthypoxischen Myoklonien, dem MERRF-Syndrom (Myoklonusepilepsie mit „ragged red fibers"), Dyssynergia cerebellaris myoclonica (Ramsay-Hunt) etc. vor. Intraindividuell schwankt die Amplitude in Abhängigkeit von der jeweiligen Myoklonusaktivität und deren Lokalisation. Bei klinisch einseitiger Myoklonusaktivität ist entsprechend häufig nur bei Reizung der betroffenen Extremität ein Riesen-SEP ableitbar.

3.6.7 Systemdegenerationen

Eine Verlängerung der Interpotenzialdifferenz N14–N20 der Medianus-SEP als Ausdruck einer Störung der zentralen sensorischen Leitung ist ein häufiger Befund bei der Friedreich-Ataxie. Die Bestimmung der zentralen Leitzeit nach Reizung des

N. tibialis ist durch den häufigen Ausfall der N22 erschwert. Das Erb-Potenzial N9 der Medianus-SEP weist entsprechend der axonalen Affektion des peripheren Nervs ebenfalls häufig eine niedrige Amplitude, aber nur selten Latenzverzögerungen auf. In Kap. 11 werden die Befunde ausführlich vorgestellt.

3.6.8 Vitaminmangelerkrankungen

Entsprechend der segmentalen Demyelinisierung in den langen Rückenmarkbahnen bei der funikulären Myelose zeigt sich eine Verzögerung der SEP. Dies vor allem nach Reizung des N. tibialis. Die Verzögerung scheint sich vor allem durch eine Leitungsverzögerung in der Hinterstrangbahn, weniger in der thalamokortikalen Projektion zu ergeben. Die Veränderungen sind unspezifisch und können nicht zur Abgrenzung von anderen chronischen demyelinisierenden Erkrankungen herangezogen werden.

Chronischer Vitamin-E-Mangel führt u. a. auch zu einer Myelopathie mit verzögerten zentralen Leitzeiten der SEP. Patienten mit einer Ataxie durch Vitamin-E-Mangel weisen Verzögerungen der SEP als Ausdruck einer Beteiligung der zentralen sensorischen Bahnen auf, während die Schädigungszeichen der peripheren Nerven im Vergleich zur Friedreich-Ataxie geringer ausgeprägt sind.

3.6.9 Amyotrophe Lateralsklerose

Verzögerungen der zentralen motorischen Leitzeit der Medianus- und Tibialis-SEP bei Patienten mit amyotropher Lateralsklerose wurden beschrieben. Dies ist möglicherweise Ausdruck einer begleitenden Degeneration der Hinterstrangbahn. Eine diagnostische Relevanz haben diese Befunde nicht.

3.7 Probleme: Was tun?

3.7.1 Patient

▶ **Entspannung.** Die weitaus häufigste Ursache mangelhafter Ableitungen ist die muskuläre Verspannung des Patienten. Es ist daher auf eine optimal entspannte Lagerung, möglichst halb liegend, zu achten. Der Untersuchungsraum sollte abgedunkelt und ruhig sein. Die Zuschaltung eines Lautsprechers, auf den das EEG-Signal gegeben wird, kann im Sinne eines „Biofeedback" dem Patienten helfen, eine maximale Entspannung zu erreichen. Die Reizstärke sollte nicht höher liegen als nötig, um schmerzbedingte Verspannung zu vermeiden.

▶ **Übergangswiderstand.** Eine Optimierung der Übergangswiderstände der Reizelektroden, z. B. durch Entfetten der Haut und die Verwendung von Elektrodenpaste, hilft, die Schmerzintensität der Stromapplikation zu reduzieren. Insbesondere bei der Ableitung lumbaler SEP kann auch eine Sedierung mit einem Benzodiazepin erforderlich sein, das in üblichen Dosierungen zu keiner Veränderung der SEP führt.

3.7.2 Gerät

Die Erdung des Patienten sollte über eine großflächige Elektrode, z. B. eine Bandelektrode, mit optimiertem Übergangswiderstand erfolgen. Das Reizartefakt lässt sich minimieren, indem die Erde grundsätzlich zwischen Reiz- und Ableitelektrode platziert wird. Eine Brückenbildung zwischen Reizkathode und -anode durch zu viel Elektrodenpaste muss unbedingt vermieden werden.

Der Übergangswiderstand der Ableitelektroden muss kontrolliert werden und unter 5 kΩ liegen. Dazu muss bei Napfelektroden die Haut z. B. mit alkoholischer Lösung entfettet und aufgeraut werden. Alternativ hat sich in unserem Labor die Verwendung von Nadelelektroden sehr gut bewährt.

Tipp

Bei offensichtlich technischen Störungen sollten die Ableit- und Erdungskabel sowie die Ableitelektroden überprüft werden, am einfachsten, indem sie systematisch austauscht werden.

4 Akustisch evozierte Potenziale (AEP)

H. Buchner

4.1 Einleitung

Definition

Akustisch evozierte Potenziale
Unter akustisch evozierten Potenzialen werden elektrische Phänomene verstanden, die durch unterschiedliche Schallreize entstehen und mit Elektroden von der Kopfhaut oder im Gehörgang abgeleitet werden können.

Die Erstbeschreibungen der frühen akustisch evozierten Potenziale stammen vom Ende der 60er Jahre (Jewett et al. 1970, Jewett u. Williston 1971). In diesen Arbeiten wurden die AEP bereits als in der Entfernung ("far field") gemessene Potenziale des N. cochlearis und der zentralen akustischen Bahn im Hirnstamm interpretiert. Von Jewett stammt auch der Vorschlag, die positiven, nach oben aufgetragenen Potenzialgipfel mit römischen Zahlen zu bezeichnen.

In der klinischen Neurologie und Audiologie werden fast ausschließlich die "frühen akustisch evozierten Potenziale" untersucht. Dies sind Potenziale mit einer Latenz von maximal 10 ms und einer Entstehung im N. cochlearis und im Hirnstamm.

Die AEP bestehen typischerweise aus 5 aufeinander folgenden positiven Potenzialgipfeln, wobei diese nach oben aufgetragen werden (▶ Abb. 4.1). Die Potenzialgipfel werden in der Fol-

ge ihrer Latenz mit römischen Zahlen bezeichnet. Diesen 5 Potenzialen folgen weitere Wellen, die aber wegen ihrer hohen Variabilität in der klinischen Anwendung keine Bedeutung haben.

4.2 Anatomie und Physiologie

Die akustische Erregungsleitung vom Schallereignis bis in den Hirnstamm durchläuft 5 verschiedene Abschnitte (▶ Abb. 4.2).

▶ **Gehörgang – Schallleitung.** Im äußeren Gehörgang werden die Schallwellen "verdichtet" und bis zum Trommelfell weitergeleitet. Der Gehörgang verhält sich physikalisch wie ein Hohlraumresonator von ca. 2,5 cm Länge und einer Eigenfrequenz von ca. 3 000 Hz.

Für die Messung der AEP ist Voraussetzung, dass diese Eigenschaft erhalten ist. Eine Entzündung und Schwellung im Gehörgang oder eine größere

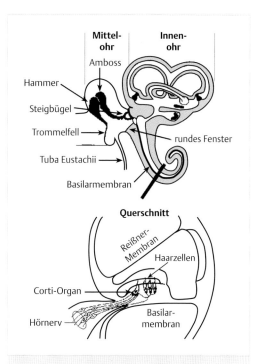

Abb. 4.2 Anatomie des Mittel- und Innenohrs im Längsschnitt sowie der Kochlea im Querschnitt.

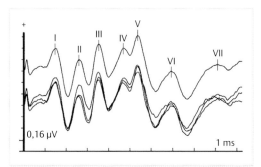

Abb. 4.1 Typische-AEP-3-Reproduktionen und darüber deren Mittelung.

Menge Zerumen können die Schallleitung stark beeinflussen – bis zum Ausfall aller AEP-Wellen.

▶ **Innenohr – schallmechanische Umsetzung.** Das Trommelfell mit der Kette der Gehörknöchelchen dient der Umsetzung des Schalls (longitudinale Luftdruckwellen) in mechanische Schwingungen. Zudem erfolgen eine Verstärkung im Verhältnis 1 : 22 und eine Druckanpassung – u. a. durch den Druckausgleich vor und hinter dem Trommelfell über die Tuba Eustachii in den Rachen.

Bei fehlender Umsetzung des Schalls in mechanische Schwingung sind keine AEP ableitbar. Bei einer fehlenden bzw. zu geringen Druckverstärkung oder Druckanpassung können AEP mit nur niedriger Amplitude erzeugt werden, oder die Stimulation kann schmerzhaft werden.

▶ **Kochlea – mechanisch-elektrische Umsetzung.** Vom ovalen Fenster werden die mechanischen Wellen auf die Basilarmembran übertragen. Diese wird nach der „Wanderwellenhypothese" ausgelenkt, sodass eine Folge von Wellen mit unterschiedlicher Frequenz und Amplitude entsteht. Der Ort der maximalen Auslenkung liegt bei niedrigen Frequenzen nahe dem Ende der Kochlea, bei hohen Frequenzen nahe am ovalen Fenster. Die regionale Verschiebung der Basilarmembran führt zu einer Erregung der entsprechenden Haarzellen, von denen die Weiterleitung durch den Hörnerv startet.

Bei Erkrankungen der Kochlea werden deshalb keine oder nur Teile der Erregung in die elektrische Weiterleitung umgesetzt. So werden bei einer Hochtonschwerhörigkeit die nahe dem ovalen Fenster gelegenen Haarzellen weniger erregt. Dies führt zu einer charakteristischen verlängerten Latenz der Welle I bei normalen Latenzen der folgenden Potenziale.

▶ **N. cochlearis.** Das direkt am N. cochlearis messbare Nervenaktionspotenzial ist ein Summenaktionspotenzial aller aktuell leitenden Nervenfasern. In einiger Entfernung vom Hörnerv, an der Kopfhaut, ist ein volumengeleitetes Potenzial, die Wellen I und II, ableitbar.

Läsionen des N. cochlearis können seine Markscheide, die Axone oder beides betreffen. Bei Markscheidenschäden kommt es zu einer verlängerten Leitzeit. Dies ist aber wegen der Kürze des Nervs kaum messbar. Bei Axonschäden erniedrigt sich die Amplitude des Summenaktionspotenzials.

▶ **Hirnstamm.** Die Verschaltung des vom N. cochlearis einkommenden Signals im Hirnstamm beginnt mit dem Nucleus cochlearis. Die Anatomie der akustischen Bahnen ist bereits im Hirnstamm sehr kompliziert mit bilateral aufsteigender Projektion, Kreuzungen der Fasern auf vielen Ebenen und efferenten Systemen, deren Funktion nur teilweise bekannt ist. Für die klinische Anwendung der AEP hat sich ein sehr reduziertes Modell bewährt (▶ Abb. 4.3):
- Reizleitung vom Nucleus cochlearis über das Corpus trapezoideum und die Striae acusticae dorsales zu den Nuclei laterales et mediales superiores der zum Reiz kontralateralen Seite,
- von dort weiter aufsteigend über den Lemniscus lateralis zum Colliculus inferior.

Entsprechend dem Modell der Entstehungsorte der AEP kann es bei Läsionen des Lemniscus lateralis zu einer verlängerten Latenz der Wellen IV und V und/oder einer verminderten Amplitude kommen. Läsionen des Corpus trapezoideum und der Striae acusticae dorsales führen zu einer verlängerten Latenz oder verminderten Amplitude der Welle III und/oder einer verminderten Amplitude.

4.2.1 Entstehungsmodell der AEP

Die Zuordnung der Wellen I–V zu ihrem Entstehungsort ist erforderlich für eine sinnvolle Interpretation pathologischer Befunde. ▶ Abb. 4.3 fasst in einer schematischen Zeichnung das Entstehungsmodell der AEP zusammen.
- *Welle I*: Die Welle I entsteht im kochleären Teil des VIII. Hirnnervs, nahe dem Austritt aus seinem Foramen.
- *Welle II*: Die Welle II entsteht im proximalsten Teil des N. cochlearis nahe dem Nucleus cochlearis.
- *Welle III*: Die Entstehung der Welle III wird in der ipsilateralen zur kontralateralen Verbindung durch den Hirnstamm vermutet, also zwischen dem Nucleus cochlearis, den Nuclei medialis et lateralis olivae superiores und dem Corpus trapezoideum.
- *Welle IV und V*: Von den Wellen IV und V wird eine Entstehung im zum Reiz kontralateral aufsteigenden Lemniscus lateralis bis zum Colliculus inferior angenommen.

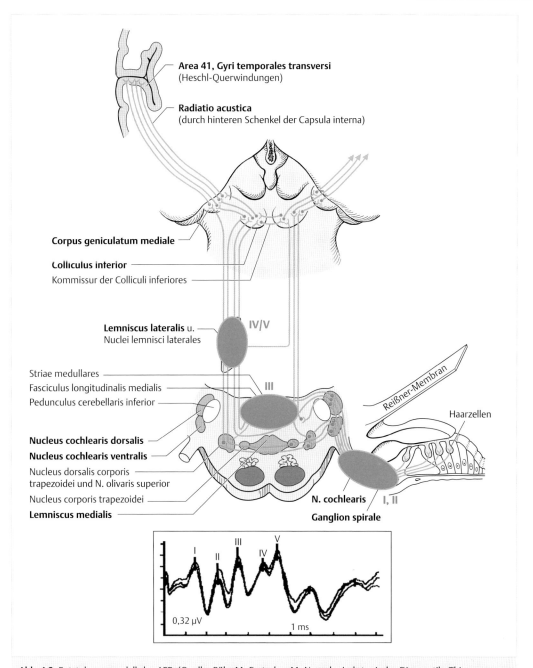

Abb. 4.3 Entstehungsmodell der AEP. (Quelle: Bähr M, Frotscher M. Neurologisch-topische Diagnostik. Thieme: Stuttgart; 2009)

4.3 Akquisition

4.3.1 Reizparameter

Akustisch evozierte Potenziale können durch sehr unterschiedliche Schallreize ausgelöst werden. Die für die neurologische Diagnostik empfohlenen Reizparameter fasst ▸ Tab. 4.1 zusammen.

▸ **Klick.** Die AEP werden erzeugt durch einen „Klick". Darunter wird das Geräusch verstanden, das entsteht, wenn ein kurzer rechteckiger elektrischer Puls (100 μs) auf einen Kopfhörer gegeben wird. Die erzeugten Schwingungen im Kopfhörer bestehen dann aus einer Mischung von Schallfrequenzen von ca. 500–7000 Hz und sind stark von den Eigenschaften des Kopfhörers abhängig.

▸ **Polarität des Reizes.** Die Klicks können in einer Polung gegeben werden, sodass die Kopfhörermembran zuerst in Richtung auf das Ohr (Druck, „condensation") oder vom Ohr weg (Sog, „rarefaction") auslenkt. Häufig werden beide Richtungen abwechselnd gegeben („alternating") mit dem Vorteil eines kleineren Stimulusartefakts. Allerdings unterscheidet sich die Wellenform der AEP in Bezug auf Druck oder Sog. Sog führt häufiger zu gut unterscheidbaren Wellen IV und V, auf Druckreize weist dagegen die Welle V eine höhere Amplitude auf (▸ Abb. 4.4). Zudem werden selten pathologische Befunde nur auf einen Reiztyp gefunden. Deshalb sollten, wenn es die Geräteausstattung zulässt, beide Reiztypen getrennt untersucht werden. Durch anschließendes Mitteln der druck- und sogstimulierten Potenziale kann ein AEP berechnet werden, das der alternierenden Reizgabe entspricht.

▸ **Reizfrequenz.** Die Klicks werden üblicherweise mit einer Frequenz von 10–20 Hz gegeben. Dabei sollten keine Vielfachen der Stromnetzfrequenz (50 Hz) benutzt werden, um einstreuende Störschwingungen zu vermeiden. Bei demyelinisierenden Erkrankungen können mehr pathologische Befunde bei hohen Stimulationsfrequenzen (20–50 Hz) gefunden werden.

▸ **Reizstärke.** Die Reizstärke wird angegeben in dB (Dezibel). Üblich ist eine Lautstärke von 70 dB über der individuellen Hörschwelle.

Es werden verschiedene Skalen mit unterschiedlichem Nullwert verwendet:

Tab. 4.1 Auslösung akustisch evozierter Potenziale in der neurologischen Diagnostik.

Reizparameter	
Klick	100 μs
Polarität	Druck – Sog – Addieren
Reizfrequenz	10–20 Hz (z. B. 19,7 Hz)
Reizstärke	70 dBHL, max. 95 dBHL
Vertäubung des kontralateralen Ohrs	–40 dB des Stimulus

- „Sensory level" („decibel sensory level", dBSL): Der Nullwert ist definiert als die Reizstärke, die eine *zu untersuchende Person* eben wahrnimmt. Dies kann bei älteren Personen oder vorbestehender Hörstörung bereits eine hohe Lautstärke sein.
- „Hearing level" („decibel normal hearing level", dBHL, dBnHL): Der Nullwert ist definiert als die Schwelle, bei der *eine gesunde Person* den Reiz bei wiederholter Gabe zu 50 % hört.
- Physikalische Definition („peak equivalent sound pressure level", dBpeSPL): Der Nullwert entspricht einem Schalldruck von 20 μPa und etwa –32 dBHL.

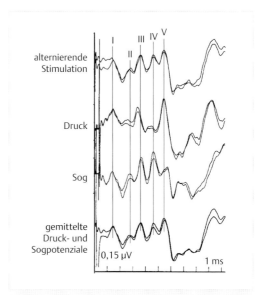

Abb. 4.4 AEP auf Druck- und Sogimpuls. Auf den Druckimpuls werden eine sehr niedrige Welle IV und eine hohe Welle V evoziert, auf den Sogimpuls deutlich getrennte Wellen IV und V. Das AEP auf eine alternierende Stimulation entspricht dem nach einem Mitteln der Druck- und Sogpotenziale.

- Individuelle Skala des Geräts: Diese sollte der dBHL-Skala entsprechen. Abweichungen von ± 10 dB kommen jedoch vor.

Tipp

Als pragmatisches Vorgehen sollte die individuelle Hörschwelle durch Erhöhen im Wechsel mit Erniedrigen der Reizstärke ermittelt werden (in dBHL). Anschließend sollten 70 dB (entsprechend 70 dBSL) addiert werden, jedoch nur bis maximal 95 dBHL.

Die AEP sind deutlich abhängig von der Reizstärke. Die Amplitude der Welle I und V nimmt mit niedrigerer Reizstärke ab, ihre Latenz wird länger. Des Weiteren nimmt die Amplitude der Welle V ab und ihre Latenz wird länger (▶ Abb. 4.5). Diese Veränderungen entsprechen denen bei peripheren Hörstörungen.

▶ **Vertäuben.** Der Reiz wird monaural gegeben. Üblich ist ein Vertäuben des nicht stimulierten Ohrs mit weißem Rauschen in einer Reizstärke von 40–50 dBHL unter der des Klicks. Das Vertäuben verhindert eine Reizweiterleitung zum nicht stimulierten Ohr über den Schädelknochen. Dies ist wichtig bei Personen mit einseitiger Hörminderung, weil sonst das besser hörende Ohr bei Reizung der kranken Seite mit stimuliert würde.

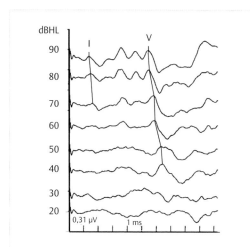

Abb. 4.5 Abhängigkeit der AEP von der Reizstärke. Mit abnehmender Reizstärke nimmt die Latenz der AEP zu, v. a. der Welle V. Die Wellen I–IV fallen ab 50 dBSL aus.

4.3.2 Registrierparameter

▶ Tab. 4.2 fasst die empfohlenen Registrierparameter zusammen.

▶ **Elektrodenanordnung.** Abgeleitet wird üblicherweise mit 2 Kanälen. Die Elektroden werden an beiden Mastoiden oder Ohrläppchen platziert und gegen Cz verschaltet (▶ Abb. 4.6). Die Elektrode bei Cz ist bei den AEP die „differente" Elektrode und die an den Mastoiden bzw. Ohrläppchen die „indifferente", weil die frühen akustischen Potenziale als Fernfeld-Potenziale ihre höchste Amplitude über dem Vertex haben. Daraus ergibt sich auch, dass die AEP mit einer Polung positiv nach oben aufgetragen werden, während alle anderen evozierten Potenziale negativ nach oben dargestellt werden.

Es können Oberflächen- und Nadelelektroden benutzt werden. Ein Übergangswiderstand von unter 5 kΩ ist einzuhalten.

Zusätzlich können Elektroden in den Gehörgang platziert werden. Dazu eignen sich Nadelelektroden. In einer Ableitung im Gehörgang hat die Welle I eine höhere Amplitude (▶ Abb. 4.6).

▶ **Filter.** Die Filter werden eingestellt von 100 Hz (untere Grenzfrequenz) bis 3 000 Hz (obere Grenzfrequenz). Dies umfasst sicher das Energiespektrum der AEP mit einem Maximum zwischen 800 und 1200 Hz. Niedrigere untere Grenzfrequenzen (10–30 Hz) erhöhen die Amplituden der Wellen IV und V, dagegen wird die Welle I oft schlechter abgrenzbar.

Tab. 4.2 Registrierparameter für akustisch evozierte Potenziale.

Parameter	Empfohlene Werte
Elektrodenanordnung	• 2-Kanal • Kanal 1: Ai–Cz (reizipsilaterales Mastoid) • Kanal 2: Ac–Cz (reizkontralaterales Mastoid)
Filter	• 100–3 000 Hz
Verstärkung	• ca. 100 000-mal (entspricht ca. 1–5 µV/Einheit)
Messzeit	• 10 ms
Reproduktionen	• 3-mal 2000 Mittelungen • Latenzen auf 0,1 ms • Amplituden auf ± 10 % reproduziert

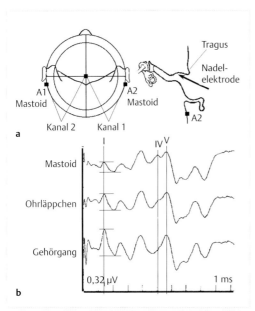

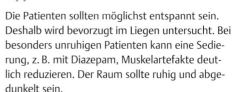

Abb. 4.6 Elektrodenanordnung zur Ableitung von AEP.
a Elektrodenanordnung nach 10–20-Schema und Elektrode im Gehörgang.
b Welle I, abgeleitet am Mastoid, am Ohrläppchen und im Gehörgang. Die Amplitude der Welle I ist am Mastoid am niedrigsten und im Gehörgang am höchsten. Außerdem verschmelzen die Wellen IV und V bei Messung am Ohrläppchen und im Gehörgang. Auch die Form der Wellen IV und V verändert sich mit der Verschmelzung bei Messung am Ohrläppchen und im Gehörgang.

▶ **Verstärkung.** Die AEP haben eine sehr niedrige Amplitude von nur wenigen Mikrovolt. Deshalb ist eine hohe Verstärkung (ca. 100 000-mal) erforderlich. Die vertikale Abtastung des Analog-Digital-Wandlers kann bei höheren Artefakten leicht überschritten werden.

▶ **Messzeit und Reproduktion.** Gemessen werden die ersten 10 ms nach dem Reiz. Üblicherweise werden EEG-Abschnitte auf 1500–2000 Stimulationen gemittelt. Zwei oder besser drei Messwiederholungen sollten ausgeführt werden, um eine Reproduzierbarkeit der AEP zu sichern. Diese Wiederholungen sollten zur optimalen visuellen Überprüfung der Reproduzierbarkeit überlagert werden.

4.3.3 Praktische Ausführung

Es sollte eine Anamnese zu vorbestehenden Hörstörungen erhoben werden. Dem sollte eine kurze Inspektion des äußeren Gehörgangs und des Trommelfells folgen, um eine größere Menge Zerumen vor der Untersuchung zu entfernen.

Tipp

Die Patienten sollten möglichst entspannt sein. Deshalb wird bevorzugt im Liegen untersucht. Bei besonders unruhigen Patienten kann eine Sedierung, z. B. mit Diazepam, Muskelartefakte deutlich reduzieren. Der Raum sollte ruhig und abgedunkelt sein.

4.4 Analyse

4.4.1 Auswerteparameter

▶ **Reproduktion.** Im 1. Schritt der Auswertung muss geprüft werden, ob die abgeleiteten Kurven sicher reproduzierbare AEP zeigen. In wiederholten Messungen sollten die Latenzen der Wellen bis auf 0,1 ms und die Amplituden bis auf ± 10 % übereinstimmen.

▶ **Latenz- und Amplitudenmessung.** Gemessen werden die Latenzen der Wellen I, III und V. Aus diesen werden die Inter-Peak-Latenzen I–III und I–V berechnet.

Gemessen werden die Amplituden der Wellen I und V und daraus das Verhältnis V/I bestimmt. Die Amplituden werden vom Gipfel zum nachfolgenden negativen Minimum gemessen (▶ Abb. 4.7). Dabei müssen die häufigen „Normvarianten" bedacht werden.

▶ **Identifizieren der Wellen.** Im 2. Schritt sind die einzelnen Wellen zu identifizieren. An typisch ausgeprägten AEP mit 5 aufeinanderfolgenden Wellen ist dies sehr einfach. Häufig ist es jedoch schwierig, die Welle I und die Wellen IV und V eindeutig zu bestimmen.

● Die *Welle I* ist in der reizkontralateralen Ableitung nicht enthalten. Jedoch ist sie meist als negative Welle mit etwas längerer Latenz zu sehen. Bei hohem bzw. langem Reizartefakt (Druck- oder Sogstimulation) kann sie im Artefakt untergehen. Dies kann mit einer alternierenden Rei-

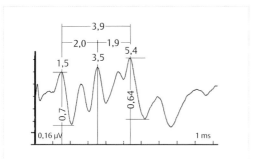

Abb. 4.7 Messen der Latenzen der Wellen I, III und IV sowie der Inter-Peak-Latenzen I–III, III–V und I–V. Amplituden der Wellen I und V, gemessen vom positiven Gipfel zum nachfolgenden negativen Gipfel.

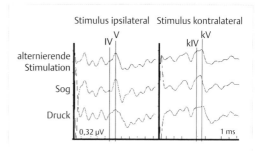

Abb. 4.8 Identifizieren der Wellen IV und V. Im sog-stimulierten AEP ist die Welle V deutlich abgesetzt von der Welle IV. In der kontralateralen Ableitung nach alternierender und nach Druckstimulation sind getrennte Wellen IV und V abgrenzbar.

zung (wechselnd Druck/Sog) bzw. der Addition einer druck- und sogstimulierten Ableitung vermieden werden. Bei einer niedrigen Amplitude in einer Ableitung vom Mastoid kann alternativ zusätzlich vom Ohrläppchen oder vom inneren Gehörgang eine höhere Amplitude registriert werden.

- Die *Welle II* ist nicht bei allen gesunden Personen identifizierbar. Meist zeigt sie in der reizkontralateralen Ableitung eine etwas höhere Amplitude und eine wenig längere Latenz. Zudem gibt es in dieser Ableitung keine Überlagerung mit der Welle I. Die kontralaterale Ableitung kann so das Identifizieren der Welle II sichern.
- Die *Welle III* ist in der ipsi- und kontralateralen Ableitung gut abgegrenzt mit einer geringeren Amplitude und etwas kürzeren Latenz im kontralateralen Kanal.
- *Welle IV und V:* Die in der reizipsilateralen Ableitung oft „verschmolzenen" Wellen IV und V sind leichter trennbar in sogstimulierten Potenzialen und in Ableitungen von der nicht stimulierten Seite (▸ Abb. 4.8). So können die in sogstimulierten AEP bzw. kontralateralen Ableitungen identifizierten Wellen IV und V herangezogen werden, um die entsprechenden Wellen in der ipsilateralen Ableitung zu identifizieren. Dabei können die Latenzen gering unterschiedlich sein. Die typische Wellenform IV–V sollte an ihrer Basis eine Dauer von mehr als 1,5 ms haben. Ist der IV–V-Komplex kürzer, so weist dies darauf hin, dass nur die Welle IV erhalten und die Welle V ausgefallen ist.

4.4.2 Normvarianten

Die häufigsten Varianten betreffen die *Wellen IV und V*. Neben getrennten Gipfeln mit höherer Amplitude der Welle IV oder V kommt auch die Variante eines gemeinsamen „Komplexes" mit verschmolzenen Wellen IV und V vor. Die reizkontralateral abgeleiteten AEP zeigen sehr viel häufiger getrennte Gipfel IV und V, ebenfalls die durch Sog stimulierten ipsilateralen Wellen. So können diese Ableitungen zur Identifikation der Welle V herangezogen werden.

Die *Welle I* zeigt selten 2 Komponenten. Die in der Latenz erste hat bei der üblichen Reizstärke eine meist höhere Amplitude und sollte gemessen werden. Eine höhere Amplitude der Welle I erhält man bei Ableitung im Gehörgang.

Die *Welle II* kann auch bei Gesunden fehlen oder im absteigenden Schenkel der Welle I bzw. im aufsteigenden Schenkel der Welle III untergehen. Im reizkontralateral aufgenommenen AEP ist sie oft höher mit einer gering längeren Latenz.

Die *Welle III* hat sehr selten 2 Gipfel. Sie ist in der ipsi- wie kontralateralen Ableitung von gleicher Latenz und Amplitude.

▸ Abb. 4.9 zeigt in einer schematischen Darstellung die bekannten Normvarianten der AEP.

4.4.3 Normalwerte

Normalwerte wurden von vielen Autoren erstellt und zeigen bei gleicher Technik eine sehr hohe Übereinstimmung. Im Anhang (Kap. 20, ▸ Tab. 20.3) werden die Normalwerte zusammengefasst.

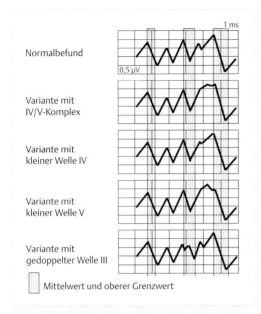

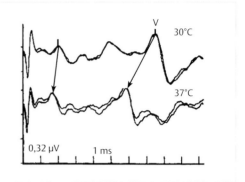

Abb. 4.10 Einfluss der Körperkerntemperatur auf die AEP-Latenzen.

Abb. 4.9 Normvarianten. Varianten der Wellen IV und V als verschmolzener Komplex oder mit unterschiedlich hoher Amplitude. Gedoppelte Welle III.

4.4.4 Physiologische Einflüsse

▶ **Alter.** Die Latenz der Welle I nimmt mit höherem Lebensalter gering zu (bis 0,3 ms). Dagegen bleiben die Inter-Peak-Latenzen in den meisten Untersuchungen unverändert.

▶ **Geschlecht und Körpertemperatur.** Bei Frauen wurden gering kürzere Inter-Peak-Latenzen I–V (0,1–0,3 ms) gemessen. Erklärt wurde dies mit der geringeren Größe des Kopfes bzw. mit der im Mittel höheren Körpertemperatur von Frauen.

Einen deutlichen Einfluss auf die AEP-Latenzen hat die Körperkerntemperatur: Bei erniedrigter Temperatur nehmen die Latenzen zu. Dies wurde bereits im physiologischen Schlaf und bei erniedrigter Körpertemperatur, vor allem aber bei Operationen in Hypothermie und bei Intoxikationen beschrieben. So kann die Inter-Peak-Latenz I–V von 3,9 ms bei 37,1 °C auf 5,5 ms bei 28 °C ansteigen. Ein Beispiel zeigt ▶ Abb. 4.10.

▶ **Medikamente.** Viele Medikamente, z. B. Sedativa (Barbiturate), führen zu einer erniedrigten Körpertemperatur und somit zu längeren Latenzen der AEP (s. o.). Aminoglykosidantibiotika können bei längerer oder wiederholter Gabe ototoxisch

wirken. Dies ist vor allem bei Patienten auf Intensivstationen zu berücksichtigen. Die AEP nehmen dann in der Amplitude ab oder können ganz ausfallen.

4.4.5 Fehlerquellen

Das Identifizieren von Fehlerquellen bei der Ableitung der AEP kann sehr schwierig sein, weil es für die erhaltenen Kurven in der Regel mehrere Erklärungen gibt.

▶ **Schlecht reproduzierte AEP.** Unzureichend reproduzierbare AEP werden meist verursacht durch eine muskuläre Verspannung des Patienten. Dann hilft eine Lagerung in optimal entspannter Haltung mit einer Nackenrolle oder Ähnlichem. Der Raum sollte ruhig und abgedunkelt sein. Bei sehr unruhigen Patienten kann eine Entspannung mit 5– 10 mg Diazepam erreicht werden. Dabei ist auf eine mögliche Atemdepression zu achten. Bei ambulanter Untersuchung sollte nur in Ausnahmefällen sediert werden.

▶ **Hohes Stimulusartefakt.** Bei Sog- oder Druckreizen kann das Stimulusartefakt hoch und lang sein und sich mit der Welle I überlagern. Eine alternierende Stimulation oder das Addieren der getrennten Sog- und Druckstimulation reduziert das Stimulusartefakt deutlich.

▶ **Ausgefallene AEP.** Ursache vollständig ausgefallener AEP ist meist eine höhergradige Schallleitungsstörung. Dies kann aus der Anamnese oder durch einen orientierenden Hörtest geklärt werden. Die Stimulation sollte geprüft werden (Kopfhörer selbst aufsetzen).

▶ **Niedrige Amplitude aller Wellen.** Bei Schallleitungsstörungen haben alle Wellen des AEP eine niedrige Amplitude mit einer verlängerten Inter-Peak-Latenz I–V. Ist diese normal, sollte die Verstärkung geprüft werden.

▶ **Verlängerte Inter-Peak-Latenz I–V.** Häufigste Ursache einer verzögerten Inter-Peak-Latenz I–V ist eine Schallleitungsstörung – dann ist auch die Amplitude aller Wellen erniedrigt. Bei normal hoher Welle I spricht der Befund mit überwiegender Wahrscheinlichkeit für eine retrokochleäre Läsion. Zur weiteren Sicherung dieser Unterscheidung kann man mit absteigender Reizstärke stimulieren und die Latenzen der Welle V in ein Kennliniendiagramm eintragen (▶ Abb. 4.11).

4.5 Interpretation

4.5.1 Normalbefund

Ein AEP ist normal, wenn die Wellen I, III und V in der zum Reiz ipsilateralen Ableitung in mindestens 2 wiederholten Messungen eindeutig identifizierbar sind und die Latenzen und das Amplitudenverhältnis der Wellen V/I innerhalb der Normalwerte liegen.

Bei den AEP können engere obere Grenzwerte verwendet werden, weil mehr als 95 % aller bei Gesunden gemessenen Latenzen kürzer sind. Bei niedriger Reizstärke müssen entsprechende Latenzwerte herangezogen werden.

Merke

Für die ausreichende Reproduzierbarkeit müssen die Latenzen in wiederholten Ableitungen bis auf 0,1 ms und die Amplituden bis auf ± 10 % übereinstimmen.

4.5.2 Grenzbefund

Bei nicht sicher reproduzierbarer Welle I oder niedriger Amplitude, aber normalen folgenden Wellen kann eine Messwiederholung mit einer Elektrode im Gehörgang ausgeführt werden. Die Welle I hat in dieser Ableitung eine höhere Amplitude.

Bei nicht sicher getrennt identifizierbaren Wellen IV und V in mit alternierendem Klick stimulierten und ipsilateral abgeleiteten AEP sollte ein Vergleich der Wellenformen mit der zum Reiz kontralateralen Ableitung oder den sogstimulierten Potenzialen ausgeführt werden (▶ Abb. 4.8).

4.5.3 Pathologische Befunde

Nach der Physiologie und Pathophysiologie lassen sich Muster der Wellen herleiten und begründen, die zum Teil charakteristisch sind für einen Läsionsort, nicht jedoch für die Ursache der Läsion an diesem Ort.

Hier soll unterschieden werden in Muster veränderter AEP, verursacht im peripheren Teil der Reizleitung (vom Schall zum N. cochlearis), im Hörnerv und im zentralen Teil (Nucleus cochlearis zum Colliculus superior).

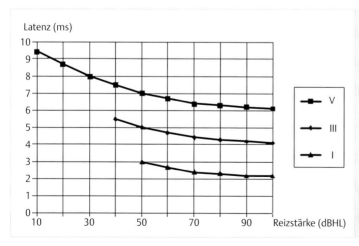

Abb. 4.11 Kennlinien der Latenzen der Wellen I, III und V über der Reizstärke.

Periphere Hörstörungen

Periphere Hörstörungen entstehen aufgrund verschiedenster Erkrankungen der Schallleitung und/oder der mechanischen und elektrischen Umsetzung.

Erkrankungen des Gehörgangs und des Mittelohrs – Schallleitungsstörung

Der Reiz erreicht die Kochlea mit verminderter Intensität. Dies zeigt sich in einer verzögerten Latenz und einer erniedrigten Amplitude aller AEP-Wellen. Die Leitzeiten zwischen den Wellen sind normal, solange noch alle Peaks identifizierbar sind. Dies ist allerdings stark abhängig von der Reizstärke. Bei niedrigerer Reizstärke oder stärker ausgeprägter Hörstörung nehmen zunächst die Amplituden der Wellen I und II ab, und die Welle IV ist schlechter oder nicht mehr von der Welle V zu trennen. Gleichzeitig nehmen die Latenzen zu. Auch bei hoher Reizstärke und geringerer Hörstörung wird eine verlängerte Latenz der Welle V gemessen. ▷ Abb. 4.12 zeigt die AEP-Muster bei abnehmender Reizstärke bzw. zunehmender peripherer Hörstörung.

Zur Untersuchung einer peripheren Hörstörung sollte deshalb mit absteigender Reizstärke stimuliert werden. Die Latenzen der identifizierbaren Wellen können in ein Diagramm eingetragen werden, in dem als Kennlinien die Normlatenzen über der Reizstärke aufgetragen sind (▷ Abb. 4.11). Bei Schallleitungsstörungen im Gehörgang oder im Mittelohr kommt es zu verlängerten Latenzen der Welle V bei allen Reizstärken und im Diagramm zu einer Parallelverschiebung der eingetragenen Messwerte relativ zur Normallinie.

Pankochleäre Hörstörung

Wenn die Störung die gesamte Länge der Kochlea betrifft, wird der eingehende mechanische Reiz im Innenohr vermindert umgesetzt in das Summenaktionspotenzial im N. cochlearis. Bei hohen Reizstärken werden normale AEP registriert. Bei niedrigerem Reiz wird die Latenz der Welle V verzögert. Im typischen Fall ist dies deutlicher als bei Schallleitungsstörungen und führt im Kennliniendiagramm zu einer steil verlaufenden Kurve (▷ Abb. 4.13). Die Amplitude der Welle V ist bereits bei einer mittleren Reizstärke stark erniedrigt, bei hohen Reizstärken dagegen nahezu normal.

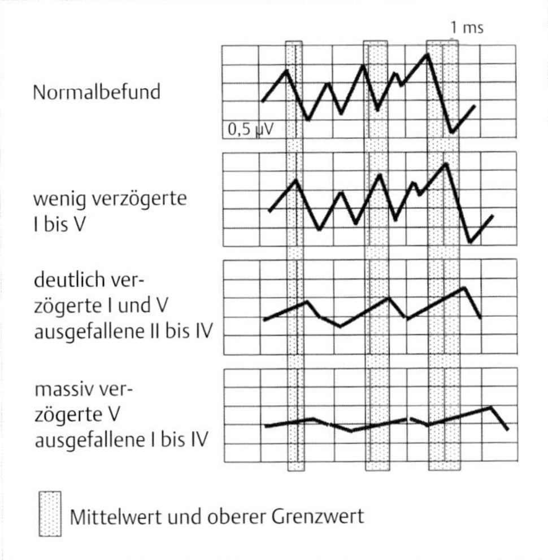

Normalbefund

0,5 µV

1 ms

wenig verzögerte I bis V

deutlich verzögerte I und V ausgefallene II bis IV

massiv verzögerte V ausgefallene I bis IV

Mittelwert und oberer Grenzwert

Abb. 4.12 AEP bei Schallleitungsstörung. Die Latenzen nehmen mit dem Ausmaß der Schallleitungsstörung zu. Bei hochgradiger Störung wird nur noch eine deutlich verzögerte Welle V mit niedriger Amplitude registriert.

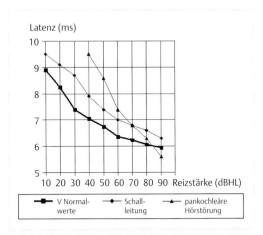

Abb. 4.13 Kennlinie der Latenz der Welle V über der Reizstärke und typischer Verlauf der Messwerte bei Schallleitungsstörungen und pankochleärer Hörstörung. Bei der Schallleitungsstörung kommt es zu einer parallelen Verschiebung der Kennlinie, während bei der pankochleären Hörstörung die Verzögerung der Welle V mit niedrigerer Reizstärke zunimmt und so eine steil abfallende Kurve entsteht.

Isolierte Hochtonschwerhörigkeit

Ab ca. 3000 Hz wird eine verzögerte Welle I gemessen bei normaler oder wenig verlängerter Latenz der folgenden Wellen. Die Inter-Peak-Latenz I–V ist verkürzt (▶ Abb. 4.14). Dies entsteht durch die Generierung der Welle I am Ende der Kochlea durch niedrige Schallfrequenzen und eine somit längere Laufzeit, während die Welle V eine normale Latenz hat.

Läsionen des N. cochlearis

Im Verlauf des N. cochlearis entstehen die Wellen I und II. Demnach ist bei Läsionen entlang des Nervs entweder eine in der Latenz verzögerte und/oder in der Amplitude verminderte Welle I zu erwarten oder ein Ausfall mit nachfolgend verzögerten Wellen III, IV und V. Welches Muster auftritt, ist davon abhängig, wo am Nerv die Läsion wirksam wird: distal (Ausfall der Wellen I und II) oder weiter proximal (erhaltene Welle I, verzögerte Welle III). Der letztere, proximale Läsionstyp ist charakterisiert durch eine verminderte Amplitude der Welle II oder deren Ausfall sowie eine verlängerte Inter-Peak-Latenz I–III bzw. I–V. Diese Phänomenologie ist nahezu pathognomonisch für eine Läsion am N. cochlearis. Dagegen kommt das Muster mit ausgefallenen Wellen I und II sowie verzögerter Latenz und verminderter Amplitude der Wellen IV und V in gleicher Form auch bei höhergradigen Schallleitungsstörungen und pankochleären Hörstörungen vor (▶ Abb. 4.15).

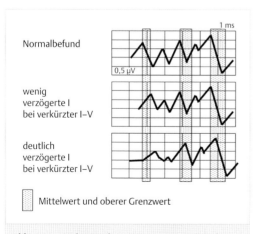

Normalbefund

0,5 µV

1 ms

wenig
verzögerte I
bei verkürzter I–V

deutlich
verzögerte I
bei verkürzter I–V

▦ Mittelwert und oberer Grenzwert

Abb. 4.14 AEP bei Hochtonstörung. Die Latenz der Welle I ist deutlicher verlängert als die der Welle V. Dies führt zu einer verkürzten Inter-Peak-Latenz I–V.

Zentrale Läsionen

In der zentralen Leitungsbahn entstehen die Wellen III, IV und V vom Nucleus cochlearis zum Colliculus inferior. Dem Modell der Entstehung der AEP entsprechend kommt es bei Läsionen in der zum Reiz kontralateral aufsteigenden Hörbahn zu einer verzögerten Latenz und/oder einer verminderten Amplitude der Wellen IV und V. Läsionen, die isoliert die Welle IV betreffen, kommen entweder nicht vor oder sind nicht zu identifizieren wegen der Normvariantenformen der Wellen IV und V. Läsionen in der zum Reiz ipsilateralen nach kontralateralen Verbindung (Nuclei medialis et lateralis olivae superiores und Corpus trapezoideum) führen zu einer verlängerten Latenz und/oder verminderten Amplitude der Welle III mit deutlich reduzierter Amplitude und verzögerter Latenz der nachfolgenden Wellen IV und V. Die deutlich veränderten Wellen IV und V bei erhaltener Welle III unterscheiden dieses zentrale Muster von einer Läsion des N. cochlearis.

Die Inter-Peak-Latenzen I–III, III–V bzw. I–V sind sensitivere Parameter als die absoluten Latenzen der Wellen. Bei einer hochgradigen Schädigung

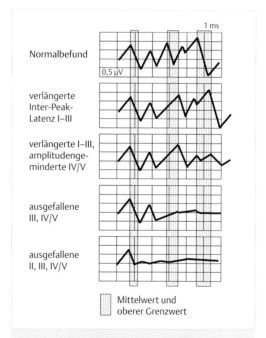

1 ms

Normalbefund

0,5 µV

verlängerte
Inter-Peak-
Latenz I–III

verlängerte I–III,
amplitudengeminderte IV/V

ausgefallene
III, IV/V

ausgefallene
II, III, IV/V

▦ Mittelwert und
oberer Grenzwert

Abb. 4.15 AEP bei Läsionen des N. cochlearis. Die Welle I (und die Welle II) bleiben erhalten, die Wellen III–V fallen mit zunehmender Störung aus.

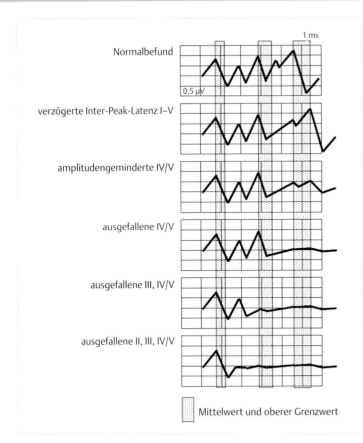

Abb. 4.16 AEP bei zentralen Läsionen. Wellen I und II normal. Die Wellen IV und V nehmen an Latenz zu und an Amplitude ab und fallen bei ausgeprägter Schädigung aus. Bei hochgradiger Läsion kann die Welle II ausfallen.

bleiben nur noch die peripher entstehenden Wellen I und II erhalten. Letztere kann in der Amplitude vermindert sein oder auch fehlen. Dann ist dieses Muster nicht zu unterscheiden von einer proximalen Läsion des N. cochlearis (▶ Abb. 4.16).

4.6 Befundbeispiele nach Läsionen und Pathophysiologie

Nachfolgend sollen Beispiele für pathologische AEP gegeben werden. Es soll schon hier betont werden, dass die AEP eine grobe Ortsangabe der Läsion ermöglichen nach „peripher – Hörnerv – zentral", aber *keine* Aussage über die Ursache der Läsion.

4.6.1 Periphere Hörstörung

Schallleitungsstörung

Bei einer Schallleitungsstörung erreicht der Reiz das Innenohr mit verminderter Intensität. Daher kommt es – abhängig von der Reizstärke – zu verzögerten Latenzen und verminderten Amplituden. Die Leitzeit zwischen den Wellen ist dabei normal, solange noch eine Welle I identifizierbar ist. Bei hoher Reizstärke und geringer Schallleitungsstörung sind die AEP normal. Bei ausgeprägterer Leitungsstörung ist auch bei hoher Reizstärke die Latenz der Welle V verzögert. Messungen mit Reizstärken von 30–90 dBHL und ein Vergleich mit den von der Reizstärke abhängigen Normalwerten der Latenzen (Kennlinien) zeigen dann eine verlängerte Latenz vor allem der Welle V bei geringerer Reizstärke. Ein Beispiel eines Patienten zeigt ▶ Abb. 4.17.

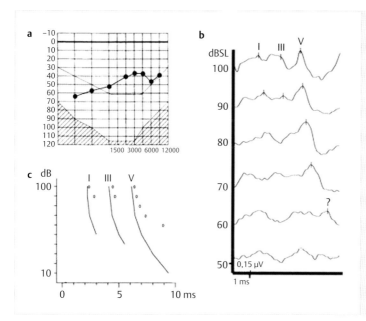

Abb. 4.17 Schallleitungsstörung. (Quelle: Messungen von Dr. W. Döring, Audiologie der HNO-Klinik Aachen)

a Schallleitungsstörung im Audiogramm.

b Mit abnehmender Reizstärke nimmt die Amplitude der Welle V langsam ab.

c Die Latenz der Welle V nimmt mit abnehmender Reizstärke dagegen deutlich zu.

Pankochleäre Hörstörung

Bei pankochleären Hörstörungen sind die AEP bei hohen Reizstärken normal, was mit einem positiven Recruitment, dem „Lautheitsausgleich", erklärt wird. Zu erkennen ist dies an nahezu normalen Amplituden bei hohen Reizstärken, während bei geringer Reizstärke die Amplituden schnell abfallen. Bei geringerer Reizstärke nimmt die Latenz der Welle V deutlich zu. Letzteres ist gut zu dokumentieren, wenn die Latenzen in ein Kennliniendiagramm eingetragen werden (▶ Abb. 4.13).

Hochtonhörstörung

Bei Hochtonhörstörung kann der typische Befund einer verzögerten Welle I bei normaler Latenz der folgenden Wellen gefunden werden, die Amplitude ist erniedrigt. Die Inter-Peak-Latenz I–V ist entsprechend verkürzt. Dies kann erklärt werden durch den Ausfall basaler Anteile der Kochlea mit der Folge des Fehlens synchronisierter Aktionspotenziale mit kurzer Latenz. Ein Beispiel zeigt ▶ Abb. 4.18.

4.6.2 Läsionen des N. cochlearis

Das Befundmuster mit normaler Welle I und verlängerter Inter-Peak-Latenz I–III sowie meist verminderter Amplitude der Wellen III bis V ist charakteristisch für eine Läsion entlang des N. cochlearis.

Läsionen zwischen dem Felsenbein und dem Hirnstamm sind in der CT nur ab einer relativ großen Ausdehnung sicher feststellbar. Erkrankungen der Hirnhäute sind auch mit der MRT nicht zu diagnostizieren. Wenn es bei Erkrankungen in dieser Lokalisation zu einer Beteiligung des N. cochlearis kommt, sind die AEP sehr sensitiv und belegend für den Ort der Läsion, jedoch nicht spezifisch für eine Erkrankung.

Kleinhirnbrückenwinkeltumor

Die AEP haben sich als Suchmethode für einen Tumor im Kleinhirnbrückenwinkel etabliert. Grund dafür sind nur sehr wenige falsch negative Befunde, wohl vor allem bei intrameatal wachsenden Neurinomen am N. vestibularis. Dagegen wurde über bis zu 30 % falsch positive, d. h. pathologische AEP ohne Tumor, berichtet.

Die AEP sind im klassischen Fall gekennzeichnet durch eine normale Welle I sowie verzögerte Wellen ab III mit erniedrigter Amplitude. Dies entspricht einer Läsion im proximalen Teil des N. cochlearis. Allerdings können die AEP-Muster sehr variabel sein, v. a. wenn auch der distale Anteil des N. cochlearis betroffen ist. Dann kommen auch vollständig ausgefallenen AEP vor. ▶ Abb. 4.19 zeigt ein klassisch verändertes AEP.

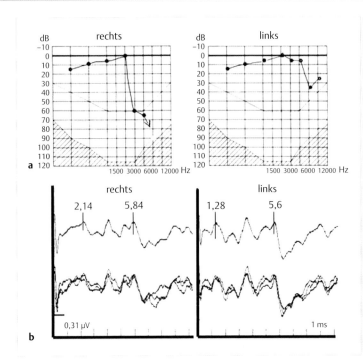

Abb. 4.18 Hochtonhörstörung.
a Im Audiogramm deutliche Hörminderung rechts ab ca. 2000 Hz um ca. 60 dB.
b Die Welle I ist auf der betroffenen rechten Seite deutlich, die Welle V geringer verzögert. Dies führt zu einer verkürzten Inter-Peak-Latenz I–V. Die linke Seite zeigt einen Normalbefund.

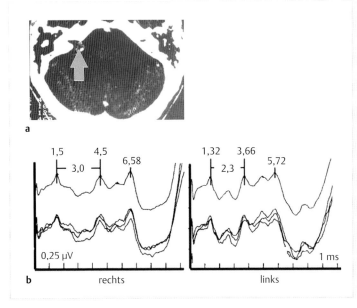

Abb. 4.19 Akustikusneurinom
a Darstellung im CT (Pfeil).
b AEP. Auf der betroffenen rechten Seite ist die Inter-Peak-Latenz I–III verlängert (obere Norm 2,5 ms). Die nachfolgende Welle V ist entsprechend verzögert.

Meningitis

Bei Erkrankungen der Hirnhäute kann es zu einem Befall des N. cochlearis in seinem distalen wie auch seinem proximalen Abschnitt kommen.

Die Phänomenologie der AEP entspricht derjenigen bei Tumorläsionen im Kleinhirnbrückenwinkel. Nach unserer Erfahrung ist allerdings ein Ausfall aller AEP häufiger.

4.6.3 Zentrale Läsionen

Das Befundmuster der AEP mit normalen Wellen I und II, normaler Latenz der Welle III, aber verzögerten und/oder amplitudengeminderten Wellen IV/V ist belegend für eine zentrale Läsion im Hirnstamm. Die Bestimmung der Seite der Schädigung ist allerdings unzuverlässig wegen der komplizierten bilateralen Verschaltung der Bahnen.

Multiple Sklerose (MS)

Die AEP werden untersucht mit dem Ziel, die Diagnose zu sichern. Aus Verlaufsuntersuchungen bei gesicherter MS können nach unserer Meinung keine Schlüsse auf den Fortgang der Erkrankung gezogen werden. Der Nachweis klinisch stummer Herde, einer zentralen Läsion durch die AEP ohne entsprechendes klinisches Symptom, wird auf 18 % geschätzt. Diese Zahl liegt deutlich unter der Häufigkeit pathologischer Befunde bei VEP oder SEP.

Die Phänomenologie der pathologisch veränderten AEP entspricht derjenigen von zentralen Läsionen und ist entsprechend sehr variabel.

Ein Beispiel zeigt nach Stimulation links mit Druckimpuls eine erhaltene Welle IV und eine amplitudengeminderte Welle V. Nach Stimulation mit einem Sogimpuls waren die Wellen IV und V ausgefallen (▶ Abb. 4.20).

In Kap. 8 „Multiple Sklerose" wird die Anwendung der evozierten Potenziale ausführlich dargestellt.

Hirnstammtumor

Bei raumfordernden Läsionen im Hirnstamm werden in der Regel pathologische AEP gefunden. Dies auch dann, wenn die Läsion oberhalb des Entstehungsorts der Welle V liegt, also oberhalb des Colliculus inferior. Zu erklären ist dies mit einer Druckwirkung nach kaudal. Ein Beispiel bei einer pontinen Blutung zeigt ▶ Abb. 4.21.

Hirnstammischämie

Die massivste Ischämie des Hirnstamms ist bei einer Thrombose der A. basilaris zu erwarten. Eine umfangreiche Untersuchung der AEP bei Patienten mit einer gesicherten A.-basilaris-Thrombose zeigte sehr variable Befunde, von normalen bis vollständig ausgefallenen Wellen I–V (▶ Abb. 4.22).

Beim Wallenberg-Syndrom (dorsolaterale Medulla oblongata) kommt es in der Regel zu pathologischen AEP mit amplitudengeminderter Welle IV/V.

Transtentorielle Einklemmung und Hirntod

▶ **Transtentorielle Einklemmung.** Bei intrakranialer Drucksteigerung – supra- oder infratentoriell – entsteht eine nach kaudal gerichtete Einklemmung in das Foramen magnum. Die AEP zeigen typischerweise pathologische Veränderungen, beginnend mit einer Amplitudenminderung der

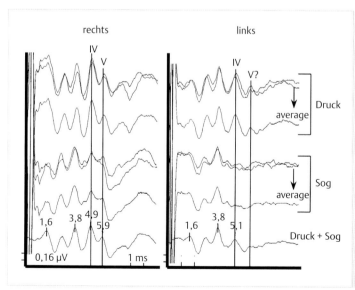

rechts   links

IV
V
IV
V?

Druck
average

Sog
average

Druck + Sog

1,6   3,8 4,9 5,9
1,6   3,8 5,1

0,16 µV   1 ms

Abb. 4.20 Unterschiedlich pathologische AEP auf Druck- und Sogstimulation bei multipler Sklerose. Normale AEP nach Stimulation rechts. Nach Stimulation links mit Druckimpuls (obere Kurven) erhaltene Welle IV und amplitudengeminderte Welle V. Nach Stimulation mit Sogimpuls (mittlere Kurven) ausgefallene Wellen IV und V.

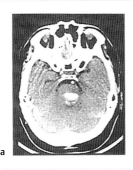
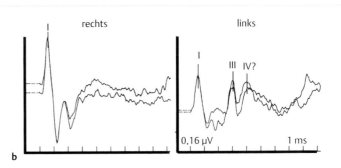

rechts links

I III IV?

0,16 µV 1 ms

Abb. 4.21 Hirnstammblutung
a Darstellung im CT.
b AEP. Nach alternierender Stimulation der rechten Seite ist nur eine Welle I und II erhalten. Nach Stimulation links erhaltene Welle III und IV, vermutlich ausgefallene Welle V. Letzteres könnte durch eine Messung mit getrennter Sog- und Druckstimulation oder mit einer kontralateralen Ableitung belegt werden.

Wellen IV/V. Parallel zu dem klinischen Verlauf kommt es zu nach distal fortschreitenden Veränderungen. Dieser klassische Verlauf ist nach unserer Erfahrung nicht die Regel. Häufiger und abhängig von den Untersuchungsabständen werden nicht alle „Stadien" der AEP-Veränderungen gefunden.

▶ **Hirntod.** Im Hirntod sind entweder alle AEP ausgefallen, nur eine Welle I oder nur eine Welle I und II sind erhalten.

Nach den Empfehlungen der Deutschen Gesellschaft für klinische Neurophysiologie erlaubt der Nachweis eines bilateralen Ausfalls aller im Hirnstamm generierten AEP-Komponenten den Rückschluss auf einen generellen Funktionsausfall des Hirnstamms.

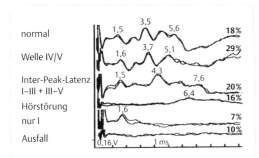

normal 1,5 3,5 5,6 18%
Welle IV/V 1,6 3,7 5,1 29%
Inter-Peak-Latenz 1,5 4,3 7,6 20%
I–III + III–V 6,4 16%
Hörstörung 1,6
nur I 7%
Ausfall 10%
0,16 V 1 ms

Abb. 4.22 Hirnstammischämie infolge A.-basilaris-Thrombose. Befundmuster der AEP mit deren Häufigkeit in Prozent.

Unter Berücksichtigung des Ausschlusses einer primär infratentoriellen Schädigung sind danach folgende Befundmuster mit der Diagnose des Hirntods vereinbar:

- progredienter, konsekutiver Verlust der Wellen mit schließlich bilateralem Ausfall aller Komponenten
- progredienter, konsekutiver Ausfall der Wellen mit erhaltenen Wellen I oder I und II ein- oder beidseitig
- isoliertes Erhaltensein der Wellen I oder I und II

Bei primär infratentoriellen Schädigungen, vor allem Thrombosen der A. basilaris, wurde häufiger ein progredienter, konsekutiver Ausfall der Wellen ohne klinische Zeichen des Hirntods beobachtet. Ebenfalls wurde bei wiederholten Untersuchungen in einigen Fällen ein intermittierender Ausfall aller Wellen gefunden.

Merke

Die AEP können als ergänzende Untersuchung zur Diagnose des Hirntods eingesetzt werden.

In Kap. 17 „Prognose im Koma und Diagnose des Hirntods" wird die Anwendung der evozierten Potenziale ausführlich dargestellt.

4.6.4 Indikationen

Intraoperative Überwachung

Die AEP können eingesetzt werden zur Überwachung von Operationen in der hinteren Schädelgrube. Dazu ist spezielle Erfahrung erforderlich und eine gute Zusammenarbeit mit dem Operateur.

Diagnostik von Funktionsstörungen

Die AEP sind bei richtiger Technik der Messung und Auswertung ein sensitives und einfaches Verfahren zur Diagnostik von Funktionsstörungen der peripheren und zentralen akustischen Bahn im Hirnstamm. Aus den meisten Ableitungen ist zu erkennen, ob es sich um eine periphere Hörstörung, eine Läsion des N. cochlearis oder eine zentrale Hirnstammläsion handelt. Generell sind aber keine Aussagen über die Ursache einer Schädigung möglich. Wegen der relativ schnellen und einfachen Technik, die zudem keine Mitarbeit des Patienten erfordert, eignen sich die AEP für Verlaufsuntersuchungen, insbesondere auch bei schwer kranken Patienten.

▶ **Periphere Hörstörungen.** Sie werden im Allgemeinen mit HNO-ärztlichen Untersuchungen, insbesondere dem Audiogramm, diagnostiziert. Nur in Ausnahmefällen kann eine Untersuchung mit absteigenden Reizstärken zur „objektiven" Audiometrie ausgeführt werden, die dann allerdings relativ viel Zeit in Anspruch nimmt. Zudem ist eine spezielle Erfahrung mit dieser Methode erforderlich. Für die Fragestellungen der Neurologie ist die Kenntnis der Veränderungen der AEP durch periphere Hörstörungen zur Interpretation der Befunde erforderlich.

▶ **Läsionen des N. cochlearis.** Die AEP sind sehr sensitiv in der Diagnostik von Funktionsstörungen des N. cochlearis. Wenn bei normalem Audiogramm bzw. einer normalen Welle I eine periphere Hörstörung nicht angenommen werden kann, ist die Inter-Peak-Latenz I–III das entscheidende Kriterium. Bei nur wenigen Patienten wurde ein Tumor im Kleinhirnbrückenwinkel in der MRT trotz normaler AEP gefunden. Normale AEP können eine Entzündung oder einen Tumor am N. cochlearis nicht ausschließen.

▶ **Zentrale Läsionen.** Läsionen der akustischen Bahn im Hirnstamm führen fast immer zu veränderten AEP. Dabei ist jedoch eine genauere Zuordnung zu einem Ort im Hirnstamm in der Regel nicht möglich. Nicht alle Erkrankungen des Hirnstamms betreffen – messbar – die akustischen Bahnen. Selbst bei ausgedehnten Läsionen wie großen Hirnstamminfarkten kann das der Fall sein. Dagegen sind die AEP nach unserer Erfahrung häufiger pathologisch bei raumfordernden Läsionen (Hirnstammblutungen, Tumoren) und Enzephalitiden des Hirnstamms.

▶ **Multiple Sklerose.** Die Diagnose der MS ist sicherlich eine der klarsten Indikationen für die Untersuchung der AEP, auch wenn die VEP und SEP häufiger pathologische Befunde erbringen. Ziel ist der Nachweis klinisch nicht feststellbarer Herde. Eine Ableitung der AEP erbringt bei gesicherter MS keine relevante Information für den Verlauf.

▶ **Prognosestellung bei Koma und Hirntod.** Der Zustand von Patienten auf Intensivstationen ist nach der klinischen Untersuchung oft nur eingeschränkt oder nicht beurteilbar. Die AEP können dann gemeinsam mit den SEP wertvolle Informationen liefern. Nach unserer Erfahrung ist ein routinemäßiges Monitoring nicht sinnvoll. Dagegen hat sich das Erheben eines Ausgangsbefundes bei Patienten, von denen eine „kritische" Entwicklung zu erwarten ist, bewährt. Außerdem sind Verlaufsuntersuchungen zu Zeitpunkten, zu denen für die Behandlung oder Prognose Entscheidungen zu treffen sind, sinnvoll.

> **Cave**
>
> Die Befunde müssen die Möglichkeit pathologischer Veränderungen durch Medikamente, Hypothermie und vaskuläre Schäden des Innenohrs berücksichtigen. Insbesondere aufgrund möglicher neu aufgetretener Hörstörungen haben die AEP nicht die Zuverlässigkeit und Bedeutung der SEP für die Prognostik.

4.7 Probleme: Was tun?

Es gibt wenige mögliche Fehlerquellen, die hier kurz beschrieben werden sollen.

4.7.1 Patient

▶ **Entspannung.** Die weitaus wichtigste Quelle von Störungen ist eine muskuläre Verspannung oder motorische Unruhe des Patienten. Dies ist leicht durch einen zugeschalteten Lautsprecher festzustellen. Ein ruhiger und sicherer Umgang mit dem Patienten, eine optimale, entspannte Lagerung und ein ruhiger, abgedunkelter Raum sind Voraussetzungen für eine reproduzierbare Messung. Selten kann es notwendig sein, mit 5–10 mg Diazepam eine entsprechende Entspannung zu erzwingen. Dabei ist die i. v. Gabe schneller und stärker relaxierend und nicht so lange wirksam wie die orale Einnahme. Es muss auf eine mögliche Atemdepression geachtet werden.

▶ **Retroaurikularreflex.** Selten wird ein hoher Retroaurikularreflex stimuliert, der mit einer Latenz von ca. 6 ms die Messung der Welle V unmöglich machen kann. Dies kommt nur bei Ableitungen am Mastoid vor und überwiegend bei Ableitungen mit Oberflächenelektroden. Die Amplitude des aufgenommenen Reflexes ist geringer bei Ableitungen mit Nadelelektroden oder Elektroden am Ohrläppchen.

4.7.2 Gerät

Die Erdung des Patienten sollte mit einer großflächigen Elektrode (Banderde) und einem guten Übergangswiderstand erfolgen. Dazu sollte auch die Haut gut entfettet werden. Der Übergangswiderstand der Elektroden muss kontrolliert werden und unter 5 kΩ liegen. Bei Störungen sollten die Kabel geprüft werden. Am einfachsten ist es, sie auszutauschen. Die Funktion des Stimulators und Kopfhörers kann durch das Hören des Klicks und Wechseln der Reizfrequenz überprüft werden.

5 Elektroretinografie (ERG) und visuell evozierte Potenziale (VEP)

W. Paulus

5.1 Einleitung

5.1.1 Historische Entwicklung

Veränderungen im EEG durch Änderungen der visuellen Afferenz, insbesondere durch das Öffnen (α-Blockade) und Schließen der Augen, gehen zurück auf die Erstbeschreibung durch Hans Berger (Berger-Effekt). Individuell unterschiedlich lassen sich auch schon im unverarbeiteten EEG λ-Wellen nachweisen. Die Ableitung von ERG und VEP geht zurück auf die frühen 50er Jahre des 20. Jahrhunderts. Sie ist eng verknüpft mit den technischen Möglichkeiten der Verstärkung bioelektrischer Signale einerseits sowie deren Mittelung andererseits. Während in den 50er Jahren noch ophthalmologische Fragestellungen wie Glaukom die ERG-Ableitungen dominierten, basierte der Durchbruch der VEP in die neurologische Routine auf der Erkenntnis, dass Leitungsverzögerungen nach abgelaufenen Schüben einer multiplen Sklerose persistierten und somit in Zeiten vor der MRT erheblich zur Diagnosesicherung beitragen konnten.

Ein weiterer Meilenstein in der VEP-/ERG-Diagnostik war die Erkenntnis, dass anders als bei SEP oder AEP nicht die Intensität bzw. „Menge" Licht entscheidend ist, sondern die Anpassung des „Designs" der visuellen Reize an die jeweilige Fragestellung – in 1. Linie an die Fähigkeit des Auges, Kontrast durch laterale Hemmung herauszuarbeiten, was wiederum die Dominanz der Schachbrettmusterumkehr erklärt.

5.1.2 Elektroretinografie

Definition

Elektroretinografie
Die Elektroretinografie gibt die Massenantwort der Netzhaut auf visuelle Reize wieder.

2 prinzipielle Arten des Elektroretinogramms (ERG) werden klinisch verwendet:
- Ganzfeld-Blitzelektroretinografie
- Musterelektroretinografie („pattern ERG", PERG)

▶ **Ganzfeld-Blitzelektroretinografie.** Dieses Verfahren untersucht die Integrität der Fotorezeptoren Stäbchen und Zapfen. Es lassen sich folgende evozierte Antworten unterscheiden:
- stäbchenevozierte Antworten im dunkeladaptierten Auge
- oszillatorische Potenziale
- Antwort nach Zapfenreizen
- Antwort nach Flicker-Stimulation

▶ **ERG-Komponenten.** Die einzelnen Komponenten des ERG wurden alphabetisch A-Welle, B-Welle und C-Welle genannt. Beim Muster-ERG wird die Nomenklatur „N35–P50–N95" bevorzugt.

5.1.3 Visuell evozierte Potenziale

Definition

Visuell evozierte Potenziale
Visuell evozierte Potenziale sind elektrische Potenzialdifferenzen, die nach visueller Reizung von der Kopfoberfläche abgeleitet werden können.

▶ **VEP-Reize.** VEP nach niederfrequenter Reizung werden als transiente VEP bezeichnet, VEP nach hochfrequenter Reizung (> 3,5/s) als „Steady-State"-VEP. Am meisten verbreitet sind Musterumkehr, Onset und Offset sowie Blitzreize.

▶ **Muster-VEP.** Die Komponenten des Muster-VEP richten sich nach der allgemeinen Nomenklatur mit P oder N als positiv oder negativ und der Latenz des Potenzialmaximums. So weist z. B. die P100 ein typisches Positivitätsmaximum bei 100 ms auf. Die klassische Musterumkehr-Potenzialsequenz ist negativ-positiv-negativ mit Latenzen von etwa 70, 100 und 130 ms. Die Latenzen schwanken mit der Art der visuellen Reizung, sodass laborspezifische Normalwerte erforderlich sind.

▸ **Blitz-VEP.** Blitz-VEP nach niederfrequenter Reizung bestehen aus einer Serie von Potenzialen, die mit P1, N1, P2, N2 usw. bezeichnet werden.

▸ **Multifokale ERG- und VEP-Ableitungen.** Eine weitere Besonderheit sind multifokale ERG- und VEP-Ableitungen. Hierbei werden simultan ERG- und VEP-Signale von vielen Regionen des Gesichtsfelds abgeleitet, um eine objektive Gesichtsfelduntersuchung durchzuführen. Typischerweise sieht der Patient hier einen Reiz mit 60 Sektoren, jeder mit einem Schachbrettmuster, die in sehr rascher Folge randomisiert überlappend angeboten und mit spezieller Software ausgewertet werden. Die Kombination beider Verfahren kann Erkrankungen der äußeren Netzhaut (distal der retinalen Ganglienzellen) von Erkrankungen der Ganglienzellen und des N. opticus unterscheiden.

5.2 Anatomie und Physiologie

Die Netzhaut besteht neben der Fotorezeptorenschicht aus der äußeren und inneren plexiformen Schicht. Lichteinfall führt in den Fotorezeptoren zu einer Membranhyperpolarisation, die auf die Bipolarzellen übertragen wird. Diese wiederum verbinden die äußere und innere plexiforme Schicht, indem sie die Erregungsinformation noch in Form von Membranpolarisationsschwankungen auf die retinalen Ganglionzellen weitergeben, die dann erstmals Spike-kodiert ins Geniculatum laterale projizieren.

▸ **Latenzzeit.** VEP haben im Vergleich zu AEP und SEP lange Latenzen. Die meiste Zeit wird benötigt im Bereich der Zapfen und Bipolarzellen aufgrund der nicht Spike-kodierten Erregungsweiterleitung. Bei rein fovealer Stimulation erreicht die visuelle Information die primäre Sehrinde erst nach ca. 60 ms, während die Information der peripheren Netzhaut aufgrund der größeren Zellen mit höheren Leitungsgeschwindigkeiten deutlich schneller ist.

▸ **Äußere plexiforme Schicht.** Horizontalzellen sind das Substrat der äußeren plexiformen Schicht. Sie verbinden die Zapfen und Stäbchen miteinander und vermitteln die distalste Zentrums-/Umgebungshemmung. Damit wird bereits in der „Zapfentriade" in der Membran jedes einzelnen Zapfens das Grundprinzip des visuellen Systems realisiert, relative Lichtinformation statt absoluter weiterzugeben. Diese Zentrums-/Umgebungssubtraktion

ist u. a. notwendig, um den enormen absoluten Lichtumfang, den das Auge verarbeiten kann, zu komprimieren. In Bezug auf ERG-/VEP-Ableitungen erklärt das bereits in diesem frühen Verarbeitungsstadium, warum einfache Blitzreize sich nur eignen, um Rezeptorenpotenziale zu messen, die noch vor der Zentrums-/Umgebungssubtraktion generiert werden. Bereits in der proximalen Netzhautschicht und vor allem zerebral geben strukturierte Reize bessere Antworten, da das gesamte visuelle System darauf optimiert ist, Konturen herauszuarbeiten. Blitz-VEP haben damit nur eine Indikation bei kooperations- bzw. fixationsunfähigen Patienten. Sie eignen sich nur zum qualitativen Nachweis einer Antwort (insbesondere im Seitenvergleich) und sind wegen großer interindividueller Schwankungsbreiten kaum standardisierbar.

▸ **Innere plexiforme Schicht.** Auch in der inneren plexiformen Schicht werden laterale Subtraktionen über amakrine Zellen vorgenommen. Zur Diagnostik von Läsionen in diesem Bereich ist damit ein Muster-ERG erforderlich, dessen Hauptkomponente P50 die Aktivität dieser Schicht wiedergibt.

▸ **Kortikale Vergrößerung.** Der wesentliche Unterschied zwischen ophthalmologischer und neurologischer Diagnostik geht auf den kortikalen Vergrößerungsfaktor zurück. In der Fovea wird durch besonders kleine, dicht gepackte Zapfen und Verzicht auf Stäbchen eine besonders hohe Auflösung erreicht. In der Sehrinde wird die Wahrnehmung der besseren zentralen Auflösung durch die „kortikale Vergrößerung" ermöglicht. In der Praxis bedeutet dies, dass unter neurologischen Gesichtspunkten ein normaler Monitor, der mindestens etwa 10° des Gesichtsfelds abdeckt, schon den überwiegenden Teil des visuellen Kortex stimuliert. Um unter ophthalmologischen Gesichtspunkten die gesamte Netzhaut zu erfassen, sind andererseits Ganzfeldreize erforderlich. Dies bedeutet aber auch, dass nach Erstellung der Normalwerte die Reizbedingungen, z. B. Patient-Monitor-Abstand, nicht mehr geändert werden dürfen.

▸ **Chiasma opticum.** Der wichtige anatomische Markstein ist das Chiasma opticum. Für die prächiasmale Diagnostik sind monokuläre VEP zur Beurteilung erforderlich, für die retrochiasmale Diagnostik ist eine Halbfeldreizung notwendig.

▸ **VEP-Beurteilung.** Die in der Routinediagnostik verwendete Komponente P100 nach Schachbrettmusterreizung hat sich in der Praxis als besonders robust und aussagekräftig herausgestellt. Berücksichtigt man den Zeitpunkt des Eintreffens langsamer fovealer Information nach 60 ms und schnellerer Information schon nach 30 ms über die bewegungsspezifische Area V5, so muss es sich bei der P100 um eine komplex zusammengesetzte und verarbeitete elektrische Aktivität handeln. Ihre interindividuelle Robustheit ist umso erstaunlicher, wenn man die rein anatomische Variabilität des primären visuellen Kortex betrachtet (▸ Abb. 5.1).

Außerdem befinden sich kortikale Repräsentationen unterschiedlicher Gesichtsfeldanteile sowohl auf der medianen wie auf der lateralen Seite der Sehrinde. Der Summationsvektor der elektrischen Aktivität gibt demnach immer einen individuellen Mittelwert aus anatomischer Variabilität und Einzelkomponenten der jeweiligen Gesichtsfeldanteile wieder. In der Regel ist er nach median orientiert. Diese Orientierung erklärt, warum bei Registrierung über der kontralateralen (zum Reiz ipsilateralen) Seite die typische Potenzialkonfiguration besser ableitbar ist.

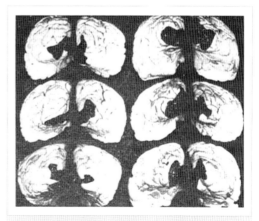

Abb. 5.1 Variabilität des primären visuellen Kortex am Beispiel der primären Sehrinde (dunkel markiert) von 6 Probanden (Area 17 oder V1), die die Variabilität der P100-Verteilung über der Sehrinde erklären. (Quelle: Brindley GS. The variability of the human striate cortex. J Physiol 1972; 225: 1P–3P; mit freundlicher Genehmigung von Prof. Dr. W. Paulus, Göttingen)

5.2.1 Pathophysiologie

Die Domäne der Aussagekraft der VEP liegt im (subklinischen) Nachweis von De- bzw. Remyelinisierungsprozessen. Im akuten Schub einer multiplen Sklerose kommt es im Extremfall zur Erblindung und zum vollständigen Zusammenbruch der saltatorischen Erregungsleitung. „Der Patient sieht nichts und der Arzt sieht auch nichts", und es ist kein VEP ableitbar. Innerhalb der Erholungsphase findet ein Remyelinisierungsprozess statt, der zu einer verlangsamten Erregungsleitung mit entsprechend verzögerten VEP-Latenzen führt. Da dies auch nach vom Patienten nicht bemerkten Symptomen auftritt, kommt den VEP auch heute

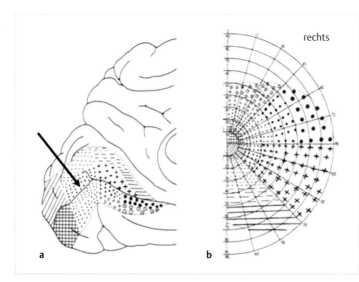

rechts

Abb. 5.2 Visueller Kortex. (Quelle: Holmes G. Disturbances of vision by cerebral lesions. Br J Ophthalmol 1918; 2: 353–84)
a Lokalisation vorwiegend im medianen Okzipitallappenbereich um den Sulcus calcarinus (Pfeil).
b Kortikale Vergrößerung zentraler Gesichtsfeldanteile.

a

b

noch eine Rolle vor allem in der Frühdiagnostik der MS zu, besonders wenn der Patient sich mit Erstsymptomen außerhalb des visuellen Systems vorstellt und mit pathologischen VEP ein unabhängiger Herd nachweisbar ist. Darüber hinaus erlauben VEP-Verzögerungen ganz generell, z. B. bei signalintensiven Herden in T 2w MRT-Aufnahmen, die Unterscheidung zwischen axonalem Ausfall und Demyelinisierung.

5.3 Akquisition

5.3.1 Reizparameter

In der klinischen Routine hat sich die Stimulation mit der Umkehr eines schwarz-weißen Schachbrettmusters durchgesetzt, die u. a. den Vorteil einer konstanten Gesamthelligkeit bietet.

▶ **Schachbrett- und Kästchengröße.** Die Gesamtgröße des Reizes sollte bei über 10 Bogengrad liegen, größere Felder führen wegen der zentralen kortikalen Vergrößerung (S. 68) nur zu einer unwesentlichen Zunahme der Amplitude der P100. Allerdings sollte man hierbei berücksichtigen, dass die optimale Schachbrettfeldgröße mit zunehmender Exzentrizität ebenfalls zunimmt, parallel zur rezeptiven Feldgröße in der Netzhaut. Eigentlich müssten die Schachbrettfelder damit nach außen immer größer werden. In der klinischen Routine reicht jedoch eine „durchschnittliche" Schachbrettgröße, die letztlich auf die parafovealen Gesichtsfeldanteile optimiert ist.

Über einen relativ großen Bereich (17' < Kästchengröße < 2°) ist die P100-Amplitude annähernd stabil. Je kleiner die gewählte Kästchengröße (14–16'), umso mehr wird der foveale Anteil getestet, allerdings umso empfindlicher wird auch die VEP-Ableitung gegenüber Visusminderung, z. B. durch eine unzureichende Refraktion. Auch sind kleinere Kästchengrößen anfälliger gegen altersbedingte Latenzzunahmen. Eine objektive Refraktrometrie muss andererseits sehr viel feinere Auflösungen bieten, da bei voller Sehschärfe die visuelle Auflösung unter 1' liegt.

▶ **Helligkeit.** Die mittlere Helligkeit sollte mindestens 50 cd/m² betragen. Mit größerer Helligkeit verkürzt sich die Leitungszeit (Pulfrich-Phänomen), sodass auch die Gesamthelligkeit des Monitors über die Jahre konstant bleiben muss. Die Hintergrundhelligkeit sollte möglichst der mittleren

Gesamthelligkeit angenähert sein. Der Kontrast soll möglichst hoch sein (> 70 %, ideal > 90 %).

▶ **Monitor.** Monitore haben den Nachteil eines zeitverzögerten Bildaufbaus, der mit immer kürzeren „frame rates" allerdings zu vernachlässigen ist. Auch können bei Röhrenbildschirmen die Bildwiederholfrequenzen Artefakte in den EEG-Registrierungen induzieren. LCD-Monitore sind die bevorzugten Stimulationsgeräte. Die Bildwiederholrate liegt in der Regel bei 1 Hz (Bildumkehr alle 500 ms), für die selten eingesetzten „Steady-State"-VEP liegt sie bei 4–8 Hz (mit Umkehrraten von 8 bzw. 16 Hz). Falls 50-Hz-Artefakte eine Rolle spielen, sind Averager im Vorteil, die eine einstellbare Wiederholrate von x × 20 ms + 10 ms bieten, sodass sich 50-Hz-Artefakte von Einzelreiz zu Einzelreiz gegenseitig aufheben.

5.3.2 Registrierparameter

▶ **ERG-Registrierung.** Bei der ERG-Registrierung werden in der Ophthalmologie normalerweise Kornealelektroden verwendet, die jedoch eine Hornhautanästhesie und erneute Refraktion erfordern. Hautelektroden gelten als nicht spezifisch genug. Ein Kompromiss besteht in der Verwendung von Goldfolienelektroden, die in den Bindehautsack eingelegt (▶ Abb. 5.3) und gegen eine temporal angebrachte Oberflächenelektrode verschaltet werden.

▶ **VEP-Registrierung.** Die Registrierung des VEP erfolgt mit handelsüblichen EEG-Elektroden. Die Referenzelektrode kann bei Fpz oder Fz liegen. Die differente Elektrode wird 5 cm oberhalb des Inions platziert. Der Okzipitalpol kann interindividuell bis zu 4 cm in Bezug auf das Inion variieren. Auf-

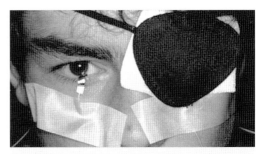

Abb. 5.3 Registrierung des Muster-ERG durch Goldfolienelektroden.

grund der großen Variabilität des visuellen Kortex haben sich Halbfeldreizungen mit lateral platzierten Elektroden zur Diagnostik retrochiasmaler Gesichtsfelddefekte nicht durchgesetzt.

▶ **Eingangswiderstand.** Die Elektrodenimpedanz sollte unter 5 kΩ liegen. Die Filtereinstellungen sollten 0,5–1 Hz betragen mit –3 dB/Oktave. 12 dB/Oktave für die untere Grenzfrequenz und 24 dB/Oktave für die obere Grenzfrequenz sollten nicht überschritten werden. Eine minimale Digitalisierungsrate von 1 kHz ist zu fordern. Ideal ist die Möglichkeit zur Abschätzung des Signal-Rausch-Verhältnisses über die ± Average-Methode.

5.3.3 Praktische Ausführung

Vor der Ableitung wird die Sehschärfe des Patienten orientierend gemessen und dokumentiert. Pathologische VEP-Befunde sind ohne Kenntnis der Sehschärfe nicht beurteilbar. Es ist zu vermerken, ob der Patient eine Brille benutzt. Gegebenenfalls kann mithilfe des Pinhole-Tests (kleines, nadelstichgroßes Loch in einem Blatt Papier, durch das der Patient schaut) geprüft werden, ob die Sehschärfe durch verbesserte Refraktion angehoben werden kann. Beide Augen werden einzeln untersucht. Bei eindeutig normalem Ergebnis kann auf die Wiederholung verzichtet werden. Die Reproduzierbarkeit pathologischer Befunde ist in jedem Fall durch eine Wiederholung der Untersuchung zu belegen.

> **Tipp**
>
> Bei fehlender Reizantwort kann versucht werden, durch Variation z. B. der Kästchengröße doch noch eine Reizantwort zu erzielen, oder es kann ein Blitz-VEP abgeleitet werden.

5.4 Analyse

5.4.1 Auswerteparameter

Die Auswertung der durch Schachbrettmuster evozierten VEP konzentriert sich auf die Bewertung der Latenz der P100. Die N75 kann mitverwertet werden, ist aber nicht so konsistent zu erhalten wie die P100. Verzögerungen der P100, idealerweise bei erhaltener Konfiguration, belegen in aller Regel eine Demyelinisierung oder zumindest

eine Leitungsverzögerung innerhalb der Sehbahn. Da die interindividuelle Amplitudenverteilung keine Gauß-Verteilung aufweist, sind Amplitudenminderungen vorzugsweise interokulär verwertbar. Amplitudenerhöhungen kommen selten vor, z. B. bei Reflexepilepsien oder bei der Creutzfeldt-Jakob-Erkrankung.

5.4.2 Normvarianten

Bei etwa 0,5 % der Patienten kommt als Normvariante eine W-Form vor, deren beide positive Peaks zwischen 10 und 50 ms differieren können. Die W-Form entsteht durch Einstreuung umgekehrt gepolter Aktivität der oberen Gesichtsfeldhälfte mit der Induktion eines negativen Gipfels bei 100 ms oder durch Gesichtsfelddefekte, insbesondere Zentralskotome. In diesem Fall dominiert die kontralaterale Potenzialform auch in der Mittellinie. Die Aufspaltung der P100 lässt sich mit großen Kästchengrößen bzw. durch Stimulation nur der unteren Gesichtsfeldhälfte minimieren oder durch verbundene Mastoidreferenz, sodass hier eine eindeutigere Zuordnung der P100 möglich ist. Eine weitere Möglichkeit der eindeutigen Identifikation der P100 besteht in der Registrierung von Halbfeldantworten ipsilateral zum Reiz. Das Zentralskotom lässt sich am einfachsten durch die Visusminderung erkennen. Ein typischer Befundungsfehler besteht darin, die zweite positive Komponente der W-Form als verzögerte P100 und damit als demyelinisierende Erkrankung, z. B. bei Leber-Optikusatrophie, zu interpretieren.

5.4.3 Normalwerte

Wie bei keiner anderen EP-Modalität variieren die Normalwerte von Labor zu Labor aufgrund der Vielfalt der möglichen Reiz- und Ableitbedingungen. Eigene Normalwerte sind daher von mindestens 40 normalen Probanden zu erstellen.

Im Anhang (Kap. 20, ▶ Tab. 20.4) sind die Grenzwerte der oberen Norm zusammengefasst.

5.4.4 Physiologische Einflüsse

▶ **Vigilanz und Alter.** Die Amplitude der P100 ist vigilanzabhängig. Bei konzentrierter Aufmerksamkeit wird sie bis zum Doppelten größer. Die Altersabhängigkeit der P100-Latenzen ist umstritten. Es gibt längere P100-Latenzen vor dem 6. und jenseits des 60. Lebensjahres sowie in früherem Alter bei Verwendung von Kästchengrößen unter 20°. Dies betrifft aber nicht den klinisch relevanten oberen Grenzwert für die Latenz der P100.

▶ **Sehschärfe.** Unter der Voraussetzung einer gleich bleibenden retinalen Lichtstärke (z. B. bei Katarakt) gilt unter Verwendung einer Kästchengröße von über 35' noch eine Sehschärfe von 20/200 als nicht P100-verlängernd.

▶ **Körpertemperatur.** Die Körpertemperatur kann bei MS-Patienten eine Rolle spielen. So kann die saltatorische Erregungsleitung bei höheren Kerntemperaturen zusammenbrechen (transientes Skotom, auch Uthoff-Phänomen genannt).

▶ **Geschlecht.** Die Geschlechtsabhängigkeit der P100 ist umstritten. Einige Arbeiten finden etwas längere P100-Latenzen bei Männern. In unserem eigenen Kollektiv liegt der Mittelwert bei Frauen bei 102, bei Männern bei 103 ms (normalbefundete Ableitungen, n = 1725).

5.4.5 Fehlerquellen

Eine Fehlerquelle bei der Ableitung von VEP ist das zu augennahe Anbringen der Referenzelektrode, sodass das ERG über die Referenzelektrode die Ableitung kontaminiert und so insbesondere pathologische Befunde fehlinterpretiert werden können. Bei müden Patienten kann auch bei offenen Augen ein α-Rhythmus im EEG dominieren, sodass der erste positive Peak nur dem aufsummierten „α-driving" entspricht. Der Verdacht sollte dann aufkommen, wenn in den ersten 70 ms keine ausreichende lineare Grundlinie registriert werden kann (▶ Abb. 5.6). Fehlerhafte oder fehlende Potenziale finden sich auch bei unvollständigem Augenöffnen bei ermüdeten Patienten oder bei fehlender Fixation oder einem Nystagmus.

5.5 Interpretation

5.5.1 Normalbefund

Mehr noch als bei den SEP und AEP bedürfen VEP der individuellen Normalwerterstellung an jedem Laborplatz, wobei in jede Altersdekade ca. 20 Normalbefunde eingehen sollten. Wesentliches Kriterium sind die Latenz der P100 (in unserem Labor < 111 ms) (▶ Abb. 5.4 u. ▶ Abb. 5.5) sowie interokuläre Amplitudendifferenzen (pathologische > 50 %). Die N70 hat eine höhere interindividuelle Variabilität und wird normalerweise nicht betrachtet.

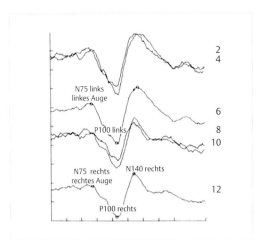

Abb. 5.4 Normales VEP einer 49-jährigen Patientin. Die P100-Latenzen liegen beidseits bei 107 ms. Die beschrifteten Kurven 6 und 12 stellen die Summe der Kurven 2 und 4 bzw. 8 und 10 dar.

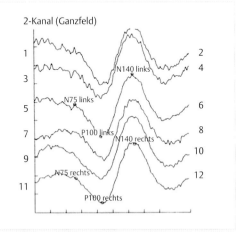

Abb. 5.5 Angedeutet sinusförmige Modulation eines VEP mit normalen P100-Latenzen, wahrscheinlich als Ausdruck eines „photic driving" oder α-driving bei Müdigkeit. Die beschrifteten Kurven 6 und 12 stellen die Summe der Kurven 2 und 4 bzw. 8 und 10 dar.

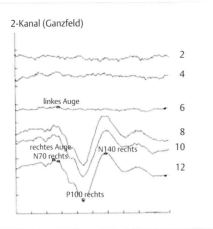

Abb. 5.6 Pathologischer Befund bei vollständigem Visusverlust des linken Auges bei 66-jähriger Patientin mit MS. Rechts Normalbefund mit P100-Latenz von 109 ms und Amplitude von 9,6 µV. Die beschrifteten Kurven 6 und 12 stellen die Summe der Kurven 2 und 4 bzw. 8 und 10 dar.

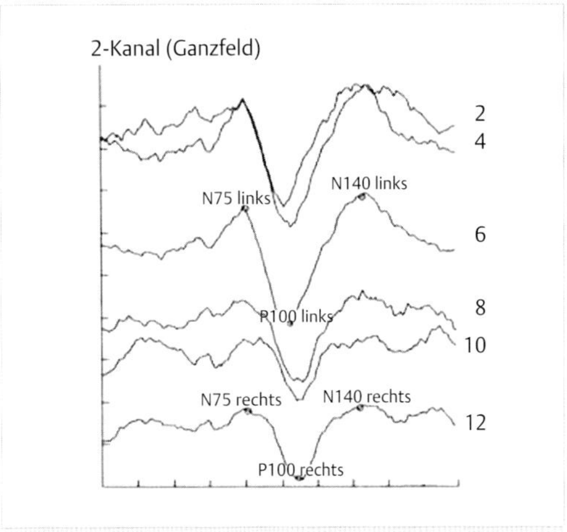

Abb. 5.7 38-jährige Patientin mit MS. Beidseits pathologische P100-Latenzen (130 ms links, 136 ms rechts). Die beschrifteten Kurven 6 und 12 stellen die Summe der Kurven 2 und 4 bzw. 8 und 10 dar.

5.5.2 Grenzbefund

Bei Grenzbefunden mit Latenzen um 110–113 ms müssen Alter und Visus besonders berücksichtigt werden. Eine Latenz von 111 ms kann bei einem Patienten im Alter von 65 Jahren mit einer Visusminderung auf 50 % im Rahmen einer Katarakt normal sein, wohingegen sie bei einer 20-jährigen Patientin eindeutig pathologisch ist. Eine Wiederholung, ggf. mit Fixationskontrolle oder anderen Kästchengrößen, kann Klärung bringen.

5.5.3 Pathologische Befunde

Pathologische VEP-Befunde lassen sich prinzipiell unterteilen in Verzögerungen der P100 bei erhaltener Potenzialkonfiguration, in Amplitudenminderungen, zerfallene Potenziale mit noch erhaltenen frühen Komponenten mit normaler Latenz sowie Kombinationen dieser Befunde (▶ Abb. 5.6, ▶ Abb. 5.7 u. ▶ Abb. 5.8).

Aus methodischen Gründen sind prächiasmal lokalisierte pathologische Befunde sehr verlässlich zu erheben. Retrochiasmal werden die korrespondierenden Gesichtsfeldhälften anatomisch zusammengeführt. Eine monokuläre Ganzfeldstimulation kann damit naturgemäß keine validen Aussagen über retrochiasmale Leitungsdefizite ergeben, da etwa die Hälfte der stimulierten Axone in der in-

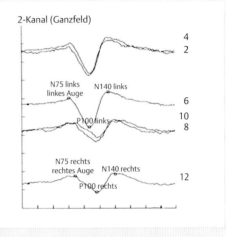

Abb. 5.8 Typischer Befund bei einer 45-jährigen MS-Patientin mit einer pathologischen P100-Latenz rechts mit 120 ms, links normal mit 109 ms. Pathologische Seitendifferenz zu Ungunsten von rechts. Die beschrifteten Kurven 6 und 12 stellen die Summe der Kurven 2 und 4 bzw. 8 und 10 dar.

takten Hemisphäre weitergeleitet werden und somit pathologische Befunde durch die normale Erregung des kontralateralen visuellen Kortex maskieren können. Außerdem dominiert die MRT die Lokalisierung zerebraler Herde, insbesondere bei MS, wohingegen auch heute noch eine Leitungsverzögerung im N. opticus nach Optikusneuritis in der MRT nicht nachweisbar sein muss.

Einzig sinnvolle Maßnahme in dieser Situation ist eine Halbfeldstimulation, idealerweise mit 5 Elektroden in der ursprünglichen Anordnung nach Halliday (zentrale Elektrode 5 cm oberhalb des Inions, jeweils 2 Elektroden 5 cm lateral und weitere 2 Elektroden 10 cm lateral). Wichtigste Elektrode in der Befundung ist die um 5 cm ipsilateral zum Reiz versetzte Position. Diese Potenziale sind jedoch nicht so robust wie die der Ganzfeldstimulation, sodass nicht alle Autoren diese Registrierung in der Routine empfehlen und Aussagen nur im Falle einer eindeutigen Potenzialkonfiguration gemacht werden können.

5.6 Probleme: Was tun?

5.6.1 Patient

▶ **Müdigkeit.** Das häufigste Problem besteht in der fehlenden Kooperation des Patienten, meist in Form von Müdigkeit oder Konzentrationsschwäche. Hier muss sich die ableitende MTA vergewissern, ob der Patient überhaupt die Augen geöffnet hält und auch fixiert. Aufgrund der langweiligen Laborsituation kann in diesen Fällen trotz geöffneter Augen ein α-Rhythmus dominieren, der die Beurteilung erschwert (s. o.). Hier helfen nur vigilanzsteigernde Reize.

▶ **Variabilität des visuellen Kortex.** Andere Ableitungsprobleme treten aufgrund der Variabilität des visuellen Kortex auf und wurden schon angesprochen. Zur Klärung der Frage, inwieweit ein fehlendes oder pathologisches Potenzial hierdurch bedingt ist, können die Elektrodenposition, die Kästchengröße oder die stimulierten Gesichtsfeldanteile variiert werden.

5.6.2 Gerät

Insbesondere bei älteren Monitoren kann es zur Einstreuung von 50-Hz-Netzfrequenz ins EEG kommen, die bei phasensynchroner Mittelung als Artefakt aufgemittelt wird. Besser als die Verwendung eines Notch-Filters ist hier die Beschaffung eines moderneren und größeren Monitors, der mit größerem Abstand betrieben werden kann.

6 Magnetisch evozierte motorische Potenziale (MEP)

J. Claßen

6.1 Einleitung

Definition

Magnetisch evozierte motorische Potenziale

Mit der transkraniellen Magnetstimulation (TMS) lassen sich Störungen der zentralen motorischen Bahnen nachweisen. Nach TMS des motorischen Kortex werden am Zielmuskel magnetisch evozierte motorische Potenziale abgeleitet.

Die TMS wurde 1985 von Barker et al. als eine neue Methode zur schmerzfreien und nicht invasiven Stimulation des menschlichen Motorkortex eingeführt.

6.2 Anatomie und Physiologie

6.2.1 Physikalische Grundlagen

Die TMS basiert auf dem Prinzip der elektromagnetischen Induktion. Durch Entladung eines Kondensators wird die Magnetspule, die über dem motorischen Kortex des Probanden platziert wird, von einem kurzen Stromimpuls hoher Stromstärke (mehrere Tausend Ampere) durchflossen. Dadurch wird senkrecht zur Ebene der Spule ein Magnetfeld (ca. 2 Tesla) induziert, das den Schädel und oberflächliche Schichten des Kortex durchdringt. Das Magnetfeld wiederum induziert ein elektri-

sches Feld (parallel, aber in der Richtung entgegengesetzt zum Spulenstrom), das die kortikalen Neurone erregt (▶ Abb. 6.1).

6.2.2 Anatomie

Die kortikale Repräsentation der Motorik ist aus einem Mosaik getrennter Areale zusammengesetzt, von denen jedes eine unabhängige, in unterschiedlicher Ausprägung somatotop organisierte Repräsentation von Körperbewegungen enthält.

Jedes motorische Areal spielt eine spezifische Rolle bei der Organisation von Bewegungen. Diese Rolle wird durch seine kortikalen Afferenzen und von ihm ausgehenden Projektionen bestimmt. In diesem Mosaik verschiedener motorischer Areale nimmt der im Gyrus praecentralis gelegene primär-motorische Kortex (Area 4 nach Brodmann) eine besondere Rolle ein (▶ Abb. 6.2). Unterhalb der kortikalen Ebene findet sich ebenfalls eine Vielzahl komplexer, teilweise hierarchisch organisierter motorischer Systeme auf der Höhe des Hirnstamms und des Rückenmarks. Kortikale, medulläre und spinale Motorik unterliegen wiederum dem modulierenden Einfluss der Basalganglien und des Zerebellums.

▶ **Primär-motorischer Kortex.** Wie andere motorische Kortexareale, so ist auch der primär-motorische Kortex somatotop organisiert, d. h., dass die untere Extremität medial und die Gesichtsmuskulatur lateral von der oberen Extremität repräsentiert ist. Innerhalb der oberen Extremität gibt es

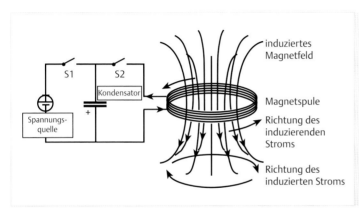

induziertes Magnetfeld

Magnetspule

Richtung des induzierenden Stroms

Richtung des induzierten Stroms

S1 S2

Kondensator

Spannungsquelle

Abb. 6.1 Prinzip der elektromagnetischen Induktion. Durch eine Kupferdrahtspule wird ein Kondensator entladen. Es entsteht ein senkrecht zur Windungsrichtung orientiertes Magnetfeld. Durch die schnelle Änderung des Magnetfeldes wird parallel zur Magnetspule ein elektrischer Strom induziert, dessen Richtung der Stromrichtung in der Magnetspule entgegengesetzt ist.

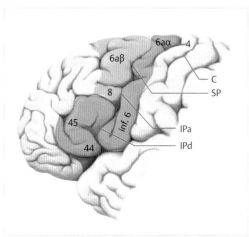

Abb. 6.2 Die motorischen Areale des Menschen. Der frontale agranuläre Kortex lässt sich nach seinen Afferenzen und seiner Zytoarchitektur in verschiedene Regionen parzellieren. Aus der nach Brodmann benannten Area 4 entspringt der größte und funktionell bedeutendste Anteil des monosynaptisch zu den spinalen Motoneuronen projizierenden Tractus corticospinalis. Weitere motorische Gebiete sind der prämotorische Kortex (Area 6a α) und der supplementärmotorische Kortex (Area 6a β), das frontale Augenfeld (Area 8), die Broca-Region (Area 44) sowie die Area 45. *C = Sulcus centralis; SP = Sulcus precentralis superior; IPa = Sulcus praecentralis inferior, pars ascendens; IPd = Sulcus praecentralis inferior, pars descendens.*

einen mediolateralen Gradienten für die Repräsentation mehr proximaler und mehr distaler Bewegungen.

Der primär-motorische Kortex beherbergt ungewöhnlich große Pyramidenbahnzellen, die Betz-Riesenzellen, die ihn von anderen Kortexabschnitten unterscheiden. Diese senden großkalibrige und schnell leitende Axone im Tractus corticospinalis zu den α-Motoneuronen des Spinalmarks. Die Leitungsgeschwindigkeit der schnellsten im Tractus corticospinalis verlaufenden Axone beträgt 50–70 m/s. Durch TMS über dem primär-motorischen Kortex werden vorwiegend die Betz-Pyramidenzellen stimuliert. Zu den die distalen Gliedmaßenmuskeln versorgenden Motoneuronen projizieren besonders viele Betz-Zellen.

▶ **Efferente Bahnen.** Vom primär-motorischen Kortex gehen neben Fasern des Tractus corticospinalis auch kortikokortikale Bahnen und solche zu den Basalganglien, zum Nucleus subthalamicus, den pontinen Kernen und dem Kleinhirn, dem Nu-

cleus ruber wie auch der Formatio reticularis aus, die nicht durch einfache TMS-Techniken untersuchbar sind. Etwa 50 % der Fasern des Tractus corticospinalis entspringen dem primär-motorischen Kortex. Die Axone der großen Pyramidenzellen verlaufen durch den hinteren Schenkel der inneren Kapsel, die Pedunculi cerebri und die Decussatio pyramidum, wo sie zum überwiegenden Teil auf die Gegenseite kreuzen, und dann weiter im Tractus corticospinalis lateralis zum Vorderhorn des Rückenmarks.

Das von einer Betz-Zelle im primär-motorischen Kortex ausgehende Axon bildet besonders mit den spinalen Motoneuronen der distalen Extremitätenmuskulatur monosynaptische Kontakte. Nach der Erregung des spinalen Motoneurons führt das über den motorischen peripheren Nerv geleitete Aktionspotenzial zu einer Erregung und Kontraktion der Muskelfasern.

▶ **Pyramidenbahn.** Historisch wurden absteigende motorische Bahnsysteme allgemein in solche eingeteilt, die durch die in Höhe der Medulla oblongata makroskopisch leicht identifizierbare Decussatio pyramidum verlaufen (subsumiert als „Pyramidenbahn"), und in solche, deren Axone außerhalb der Decussatio pyramidum („extrapyramidales System") absteigen. Unglücklicherweise hat man historisch den Begriff der Pyramidenbahn mit einem Konzept assoziiert, das sich sowohl anatomisch als auch physiologisch als falsch erwiesen hat. Weder führt die Pyramidenbahn ausschließlich Efferenzen des primär-motorischen Kortex, noch verlaufen die Efferenzen des primär-motorischen Kortex ausschließlich über die Pyramidenbahn. Heute hat sich der Begriff der Pyramidenbahn von der ursprünglichen Definition gelöst. Der verselbstständigte Begriff bezeichnet in aller Regel den Tractus corticospinalis und hier besonders den vom primär-motorischen Kortex stammenden Anteil.

6.2.3 Physiologie

▶ **D-Welle.** Ein deutlich überschwelliger Magnetpuls über dem motorischen Kortex löst eine Salve von absteigenden Aktionspotenzialen aus. Die erste dieser Wellen, die nicht in jedem Fall auszulösen ist, nennt man D-Welle (direkte Welle; ▶ Abb. 6.3), weil dabei die Axone der Neurone des Tractus corticospinalis in der Gegend des Axonhügels oder der angrenzenden Internodien direkt aktiviert werden.

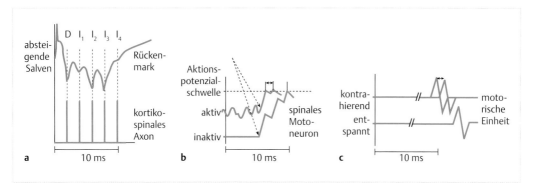

Abb. 6.3 Das Prinzip der D- und I-Wellen.

a Durch Magnetstimulation des Kortex wird eine Salve absteigender Aktionspotenziale ausgelöst. Treffen diese auf ein ruhendes spinales Motoneuron, müssen mehrere deszendierende Aktionspotenziale aufeinanderfolgen, damit die Schwelle zur Auslösung eines Aktionspotenzials am spinalen Motoneuron überschritten wird.

b Wenn die Membran des spinalen Motoneurons durch Willküraktivität vordepolarisiert ist, wird die Aktions potenzialschwelle bereits früher erreicht und es kann zur mehrfachen Auslösung eines Aktionspotenzials kommen.

c Die frühere Auslösung einer spinalen Aktivierung wird in der Verkürzung der Latenz bis zur Ableitung eines Potenzials motorischer Einheiten oder eines Muskelsummenaktionspotenzials bemerkbar.

▶ **I-Wellen.** Der D-Welle folgen in Abständen von etwas weniger als 2 ms I-Wellen (indirekte Wellen; ▶ Abb. 6.3). Die I-Wellen entstehen durch die Aktivierung exzitatorischer intrakortikaler Interneurone. Bei der Magnetstimulation liegt die Schwelle zur Auslösung indirekter Wellen *niedriger* als die der direkten Welle, sodass es unter den meisten Bedingungen zunächst zu einer ausschließlich indirekten Aktivierung der Zellen des Tractus corticospinalis kommt. Dies impliziert, dass Antwortpotenziale nach TMS sowohl durch Faktoren, die die kortikale Erregbarkeit „aufwärts" von der Pyramidenbahnzelle beeinflussen, als auch durch Veränderungen des Membranpotenzials der Pyramidenbahnzelle und durch segmentale spinale Veränderungen beeinflusst werden.

Merke

Die bevorzugte Auslösung von frühen I-Wellen durch die TMS hängt entscheidend von der im Kortex induzierten Stromrichtung ab. Wenn diese senkrecht zum Verlauf des Gyrus praecentralis, also von posterolateral nach anteromedial gerichtet ist, lassen sich frühe I-Wellen am leichtesten auslösen. Bezogen auf die in Routineuntersuchungen am häufigsten verwendete zirkuläre Spule bedeutet dies, dass der Spulenstrom für die bevorzugte Erregung des linken primär-motorischen Kortex gegen den Uhrzeigersinn fließen muss.

▶ **Zeitliche und räumliche Summation.** Die im Vorderhorn des Rückenmarks eintreffenden Aktionspotenziale des Tractus corticospinalis lösen am spinalen Motoneuron exzitatorische postsynaptische Potenziale aus, die sich aufsummieren, wenn die eintreffenden Aktionspotenziale dicht genug aufeinander folgen („*zeitliche* Summation", ▶ Abb. 6.3). Wenn die Zelle weit genug depolarisiert ist, wird ein Aktionspotenzial ausgelöst, das über das Axon weitergeleitet wird und zur Erregung der Muskelfasermembran führt. Mit *räumlicher* Summation wird die Tatsache bezeichnet, dass Impulse von verschiedenen kortikalen Motoneuronen am selben spinalen Motoneuron konvergieren. Das vom Zielmuskel abgreifbare Potenzial kommt durch die synchrone Aktivierung mehrerer motorischer Einheiten zustande.

▶ **Vorinnervation.** Das Ruhemembranpotenzial des spinalen Motoneurons unterliegt verschiedenen Einflüssen auf spinaler Ebene, weshalb identische absteigende Impulse zu vollständig unterschiedlichen Effekten am Motoneuron führen können. Durch eine einzelne (D- oder I-)Welle wird die Membran des spinalen Motoneurons im Ruhezustand in der Regel nicht überschwellig depolarisiert. Durch eine Kontraktion des Zielmuskels bei der kortikalen Magnetstimulation wird die Auslösung einer Muskelantwort fazilitiert (▶ Abb. 6.4).

Die abgeleitete Amplitude des MEP vergrößert sich und die Latenz bis zum Beginn des Potenzials

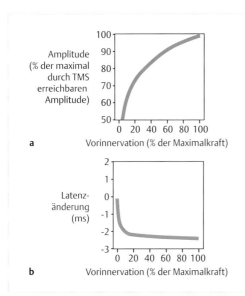

Abb. 6.4 Einfluss der Vorinnervation auf Amplitude und Latenz des MEP. Durch zunehmende Aktivierung kommt es bei gleich bleibender Magnetreizstärke zu einer Zunahme der MEP-Amplitude und zu einer Verkürzung der Latenz bis zum Beginn des MEP. Oberhalb eines Kraftniveaus von etwa 20 % der Maximalkraft steigt die Amplitude nur noch wenig an. Auch die Latenz bleibt oberhalb dieses Kraftniveaus nahezu konstant.

wird um 2–4 ms kürzer. Die zugrunde liegenden physiologischen Mechanismen liegen sowohl auf spinaler als auch auf kortikaler Ebene. Das Membranpotenzial des spinalen Motoneurons wird durch die Vorinnervation depolarisiert, sodass im Vergleich zum Ruhezustand eine geringere Anzahl ankommender I-Wellen ausreicht, um eine überschwellige Erregung auszulösen. Langsamer leitende, kleinere spinale Motoneurone werden bei Willkürkontraktion zuerst aktiviert, erst mit stärkerer Vorinnervation kommen schneller leitende, größere Motoneurone hinzu. Durch Vorinnervation wird auch das Membranpotenzial von kortikalen Pyramidenbahnzellen und exzitatorischen Interneuronen verändert. Damit kommt es zu einer stärkeren Aktivierung absteigender D- und I-Wellen und ebenfalls zu einer – verglichen mit dem Ruhezustand – früheren überschwelligen Erregung.

▶ **Triple-Stimulationstechnik.** Durch TMS lassen sich mit geeigneten Reizstärken alle zu einem Handmuskel projizierenden α-Motoneurone stimulieren. Das nach TMS an einem intrinsischen Handmuskel abzuleitende Muskelsummenaktionspotenzial (MSAP) ist dennoch deutlich kleiner als das Potenzial nach peripher-elektrischer supramaximaler Reizung. Dies erklärt sich aus der Tatsache, dass sich die Potenziale durch TMS stimulierter motorischer Einheiten an der Oberfläche gegenseitig partiell auslöschen, weil ihre Phasen im Gegensatz zur Situation bei der peripher-elektrischen Stimulation nicht absolut synchron sind. Der Anteil der durch kortikale Stimulation erregbaren spinalen Motoneurone und damit das zentrale Leitungsdefizit lässt sich mit der Triple-Stimulationstechnik exakt quantifizieren. Diese Technik erlaubt es, den Einfluss der Desynchronisation auf die Größe des MSAP zu eliminieren. Zusätzlich eliminiert die Methode auch den Einfluss von Mehrfachentladungen von Motoneuronen. Die durch einen kortikalen und 2 periphere Reize ausgelösten Aktionspotenziale können an 2 Stellen auf dem peripheren Nervenabschnitt kollidieren. In der Summe entsteht eine Synchronisierung aller ursprünglich durch den kortikalen Magnetreiz stimulierten Aktionspotenziale (▶ Abb. 6.5).

▶ **Fraktionierte Reizung.** In die Latenzzeit vom Auslösen des Magnetreizes bis zum Auftreten des MSAP gehen nach den oben gemachten Ausführungen Abschnitte sowohl des zentralen als auch des peripheren Nervensystems ein. Dies gilt in gleicher Weise auch für die MEP-Amplitude. Eine Minderung der Amplitude kann beispielsweise allein durch eine Schädigung des Zielorgans entstehen, etwa durch eine Atrophie als Folge einer axonalen motorischen Neuropathie, wie auch durch eine unzureichende Aktivierung spinaler Motoneurone als Folge einer Schädigung der zentralen motorischen Bahn. Um eine Aussage über eine Leitungsstörung im zentralen Abschnitt der motorischen Bahn zu treffen, untersucht man den peripheren Abschnitt gesondert (Prinzip der „fraktionierten Reizung", ▶ Abb. 6.6). Die zentralmotorische Leitungszeit (ZML) errechnet sich dann aus der Gesamtlatenz von der Auslösung des Magnetreizes bis zum Beginn des Muskelantwortpotenzials, vermindert um die auf die periphere motorische Leitung entfallende Leitungszeit.

Merke

zentralmotorische Leitungszeit (ZML) = kortikomuskuläre Leitungszeit (KML) – periphere motorische Leitungszeit (PML)

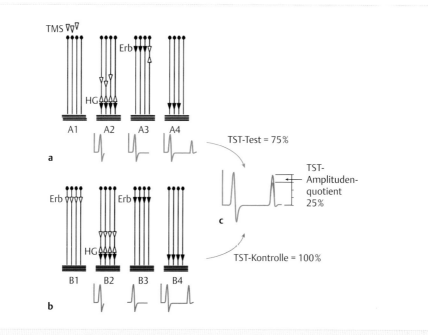

Abb. 6.5 Prinzip der Triple-Stimulationstechnik (TST).

a *TST-Testkurve:* Die durch die 3 Reize (A1) evozierten Aktionspotenziale können an 2 Stellen auf dem peripheren Nervenabschnitt kollidieren. Die nach Kortexstimulation im peripheren Nerv fortgeleiteten Aktionspotenziale kollidieren mit den antidrom aufsteigenden Aktionspotenzialen, welche vom distalen, am Handgelenk (HG) applizierten Stimulus ausgelöst wurden (A2). Kollisionen finden dabei nur in denjenigen Neuronen statt, die nach kortikaler Stimulation einen Impuls leiten (linke 3 Neurone). In den anderen Neuronen (Neuron ganz rechts) steigen Aktionspotenziale weiter auf. Sie kollidieren mit den deszendierenden Aktionspotenzialen, welche durch den 3. Stimulus, der über dem Erb-Punkt appliziert wird, ausgelöst werden (A3). Die Summenantwort der synchronen Aktivierung dieser motorischen Axone wird schließlich analysiert. Es sind dies genau die Neurone, die anfänglich durch den Hirnstimulus erregt wurden (A4).

b *TST-Kontrollkurve:* Die TST-Testkurve muss mit einer Kontrollkurve kalibriert werden, bei welcher die Triple-Stimulation gänzlich im peripheren Abschnitt ausgeführt wird (B1–4). Der kortikale Magnetreiz wird dabei durch einen elektrischen Reiz am Erb-Punkt ersetzt (B1).

c Es wird dann der Größenquotient von Testkurve und Kontrollkurve berechnet („TST-Amplitudenquotient" bzw. „TST-Flächenquotient"; unten). Im Beispiel besteht ein kortikospinales Leitungsdefizit von 25 %. (Quelle: mit freundlicher Genehmigung von Prof. Dr. K. Rösler, Bern)

Die PML kann man auf verschiedene Arten ermitteln. Am genauesten ist die Ermittlung über die F-Wellen-Latenz. Dann gilt:

$$PML = (F + M - 1) : 2$$

wobei F der kürzesten Latenz von ca. 10 F-Wellen, M der kürzesten M-Wellen-Latenz und 1 der geschätzten Verzögerung (in ms) am α-Motoneuron für die antidrome Aktivierung entspricht. In der Praxis wird der Bestimmung über die F-Wellen-Latenz häufig die Bestimmung durch magnetische Reizung der Nervenwurzeln vorgezogen. Dabei ist zu beachten, dass die Axone des spinalen Motoneurons durch den Magnetreiz jedoch erst im Foramen intervertebrale, d. h. distal des Austritts aus dem Rückenmark, erregt werden. Diese Strecke ist im zervikalen Bereich kurz, folglich ist die intraspinale Leitungszeit gering (ca. 1,3 ms), also ebenso der daraus resultierende Fehler. Im lumbalen Abschnitt ist aber der intraspinale Verlauf der Wurzeln vor dem Eintritt in das Foramen intervertebrale u. U. mehrere Zentimeter lang, sodass die periphere Leitzeit durch magnetische Wurzelstimulation deutlicher (um ca. 3–4 ms) unterschätzt wird. Folglich kommt es zu einer Über-

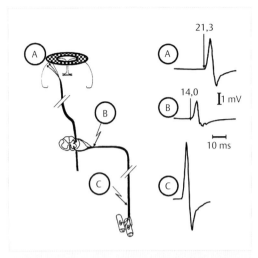

Abb. 6.6 Die fraktionierte Reizung zur Bestimmung von zentralmotorischer Leitungszeit und relativer MEP-Amplitude.

- A Transkranielle Magnetstimulation des motorischen Kortex. Die kortikomuskuläre Leitungszeit KML beträgt im Beispiel (Ableitung vom M. interosseus dorsalis I) 21,3 ms, die MEP-Amplitude beträgt 9 mV.
- B Magnetische Stimulation der proximalen Nervenwurzeln in Höhe des Foramen intervertebrale. Die periphere motorische Leitungszeit PML beträgt 14,0 ms. Die Berechnung der zentralmotorischen Leitungszeit ergibt in diesem Fall 7,3 ms.
- C Die peripher-elektrische Stimulation des N. ulnaris löst eine M-Antwort mit einer Amplitude von 16 mV aus. Bei einer MEP-Amplitude von 9 mV ergibt sich rechnerisch eine relative MEP-Amplitude (MEP%) von 56 %.

schätzung der ZML besonders für die zentralmotorischen Bahnen zu den unteren Extremitäten. Diese Umstände führen besonders dann zu einer Verfälschung der Ergebnisse der Untersuchung, wenn die Nervenwurzeln durch lokale Veränderungen der Erregbarkeit (z. B. durch einen entzündlichen Prozess) nicht am Eintritt in das Foramen intervertebrale, sondern distal oder proximal davon stimuliert werden.

Merke

Die MEP-Amplitude wird normiert (MEP%) auf die nach supramaximaler peripher-elektrischer Stimulation erhaltene M-Antwort.

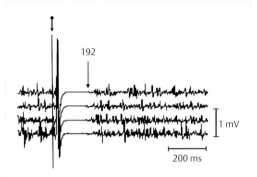

Abb. 6.7 Kontralaterale „silent period". Bei leichter Vorspannung folgt dem durch TMS ausgelösten MEP eine Innervationspause („silent period"). Deren Dauer wird vom Zeitpunkt des Magnetpulses bis zum Wiedereinsetzen der motorischen Willküraktivität gemessen und beträgt im Beispiel 192 ms (↓). Es sind 4 Durchgänge dargestellt, um die Reproduzierbarkeit der „silent period" zu dokumentieren. Pfeil mit Punkt: Zeitpunkt der Auslösung der magnetischen Kortexstimulation.

▶ **Kontralaterale „silent period".** Durch TMS werden neben der direkt im Zielmuskel zu beobachtenden Exzitation auch hemmende Phänomene induziert. Nach dem durch die kortikale Reizung ausgelösten MEP ist beim Gesunden im gleichen Muskel regelmäßig eine elektrische Stille („silent period", ▶ Abb. 6.7) zu registrieren.

Der späte Teil dieser Innervationspause („silent period") wird ausschließlich auf kortikaler Ebene generiert. Die Innervationspause spiegelt dabei die Aktivität kortikaler hemmender Interneurone wider. Sie ist ein von der exzitatorischen Reizantwort weitgehend unabhängiger Parameter, d. h., unter bestimmten Umständen lässt sich eine Innervationspause im vorkontrahierten Muskel beobachten, ohne dass gleichzeitig ein MEP zur Darstellung kommt. Die Innervationspause nimmt, wie das frühe MEP, mit der Stärke des Magnetreizes zu. Im Gegensatz zu diesem ist sie aber oberhalb eines bestimmten Minimalkraftbereichs (5 % der Maximalkraft) von der Vorinnervationsstärke weitgehend unabhängig.

▶ **Ipsilaterale „silent period".** Eine ähnliche inhibierende Wirkung lässt sich ipsilateral zur stimulierten Hemisphäre induzieren (▶ Abb. 6.8). Die ipsilaterale „silent period" hat typischerweise eine Latenz von etwa 30 ms und eine Dauer von ca.

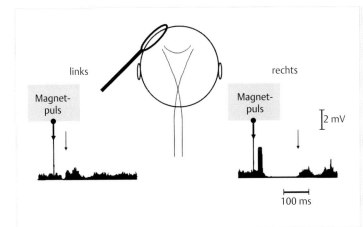

Abb. 6.8 Ipsilaterale „silent period". Das Beispiel zeigt eine linkshemisphärische Kortexstimulation mit Ableitung von den vorgespannten Mm. interossei dorsales I ipsilateral und kontralateral zur stimulierten Hemisphäre. Mittel aus 10 Ableitungen nach Rektifizierung. Kontralateral zur stimulierten Hemisphäre dauert die „silent period" etwa 170 ms. Ipsilateral ist eine wesentlich kürzere „silent period" von ca. 15 ms Dauer zu erkennen. Pfeil mit Punkt: Zeitpunkt der Auslösung der magnetischen Kortexstimulation; ↓: Ende der „silent period".

14 ms. Beispielsweise kommt es nach Stimulation der linken Hemisphäre zu einer Unterbrechung der Willküraktivität im linken kontrahierten Handmuskel. In dieser Situation werden nach Stimulation der linken Hemisphäre über das Corpus callosum Impulse auf inhibitorische Interneurone in der rechten Hemisphäre in der homologen Muskelrepräsentation geleitet. Die ipsilaterale „silent period" ist ein einfach zu erhebender, von der MEP-Antwort unabhängiger Parameter, der Auskunft über den Funktionszustand der transkallosalen Leitung gibt. Sie lässt sich am zuverlässigsten durch eine 8-förmige Spule auslösen, ist aber auch mit der konventionellen Rundspule darstellbar. Bei Verwendung einer Rundspule muss die Spule so weit lateral positioniert werden, dass nur eine Hemisphäre stimuliert wird.

▶ **Kortikobulbäre Bahnen.** Durch TMS lassen sich kortikobulbäre Bahnen stimulieren und MSAP von kontralateral zur Kortexstimulation gelegenen Muskeln, aber auch von ipsilateralen Muskeln ableiten. Durch geeignete Positionierung der Magnetspule lässt sich der N. facialis am Eintritt in den Felsenbeinkanal stimulieren. Da bei elektrischer Fazialisreizung die Stimulation am Austritt aus dem Kanal erfolgt, ermöglicht dieser Umstand eine fraktionierte Leitungsdiagnostik des N. facialis. In ähnlicher Weise können auch andere kortikobulbäre Bahnen untersucht werden. Hierzu wird auf die Spezialliteratur verwiesen.

6.2.4 Pathophysiologie

Schädigungen des Tractus corticospinalis können sich als Verlängerung der ZML und ggf. in einer Verminderung der MEP-Amplitude und Potenzialdispersion zeigen. Es ist wichtig zu beachten, dass verschiedenartige pathologische Affektionen der zentralmotorischen Bahnen zu gleichartigen Schädigungsmustern führen können.

▶ **Komplette und partielle axonale Unterbrechungen.** Komplette axonale Unterbrechungen der kortikospinalen Bahn führen zu einem Ausfall der mit kurzer Latenz ableitbaren kontralateralen Reizantworten. Partielle axonale Unterbrechungen führen zu einer verminderten zeitlichen und räumlichen Summation am spinalen Motoneuron, somit zu einer verzögerten Aktivierung von weniger Motoneuronen, die sich in einer Verlängerung der ZML und Reduktion der relativen MEP-Amplitude zeigt.

▶ **Demyelinisierende Prozesse.** Wenn die Verzögerung durch einen demyelinisierenden Prozess zu einer starken Dispersion der am α-Motoneuron eintreffenden Impulse führt, summieren sich die am α-Motoneuron entstehenden exzitatorischen postsynaptischen Potenziale nicht oder verspätet zu einem überschwelligen Wert auf. Das kontralaterale MEP kann also fehlen, obwohl die Kontinuität des Tractus corticospinalis erhalten ist. Wenn verschiedene Motoneurone zeitlich asynchron erregt werden, können sich die Phasen der über dem Zielmuskel abgeleiteten Potenziale motorischer Einheiten gegenseitig auslöschen, sodass es trotz der Erregung eines großen Anteils der spinalen

81

Motoneurone zu einer Amplitudenreduktion kommt. Wenn die Synchronizität der deszendierenden Aktionspotenziale trotz starker zentraler Leitungsverzögerung erhalten bleibt, kommt ein MEP mit bedeutend verlängerter (mehr als 5 ms) Latenz zustande. Nur in diesem Fall gibt die Art der pathologischen Veränderung Auskunft über die demyelinisierende Natur der zugrunde liegenden Schädigung. Vor allem bei demyelinisierenden Läsionen findet sich eine abnorme Variabilität der zentralmotorischen Leitungszeiten bei konsekutiver Kortexreizung. Bei schwerer Affektion der Pyramidenbahn durch einen kompletten Leitungsblock oder eine axonale Schädigung ist die erforderliche Reizstärke in der Regel erhöht.

▶ **Lokalisierung von Läsionen.** Durch fraktionierte Reizung und Ableitung der ZML zu Zielmuskeln auf verschiedenen segmentalen Höhen und im Seitenvergleich lässt sich der Ort der Störung eingrenzen, weil Potenziale von Zielmuskeln oberhalb des geschädigten Segments normal sind und unterhalb davon gelegene MEP pathologisch verändert sind.

Veränderungen der ZML oder der MEP-Amplitude korrelieren nur schlecht mit klinischen Pyramidenbahnzeichen (Reflexsteigerung, Babinski-Zeichen, Störungen der Feinmotorik, Parese). Demgegenüber korreliert das mit der Triple-Stimulationstechnik feststellbare zentrale Leitungsdefizit hochgradig mit dem Auftreten und der Ausprägung einer Parese im Zielmuskel.

Merke

Verlängerungen und Verkürzungen der kontralateralen „silent period" zeigen eine kortikale Schädigung an, während isolierte Veränderungen der ipsilateralen „silent period" bei Schädigungen des Corpus callosum zu finden sind.

6.3 Akquisition

Die Registrierung der MEP ist von der Mitarbeit der Patienten abhängig. Die Patienten müssen gut vorbereitet und über den „Klick" bei der Stimulation und das Zucken der stimulierten Muskeln aufgeklärt werden.

6.3.1 Reizparameter

Für die magnetische Reizung werden überwiegend monophasische Magnetpulse eingesetzt. Bei der monophasischen Pulskonfiguration kommt es auf die Stromrichtung in der Spule an. ▶ Tab. 6.1 fasst die Reizparameter zusammen.

6.3.2 Registrierparameter

Am Zielmuskel werden 2 Oberflächenelektroden so angebracht, dass die aktive Elektrode (Kathode, Minuspol) über dem Muskelbauch und die inaktive Elektrode (Anode, Pluspol) über einem distal davon gelegenen, elektrisch möglichst inaktiven Gewebe (z. B. der Sehne, dem Fingermittelglied) liegt. Die Erdung erfolgt an der Extremität, an welcher registriert wird. Die Auslösung des Magnetreizes triggert die Aufnahme des EMG-Geräts. Manchmal erweist es sich als zweckmäßig, die Daten ebenfalls eine kurze Zeitspanne (z. B. 100 ms) vor dem Triggerreiz zu speichern, da dadurch eine Kontrolle über die Höhe der Vorinnervation unmittelbar vor dem Magnetreiz möglich ist. Für jeden Muskel werden 4–5 kortikale Stimulationen durchgeführt. ▶ Tab. 6.2 fasst die Registrierparameter zusammen.

Tab. 6.1 Auslösung magnetisch evozierter motorischer Potenziale.

Reizparameter	
Reizstärke	• 1,5-Faches der Schwellenreizstärke
Stromflussrichtung	• im Uhrzeigerrichtung für Stimulation der rechten Hemisphäre • gegen den Uhrzeigersinn für die linke Hemisphäre
Vorinnervation	• 10–20 % der individuellen Maximalkraft
Spulenposition	• Zentrum über Vertex für Handmuskelrepräsentation • ca. 4 cm anterior für Stimulation der Beinmuskelrepräsentation
radikuläre Stimulation	• Spulenzentrum etwa über Vertebra prominens, Reizstärke ca. 80 % • ca. L 5 Reizstärke 70–100 % (angepasst auf individuelle anatomische Gegebenheiten)

Tab. 6.2 Registrierparameter für magnetisch evozierte motorische Potenziale.

Parameter	Empfohlene Werte
Elektrodenanordnung	• Zweikanal (bipolar), aktive Elektrode (Kathode) über Muskelbauch, inaktive Elektrode (Anode) über elektrisch inertem Abschnitt (z. B. Metakarpophalangealgelenk V bei M. abductor digiti minimi oder Tibiavorderkante bei M. tibialis anterior)
Filter	• z. B. 100–2000 Hz
Verstärkung	• z. B. 1 mV/Einheit
Reproduktionen	• 4–5 für MEP • 10 für silent period-Messungen

6.3.3 Praktische Ausführung

▶ **Lagerung und Spulenplatzierung.** Die Untersuchung geschieht am besten am halb liegenden oder am sitzenden Patienten in einem ruhigen Raum. In der klinischen Routine werden überwiegend ringförmige Spulen benutzt. Die Spule wird flach auf dem Kopf bzw. Nacken oder lumbal aufgelegt. Bei der Positionierung auf dem Kopf stimuliert ein Stromfluss durch die Spule im Uhrzeigersinn linksseitige Zielmuskeln. Wenn die Spule umgedreht wird, werden bevorzugt rechtsseitige Zielmuskeln stimuliert.

Bei Verwendung konventioneller Spulen ist die Spule für die Handmuskulatur optimal positioniert, wenn die Spulenmitte über dem Vertex ausgerichtet wird. In dieser Position liegt die Spulenwindung lateral über der kortikalen Handrepräsentation. Für die Stimulation der zentralen Beinrepräsentation muss die Spule um ca. 3–4 cm nach frontal verschoben werden.

Für die magnetische Ermittlung der peripheren motorischen Leitungszeit wird die Spule so über der Wirbelsäule positioniert, dass der obere Teil der Spulenwindung über dem interessierenden Wurzelsegment liegt. Die Latenz der durch radikuläre Stimulation zu erhaltenden Potenziale hängt nicht kritisch von der genauen Spulenposition ab, da der durch das Magnetfeld induzierte Strom im Foramen intervertebrale fokussiert wird. Abschließend wird die maximale M-Antwort durch supramaximale Stimulation des versorgenden peripheren Nervs ermittelt.

▶ **Reizstärke.** Ausgehend von unterschwelligen Werten wird die Stimulatorintensität (in % der maximalen Stimulatorleistung) in Schritten von 5 % so weit erhöht, dass es bei einer hohen EMG-Verstärkung (z. B. 50 µV/Einheit) am ruhenden Muskel zu einer eben sichtbaren Auslenkung der Grundlinie oder zu einer eben sichtbaren Muskelzuckung

kommt (Schwellenreizstärke). Die Stimulation wird dann mit dem 1,5-Fachen dieser Schwellenreizstärke durchgeführt.

▶ **Vorinnervation.** Der Zielmuskel wird bei kortikaler Stimulation leicht tonisch angespannt mit ca. 20 % seiner normalen Maximalkraft. Bei diesem Kraftniveau sind Änderungen der Kraft nur mit kleinen Änderungen der untersuchten Parameter verbunden. Mit schwächerer Vorkontraktion gehen kleinere Veränderungen mit großen Parameteränderungen einher, bei Aufwendung großer Muskelkraft ist die Abgrenzung des Muskelantwortpotenzials von der Hintergrundaktivität zu schwierig (vgl. ▶ Abb. 6.4).

▶ **Ableitung.** An der oberen Extremität wird routinemäßig ein intrinsischer Handmuskel (M. interosseus dorsalis I, M. abductor pollicis brevis, M. abductor digiti minimi) und an der unteren Extremität der M. tibialis anterior oder einer der kleinen Fußmuskeln (M. abductor hallucis, M. extensor digitorum brevis) abgeleitet. Wegen der physiologischen Variabilität der Reizantworten ist die Ableitung von 4–5 MEP erforderlich.

Kortikobulbäre Bahnen – Fazialisdiagnostik

▶ **Kortikale Stimulation.** Die kortikale Stimulation erfolgt mit einer Rundspule, die ca. 2 cm lateral des Vertex platziert wird, damit die Spulenwindung über der lateral des Handmotorkortex gelegenen Gesichtsmuskelrepräsentation liegt. Die Stimulationsintensität wird erhöht, bis keine weitere Latenzabnahme zu beobachten ist. Bei dieser Stimulationsintensität wird die kürzeste KML von 4 Durchgängen gewertet. Die Ableitung der MEP erfolgt seitengetrennt von einem fazialisversorgten Muskel. Der M. orbicularis oculi ist ungeeignet, da die R1-Komponente des gleichzeitig ausgelösten

Blinkreflexes die kortikal evozierte Antwort aufgrund der ähnlichen Latenz (ca. 10 ms) überlagert und deren Abgrenzung erschwert. Bei kortikaler Stimulation ist grundsätzlich eine Vorinnervation des Zielmuskels notwendig.

▶ **Stimulation im Canalis facialis.** Nach der kortikalen Stimulation erfolgt die magnetoelektrische Stimulation des proximalen N. facialis mit einer parietotemporalen Spulenposition. Bei dieser Spulenposition liegt der effektive Reizort des N. facialis nach vergleichenden Stimulationsstudien an seinem Eintritt in das Felsenbein, d. h. im proximalen Abschnitt des Canalis facialis. Aus der Differenz der KML und der peripheren Leitzeit (PML, nach magnetischer Stimulation) kann die ZML ermittelt werden, in die allerdings auch das periphere Segment vom Nucleus facialis bis zum Eintritt in den Felsenbeinkanal mit einfließt.

▶ **Stimulation am Foramen stylomastoideum.** Eine abschließende elektrische Stimulation am Foramen stylomastoideum ist notwendig, da die magnetoelektrische Stimulation des N. facialis keine sichere supramaximale Stimulation ermöglicht, und um eine akzidentelle distale magnetische Stimulation des N. facialis zu erkennen. Aus der Differenz von PML und der durch elektrische Stimulation am Foramen stylomastoideum ermittelten distalen motorischen Latenz (DML) errechnet sich die intrakanalikuläre Leitzeit.

Triple-Stimulationstechnik (TST)

Zur praktischen Durchführung der TST können ein Magnetstimulator mit konventioneller Rundspule und ein EMG-Gerät benutzt werden. Zusätzlich werden für die TST ein externer Zeitgeber mit mindestens 2 Ausgängen und – je nach Programmierbarkeit des internen Stimulators des EMG-Geräts – 1 oder 2 externe elektrische Nervenstimulatoren benötigt. Für bestimmte Geräte wird vom Hersteller eine fertige Implementierung der TST angeboten.

Es wird eine Abfolge von 3 Stimuli verwendet, wobei die zeitlichen Intervalle der Stimuli den individuellen Leitzeiten angepasst werden. Der erste Stimulus repräsentiert die transkranielle Hirnstimulation. Er wird gefolgt von zwei supramaximalen Stimuli des den Zielmuskel versorgenden Nervs. Von diesen wird der erste distal, der zweite proximal gegeben. Für die Untersuchung des M. abductor digiti minimi werden die peripheren Stimuli am N. ulnaris im Bereich des Handgelenks und über dem Armplexus (Erb-Punkt) gegeben. Durch diese Reizkonfiguration wird erreicht, dass genau dieselben Neurone, welche anfänglich durch den Hirnstimulus erregt wurden, durch die Kollisionen synchronisiert werden. Die TST-Testkurve muss mit einer Kontrollkurve kalibriert werden, bei welcher die Triple-Stimulation gänzlich im peripheren Abschnitt ausgeführt wird. Der Hirnstimulus wird dabei durch einen Stimulus am Erb-Punkt ersetzt (Reizabfolge: Erb – Handgelenk – Erb). Es wird dann der Größenquotient von Testkurve und Kontrollkurve berechnet („TST-Amplitudenquotient" bzw. „TST-Flächenquotient"). Dieser Quotient entspricht dem prozentualen Anteil der Motoneurone, welche durch den Hirnstimulus erregt wurden, und beträgt beim Gesunden für den M. abductor digiti minimi nahezu 100 %.

Kortikale interneuronale inhibitorische Aktivität

Die ipsilaterale und kontralaterale „silent period" kann in einem eigenen Untersuchungsgang oder aber in Verbindung mit der Bestimmung der ZML bestimmt werden. In letzterem Fall muss das Aufzeichnungsgerät über eine Speichereinrichtung verfügen, damit Abschnitte der aufgezeichneten Potenzialänderungen bei unterschiedlicher Zeitbasis getrennt ausgewertet werden können.

Tipp

Die Länge der Innervationspause ist gelegentlich bei nicht voll kooperationsfähigen Patienten oder unter pathologischen Bedingungen außerordentlich variabel, sodass 10 Durchgänge für jeden Zielmuskel anzustreben sind.

6.4 Analyse

6.4.1 Auswerteparameter

Neben der Latenz wird die Amplitude ermittelt und die Wellenform beschrieben. Die Amplituden werden normiert auf die durch supramaximale peripher-elektrische Reizung ermittelte maximale M-Antwort (MEP%). Die zentrale Leitungszeit wird, wie oben angegeben, als Differenz der Latenz nach kortikaler und magnetischer zervikaler bzw.

lumbaler Stimulation – alternativ nach der F-Wellen-Methode – berechnet.

▶ **Reproduzierbarkeit.** Die MEP sind physiologischerweise variabel hinsichtlich Latenz, Amplitude und Potenzialkonfiguration. Durch eine leichte Vorinnervation lässt sich die Variabilität minimieren.

▶ **Latenz und Amplitude.** Es wird die kürzeste Latenz der abgeleiteten Potenziale bestimmt. Die Potenzialamplitude wird vom ersten Maximum zum ersten Minimum bestimmt. Es wird die größte der 4–5 MEP-Amplituden für die Bewertung herangezogen.

▶ **Kontralaterale „silent period".** Die Dauer wird vom Zeitpunkt der Reizapplikation bis zum Wiederbeginn der Willküraktivität bestimmt. Auch andere Verfahren (z. B. die Zeit vom Beginn des Muskelaktionspotenzials bis zum Ende der Innervationspause oder die Zeitspanne vom Ende des Muskelaktionspotenzials) sind gebräuchlich. Es gilt der Mittelwert (alternativ: Median) aller gemessenen Durchgänge.

▶ **Ipsilaterale „silent period".** Latenz und Dauer lassen sich am zuverlässigsten nach Mittelung und Rektifizierung von 10 Durchgängen bestimmen.

6.4.2 Normalwerte

Normalwerte zeigen bei gleicher Technik eine erstaunlich hohe Übereinstimmung. Dennoch sollten in jedem Labor eigene Normalwerte erhoben werden. Die im Anhang (Kap. 20, ▶ Tab. 20.5) wiedergegebenen Werte repräsentieren eine Zusammenstellung aus verschiedenen fremden und eigenen, publizierten und unpublizierten Untersuchungen.

6.4.3 Physiologische Einflüsse

▶ **Alter und Körpergröße.** Die ZML nimmt mit steigendem Lebensalter zu, ebenso mit der Körpergröße. Der Einfluss der Körpergröße ist besonders bei der Bewertung der ZML zu den unteren Extremitäten zu beachten, während die ZML zu den oberen Extremitäten nur gering von der Körpergröße beeinflusst wird.

▶ **Medikamente.** Zahlreiche zentralnervös wirkende Medikamente setzen die Erregbarkeit des motorischen Systems herab. Hierzu zählen vor allem Benzodiazepine und andere sedierende Medikamente.

6.4.4 Fehlerquellen

▶ **Schlechte Reproduzierbarkeit.** Unzureichend reproduzierbare MEP werden häufig durch eine wechselnde Vorspannung des Patienten bereits bei der Ermittlung der Schwellenreizstärke verursacht. Der Patient sollte ruhig und entspannt gelagert werden. Bei nicht herstellbarer Entspannung und bei komatösen Patienten muss gelegentlich hilfsweise eine feste Stimulationsreizstärke (z. B. 70–80 % der maximalen Stimulatorleistung) verwendet werden.

▶ **Geringe Potenzialamplitude.** Durch eine Atrophie des Zielmuskels wird die Interpretation der Ergebnisse in Hinsicht auf eine Affektion zentraler Abschnitte der motorischen Bahn eingeschränkt. Zum Beispiel kann es bei Vorderhornschädigungen vorkommen, dass lediglich eine einzelne motorische Einheit erhalten ist. In diesem Fall kann aus einer verlängerten ZML nicht geschlossen werden, dass zusätzlich eine zentrale Schädigung vorliegt.

▶ **Fazialisdiagnostik.** Bei zu tiefer Spulenposition und bei zu hoher Reizstärke kann der N. facialis nach dem Austritt aus dem Felsenbein magnetisch stimuliert werden. Bei einer idiopathischen Fazialisparese kann der Nerv an dieser Stelle noch stimulierbar sein, obwohl er am Eintritt in den Felsenbeinkanal nicht oder nur stark vermindert erregbar ist. Dies kann jedoch an einer zu kurzen Latenz erkannt werden, die mit der bei elektrischer Stimulation des distalen N. facialis am Foramen stylomastoideum gefundenen Latenz übereinstimmt. In diesem Fall muss die Spulenposition verändert und ggf. die Reizstärke reduziert werden.

6.5 Interpretation

6.5.1 Normalbefund

Die Normalwerte für die ZML sind ▶ Tab. 20.5 in Kap. 20 zu entnehmen. Die MEP-Amplituden der kleinen Handmuskeln sind normal, wenn sie 15 % der M-Antwort nicht unterschreiten. Für den M. tibialis anterior gilt ein Wert von 10 % der M-Antwort noch als normal. Die Dauer der kontralateralen „silent period" weist einen sehr weiten Normbereich auf. An den kleinen Handmuskeln sind Werte zwischen 140 ms und 260 ms als normal zu betrachten. Für die Fazialisdiagnostik wird auf ▶ Tab. 20.5 in Kap. 20 verwiesen.

Die Triple-Stimulationstechnik weist einen sehr engen Normbereich auf, was die Sensitivität der Methode für die Detektion zentraler Leitungsdefizite stark erhöht.

6.5.2 Grenzbefund

Liegen sämtliche Standardwerte im Normbereich, können davon abweichende Werte Anhaltspunkte für eine subtile Schädigung der zentralen motorischen Bahnen bieten.

Im Seitenvergleich können Unterschiede der ZML als pathologisch bewertet werden, wenn sie an den oberen Extremitäten 1,5 ms und an den unteren Extremitäten 2 ms überschreiten. Die Seite mit der längeren Latenz ist die pathologische. Amplitudenunterschiede der MEP% gelten als pathologisch, wenn eine Seite weniger als 50 % der MEP der anderen Seite erreicht.

Wenn die Seite mit der höheren Reizschwelle die andere Seite um mehr als 20 % der maximalen Stimulatorleistung übersteigt, ergibt sich ein Hinweis auf eine zentralmotorische Schädigung. Wegen der großen Breite des Normalbereichs sind Unterschiede der „Silent-Period"-Dauer von mehr als 40 ms als krankhaft zu bewerten. Hierbei ist jedoch nicht in jedem Fall klar, ob die pathologische Veränderung auf der Seite mit der kürzeren oder der längeren Dauer vorliegt.

6.5.3 Pathologische Befunde

Pathologische Befunde liegen dann vor, wenn die Normbereiche verlassen werden, wobei individuell wirksame potenzielle Einflussgrößen (Körpergröße etc.) berücksichtigt werden müssen. Aus der Potenzialkonfiguration ergeben sich ebenfalls pathologische Befunde, wenn eine zeitliche Potenzialdispersion vorliegt. Allerdings existieren nur für wenige Zielmuskeln Normalwerte, sodass sich die Bewertung oft auf Erfahrungswerte beziehen wird und damit schlechter objektiv überprüfbar ist.

6.6 Befundbeispiele nach Läsionen und Pathophysiologie

6.6.1 Demyelinisierende Erkrankungen – Multiple Sklerose

Bei sicherer MS finden sich nach TMS in bis zu 80 % der Fälle Verlängerungen der ZML und eine Minderung der relativen MEP-Amplitude. Eine deutlich vermehrte Potenzialdispersion (▶ Abb. 6.9) ist oft Frühzeichen einer demyelinisierenden Affektion zentralmotorischer Bahnen. Höhergradige Verlängerungen der ZML bei gut erhaltener Potenzialkonfiguration und geringer Variabilität des MEP-Beginns werden in chronischen Stadien der MS bei gut zurückgebildeter Symptomatik beob-

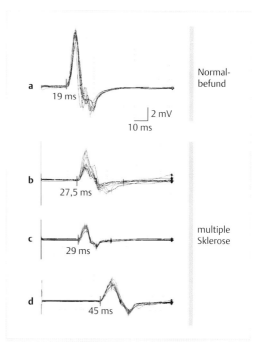

Abb. 6.9 Multiple Sklerose. Je 10 überlagerte MEP, abgeleitet vom M. interosseus dorsalis I, beginnend mit dem Zeitpunkt der Auslösung des Magnetimpulses – bei einer gesunden Kontrollperson (a) und 3 Patienten mit MS (b–d).

a gesunde Versuchsperson

b erhöhte Amplitudenvariabilität bei mäßiggradig verlängerter Latenz des Potenzials

c erhöhte Amplitudenvariabilität und deutlicher verlängerter Latenz des Potenzials

d normal geringe Amplitudenvariabilität und verlängerte Latenz des Potenzials

achtet. Zielmuskeln der unteren Extremitäten sind besonders betroffen. Durch die TMS lassen sich auch subklinische Störungen aufdecken. Die TMS ist bei der MS zur Überwachung des Krankheitsverlaufs geeignet. Von größerer Bedeutung ist die objektive Erfassung einer klinisch nicht sichtbaren Krankheitsprogression.

Die Erfassung der ipsilateralen „silent period" kann sinnvoll sein, um eine transkallosale Leitungsfunktionsstörung wahrscheinlich zu machen (▶ Abb. 6.10; Quelle: Mit freundlicher Genehmigung von PD Dr. A. Wolters, Rostock). Bei MS-Patienten kann der Beginn der transkallosal vermittelten Inhibition verzögert und ihre Dauer verlängert sein. Nicht selten fehlt die ipsilaterale „silent period" gänzlich. Solche Ergebnisse sind

u. U. schwierig von einem methodisch bedingten Problem abzugrenzen. Eine signifikante Korrelation zu klinischen motorischen Ausfällen findet sich nicht. Die TMS ist unter den evozierten Potenzialen die sensitivste Methode zum Nachweis demyelinisierender Affektionen im zentralen Nervensystem.

6.6.2 Axonale Erkrankungen – Amyotrophe Lateralsklerose

Die TMS kann eine subklinische Beteiligung des ersten Motoneurons durch eine Verlängerung der ZML, eine Erhöhung (in frühen Erkrankungsstadien auch Verminderung) der Schwellenreizstärke oder durch eine Potenzialdispersion aufdecken (▶ Abb. 6.11).

6.6.3 Zervikale Myelopathie

Die Kompression des Rückenmarks führt zu segmentalen Verlangsamungen. Oft besteht gleichzeitig eine Kompression segmentaler Wurzeln. Je nachdem, ob eine Wurzel lateral oder medial komprimiert wird, können sich bei magnetischer Wurzelreizung scheinbare Verlängerungen der ZML ergeben. Pathophysiologisch können axonale Unterbrechungen und fokale Demyelinisierungen vorhanden sein. Durch die Bestimmung der ZML zu Muskeln verschiedener Myotome lässt sich die segmentale Höhe des pathologischen Prozesses bestimmen.

6.6.4 Schlaganfall

Pathophysiologisch liegen in der Hauptsache axonale Schädigungen vor. Allerdings kommt es insbesondere bei mikroangiopathischen Erkrankungen auch zu fokalen Demyelinisierungen. Sind durch die TMS bereits kurz nach dem Ereignis MEP-Antworten gut auslösbar, gilt dies als ein Zeichen einer guten Prognose. Bei Neglect-Störungen sind häufig Verlängerungen der kontralateralen „silent period" zu finden, die auch in Abwesenheit von Veränderungen der MEP auftreten können. Verkürzungen der „silent period" sind Ausdruck einer Schädigung lokaler inhibitorischer Interneurone im primär motorischen Kortex und sind mit einem erhöhten Risiko für das Auftreten fokaler Anfälle assoziiert (▶ Abb. 6.12, Quelle: Kessler et al. Neurology 2002).

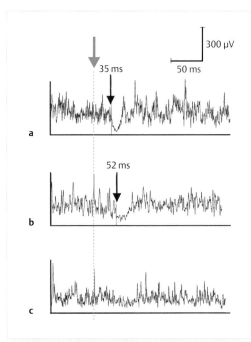

Abb. 6.10 Multiple Sklerose. Mittel aus 10 Ableitungen nach Rektifizierung, abgeleitet vom M. interosseus dorsalis I. Grüner Pfeil: Zeitpunkt der Auslösung der magnetischen Kortexstimulation; ↓: Ende der ipsilateralen „silent period".

a Ipsilaterale „silent period" bei einer gesunden Versuchsperson. Scharfer Beginn und klar abgrenzbare Dauer.

b Ipsilaterale „silent period", abgeleitet vom M. interosseus dorsalis I bei einem Patienten mit MS. Verzögerter Beginn.

c Bei einem 2. Patienten mit MS Fehlen der ipsilateralen „silent period".

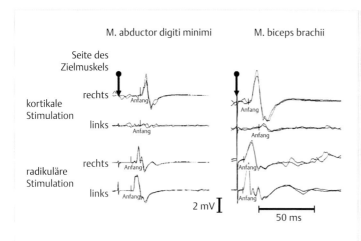

Abb. 6.11 Amyotrophe Lateralsklerose. 52-jähriger Patient mit Feinmotorikstörung und leichter zentraler Parese der linken Hand ohne Nachweis von Muskelatrophien. Zwei überlagerte Ableitungen vom M. abductor digiti minimi und M. biceps brachii. Nach kortikaler Stimulation sind von den Muskeln des linken Arms amplitudenreduzierte MEP mit verzögertem Beginn und disperser Potenzialkonfiguration (M. abductor digiti minimi) ableitbar. Die radikuläre Stimulation zeigt eine regelrechte Potenzialkonfiguration und Latenz; Pfeil mit Punkt: Zeitpunkt der Auslösung der magnetischen Kortexstimulation.

▶ **Vorteile der TST.** In allen Fällen weist die Triple-Stimulation eine weitaus größere Sensitivität hinsichtlich des Nachweises eines zentralen Leitungsdefizits auf als die konventionelle Methode. Der Vorteil der Triple-Stimulation macht sich besonders bei der höheren Nachweiswahrscheinlichkeit für die Beteiligung des ersten Motoneurons bemerkbar: In diesem Fall ist die Triple-Stimulation doppelt so sensitiv wie die konventionelle Methode. Am geringsten ist der Vorteil bei der Diagnostik der zervikalen Myelopathie. Trotz ihrer großen Vorteile hat sich die Triple-Stimulationstechnik wegen des größeren apparativen Aufwands und der Schmerzhaftigkeit der Technik bisher noch nicht weit verbreitet.

6.7 Indikationen

6.7.1 Allgemeines

Eine normale TMS-Untersuchung schließt eine schwere Störung der zentralen kortikospinalen Bahnen zum Zielmuskel aus. Pathologische Befunde im Sinne einer Leitungsverzögerung können jedoch bei psychogenen Paresen gefunden werden, wenn eine Vorinnervation nicht zustande kommt.

Merke

Für die Prognosebeurteilung bei komatösen Zuständen und zur Feststellung des Hirntodes ist die Methode nicht geeignet.

Abb. 6.12 Schlaganfall. 60-jährige Patientin nach linkshemisphärischem Infarkt. 2 Monate nach dem Infarkt traten mehrere einfach fokale motorische Anfälle (rechte untere Extremität) auf. Überlagerte Ableitungen von den Mm. interossei dorsales I. und Mm. tibialis anterior der gesunden ipsiläsionellen und der betroffenen kontraläsionellen Extremitäten (unterschiedliche Vergrößerungen). Deutliche Verkürzung der „silent period" vom M. tibialis anterior rechts. Geringgradige Verlängerung der „silent period" vom M. interosseus dorsalis I rechts.

6.7.2 Fazialisdiagnostik

In der Frühphase einer idiopathischen Fazialisparese kann der Nerv im Verlauf des Canalis facialis unerregbar sein, während sich bei elektrischer Stimulation am Foramen stylomastoideum noch ein Potenzial auslösen lässt.

6.7.3 Kontraindikationen

In äußerst seltenen Fällen ist bei Patienten mit bekannter Epilepsie ein epileptischer Anfall ausgelöst worden. Diese Patienten sollten daher von einer Untersuchung mit TMS ausgeschlossen werden. Eine weitere Kontraindikation sind Metallimplantate, besonders im Kopfbereich. Als Beispiel seien Innenohrimplantate oder Herzschrittmacher genannt (▸ Tab. 6.3). Auch Metallpartikel in Spulennähe, wie z. B. Aneurysmaclips, könnten theoretisch disloziert werden, wenn sie aus diamagnetischem Metall bestehen. Gegenstände des alltäglichen Lebens (z. B. Magnetkarten und Mobiltelefone) können durch das Magnetfeld unbrauchbar gemacht werden.

Tab. 6.3 TMS-Untersuchung.

Kontraindikationen
• Epilepsie
• implantierte elektronische Geräte: Herzschrittmacher, Kochleaimplantat, tiefe Hirnstimulation, Rückenmarkstimulation, Pumpensysteme u. ä.
• Metallteile im Schädel
• instabile Wirbelsäule (für magnetische radikuläre Reizung)
• Schwangerschaft

6.8 Probleme: Was tun?

6.8.1 Patient

Die Untersuchung mit der TMS ist mehr als bei anderen Modalitäten der evozierten Potenziale angstbesetzt. Die daraus resultierende Verspannung ist häufiger Ursache für die fehlerhafte Bestimmung der motorischen Reizschwelle. Die Stimulation der Muskelrepräsentation der unteren Extremitäten erfordert häufig höhere Reizstärken als die der oberen Extremitäten, und die Auffindung der optimalen Spulenposition ist schwieriger. Die Stimulation der lumbalen Nervenwurzeln erfordert gelegentlich, besonders bei älteren Patienten und erheblicher Adipositas, maximale Reizstärken. Bisweilen sind die lumbalen Wurzeln durch Magnetstimulation nicht stimulierbar. In diesem Fall muss auf die F-Wellen-Technik ausgewichen werden.

Wenn das Niveau der Vorinnervation nicht unmittelbar auf dem Bildschirm sichtbar zu machen ist, kann es dem Patienten durch geeignete akustische Verstärkung vermittelt werden.

6.8.2 Gerät

Ein niedriger Übergangswiderstand (unter $5 k\Omega$) kann durch geeignete Vorbereitung der Haut mit Entfettung und Aufrauung erreicht werden. Auf eine geeignete Erdung mit einer ausreichend dimensionierten und genügend angefeuchteten Elektrode ist zu achten. Die Erde sollte immer zwischen Ableitelektrode und Stimulationsort platziert werden. Während längerer Untersuchungsgänge empfiehlt es sich, die Erdungselektrode zwischenzeitlich erneut anzufeuchten.

7 Kognitive Potenziale (ereigniskorrelierte Potenziale EKP)

J. Rüsseler, T. Münte

7.1 Einleitung

Definition

Ereigniskorrelierte Potenziale
Ereigniskorrelierte Potenziale (EKP) sind reizevozierte Spannungsveränderungen des Gehirns, die von der Kopfoberfläche abgeleitet werden können und zeitlich an sensorische, motorische oder kognitive Prozesse gekoppelt sind.

Die elektrischen Signale werden direkt mit den Informationsverarbeitungsprozessen, die im Gehirn ablaufen, in Beziehung gesetzt. EKP haben sich als sehr hilfreich bei der Erforschung von Informationsverarbeitungsdefiziten bei neurologischen und psychiatrischen Erkrankungen erwiesen, wenngleich ihre Verbreitung in der Klinik eher gering ist. Dabei haben sie gegenüber anderen Methoden den Vorteil, dass sie während der Informationsverarbeitung erhoben werden und nicht nur das Ergebnis des Informationsverarbeitungsprozesses abbilden wie z. B. Reaktionszeiten und Fehlerraten. Dies ermöglicht auch die Aufdeckung kompensatorischer Verarbeitungsstrategien.

Im Vergleich zu bildgebenden Verfahren wie funktioneller Magnetresonanztomografie (fMRT) oder Positronenemissionstomografie (PET) haben EKP eine genauere zeitliche Auflösung, die allerdings mit einer geringeren räumlichen Auflösung einhergeht. Im Folgenden wird zunächst die Methodik des EKP dargestellt. Anschließend werden einige wichtige EKP-Komponenten beschrieben und klinische Anwendungsperspektiven vorgestellt.

7.2 Methodik

7.2.1 Akquisitionsparameter

EKP werden üblicherweise mit Elektrodenhauben von mindestens 20 Kopfelektroden abgeleitet. Die Verstärkereinstellungen (Abtastrate, Filter) sind von der jeweiligen Fragestellung abhängig. Da relativ langsame Potenziale im Mittelpunkt stehen,
wird die untere Grenzfrequenz meist deutlich tiefer als für die klinische EEG-Untersuchung gewählt. Häufig verwendete Parameter sind eine Abtastrate von 250 Hz, ein 0,1–70-Hz-Bandpassfilter mit 12 dB/Oktave sowie ein enger 50-Hz-Notch-Filter.

7.2.2 Referenzelektrode

Die Position der Referenzelektrode ist vom verwendeten Stimulationsparadigma abhängig. Üblich sind der linke und/oder rechte Processus mastoideus, die Nasenspitze oder die Position Cz am Vertex. Gelegentlich wird auch eine „Average"-Referenz verwendet: Dabei wird das EEG-Signal an einer Elektrode relativ zum mittleren Signal aller anderen Elektroden registriert. Dadurch werden eng lokalisierbare EKP-Komponenten besser sichtbar. Es ist sinnvoll, alle aktiven Elektroden gegen *eine* Referenzelektrode zu registrieren. Die gängigen Softwareprogramme für die Datenanalyse ermöglichen für die Offline-Darstellung in der Regel verschiedene Möglichkeiten der Referenzierung.

7.2.3 Artefaktkorrektur

Ein schwerwiegendes Problem für die EKP-Untersuchung stellen Störeinflüsse dar, die nicht dem Gehirn zuzurechnen sind. Dabei kann zwischen biologischen (z. B. Hautleitfähigkeit) und externen Artefakten (z. B. schlecht sitzende Elektroden) unterschieden werden.

Technische Artefakte können durch Sorgfalt bei der Datenerhebung weitgehend vermieden werden. Biologische Artefakte, die zeitlich nicht an die Stimuluspräsentation gekoppelt sind, werden wie Rauschen behandelt und verschwinden durch den Mittelungsprozess (z. B. Muskelaktivität). Außerdem liegt die Muskelaktivität in einem hohen Frequenzbereich (> 50 Hz), sodass sie durch die Wahl geeigneter Filter beseitigt werden kann (die interessierenden EKP liegen in einem Frequenzbereich von über 1 Hz bis 15 Hz).

Für Artefakte, die durch Augenbewegungen und Lidschläge hervorgerufen werden, existieren verschiedene Korrekturverfahren, die offline angewendet werden können. Diese beruhen darauf, dass zunächst ein gemitteltes Artefaktsignal gebildet und dieses mit korrelationsstatistischen Methoden aus dem artefaktbehafteten EEG subtrahiert wird.

Ein weit verbreitetes Vorgehen ist der vollständige Ausschluss von artefaktbehafteten Epochen aus der weiteren Auswertung, d. h., artefaktbehaftete Epochen gehen nicht in die Mittelung ein. Dabei wird ein Artefakt üblicherweise durch Überschreiten der maximalen Amplitudenspannweite in einem Kanal für eine Epoche definiert (üblicher Wert: ± 100 μV). Zu diesem Zweck werden das horizontale und das vertikale Elektrookulogramm (EOG) simultan mit abgeleitet. Das EOG wird dann für die Artefakterkennung verwendet.

7.2.4 Mittelung

Die Mittelung wird relativ zum Zeitpunkt der Reizpräsentation oder relativ zum Zeitpunkt der Reaktionsausführung vorgenommen. Dazu wird aus dem EEG jeweils eine Epoche um das entsprechende Ereignis herausgeschnitten. Typischerweise verwendet man eine Epochenlänge von 100 ms vor dem Ereignis bis 900 ms nach dem Ereignis, wobei die mittlere Amplitude während der Prästimuluszeit als Referenz verwendet wird („Baseline"). Diese Epochen werden dann für die Artefaktkorrektur verwendet und anschließend für die unterschiedlichen Stimulustypen des Paradigmas getrennt gemittelt.

7.3 EKP-Komponenten

▶ Abb. 7.1 zeigt ein idealisiertes, auditorisch stimuliertes EKP. Die Gipfel (I–VI) in den ersten 10 ms zeigen Hirnstammpotenziale, auf die hier nicht weiter eingegangen wird (s. Kap. 4), da sie durch psychologische Manipulationen (mit wenigen Ausnahmen) nicht beeinflussbar sind. Auch die folgenden Gipfel (N_0, P_0, N_a, P_a, N_b) sind für kognitive Fragestellungen wenig ergiebig. Die „Vertex-Potenziale" (P1, N1, P2) enthalten noch Anteile, die nicht von psychologischen Variablen, sondern von physikalischen Eigenschaften des auslösenden Reizes abhängen, werden aber auch durch Aufmerksamkeitsprozesse verändert. Darauf folgen die aufgabenbezogenen Komponenten wie beispielsweise N2, P3a, P300/P3b und die „negative difference" (Nd). Bei visueller bzw. somatosensibler Stimulation lassen sich ebenfalls charakteristische Komponenten beschreiben, wobei zu beachten ist, dass trotz identischer Benennung (z. B. P1, N1) unterschiedliche funktionelle Korrelate und unterschiedliche neuronale Generatoren vorliegen.

▶ **Notationen.** Man unterscheidet 2 unterschiedliche Notationen bei der Benennung der EKP-Komponenten. Die erste Notation benennt die Komponenten nach der *Auftretensreihenfolge*, d. h., die erste positive Komponente wird als P1, die zweite positive Komponente als P2 bezeichnet usw.

Die 2. Notation verwendet die *Latenz* der maximalen Amplitude (sog. Gipfellatenz, „peak latency") und ein P bzw. N zur Indizierung der Polarität. P300 bezeichnet also eine positive Komponente, die ihr Maximum typischerweise bei 300 ms nach der Reizdarbietung aufweist. Allerdings kann bei komplexen Reizen und bei visueller Darbietung die Latenz der P300 deutlich später (bis zu etwa 500 ms) liegen. Trotzdem wird sie auch bei späterem Auftreten aufgrund der ähnlichen Topografie (Verteilung auf der Kopfoberfläche) und ihrer funktionellen Bedeutung (s. u.) noch als P300 bezeichnet.

Die funktionelle Bedeutung einer Komponente spielt also bei ihrer Benennung ebenfalls eine Rolle. Die Verbindung zum Zeitpunkt ihres Auftretens darf also nicht als zwingend angesehen werden. Dieses Vorgehen erscheint durchaus sinnvoll, da bei Defiziten in der Informationsverarbeitung einzelne Komponenten zeitlich verzögert auftreten können, obwohl sie denselben Informationsverarbeitungsprozess reflektieren.

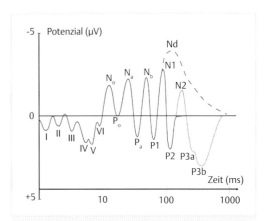

Abb. 7.1 Idealisierte Darstellung eines auditorisch stimulierten, ereigniskorrelierten Potenzials. Die Skalierung der Zeitachse ist logarithmisch.

▶ **Endogene/exogene Komponenten.** EKP-Komponenten, deren Charakteristika von physikalischen Eigenschaften des evozierenden Reizes abhängen, werden als exogene oder sensorische Komponenten bezeichnet, während endogene Komponenten von der Art der Stimulusverarbeitung durch den Probanden abhängen (z. B. Aufmerksamkeit, Aufgabenrelevanz des Reizes). Exogene Komponenten haben üblicherweise eine Latenz von bis zu 100 ms, während endogene Komponenten im Bereich von etwa 100 ms bis 2000 ms auftreten.

Für die Untersuchung von kognitiven Prozessen sind vor allem die endogenen Komponenten interessant. Dabei wird eine EKP-Komponente als der elektrokortikale Niederschlag eines spezifischen Verarbeitungsprozesses angesehen. Traditionell werden dazu 2 Grundannahmen gemacht:

- Die Informationsverarbeitung läuft seriell ab (in dem Sinne, dass jede Komponente einen Schritt in der Informationsverarbeitung reflektiert).
- Jedem Potenzialgipfel auf der Zeitachse kann ein bestimmter Verarbeitungsschritt zugeordnet werden.

Cave

Dieses Verständnis muss heute zumindest teilweise als überholt gelten, da viele Informationsverarbeitungsprozesse im Gehirn keinesfalls seriell, sondern vielmehr parallel ablaufen. Somit muss beachtet werden, dass sich viele Komponenten überlappen können.

7.4 EKP-Kennwerte

EKP-Komponenten werden durch ihre Amplitude, Latenz, Topografie sowie durch die experimentellen Manipulationen, die diese Kennwerte beeinflussen, charakterisiert. ▶ Abb. 7.2 stellt die EKP-Kennwerte, die für die statistische Datenanalyse üblicherweise verwendet werden, zusammenfassend dar. Die *Gipfelamplitude* („peak amplitude") und die *Gipfellatenz* („peak latency") werden üblicherweise bei Komponenten verwendet, die einen leicht zu identifizierenden Gipfel haben. Das ist gewöhnlich bei den frühen Komponenten (bis ca. 250 ms) sowie bei der P300 der Fall. Bei Komponenten, die eine breite Morphologie aufweisen, wird dagegen die *mittlere Amplitude* in dem interessierenden Zeitbereich gebildet. Gelegentlich

wird auch die „Peak-to-peak"-Amplitude verwendet, die die Amplitude zwischen 2 aufeinanderfolgenden Maxima angibt.

7.5 Ereigniskorrelierte Potenziale und Reizparadigmen

7.5.1 P1/N1/P2/N2 visuell

In der visuellen Modalität werden die exogenen Komponenten nach ca. 100 ms durch endogene, aufmerksamkeitssensitive Komponenten überlagert (P1 nach 80–120 ms, N1 nach 160–200 ms). Diese beiden Komponenten werden meist im Zusammenhang mit der Lichtkegel-Metapher aus der Aufmerksamkeitsforschung interpretiert und repräsentieren somit Prozesse räumlicher Aufmerksamkeit.

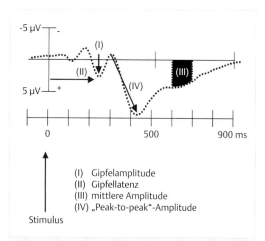

Abb. 7.2 Ausgewählte EKP-Kennwerte zur statistischen Datenanalyse.

- I: Gipfelamplitude im Zeitbereich 200–300 ms nach Reizdarbietungsbeginn.
- II: Gipfellatenz; Latenz (in ms) der maximalen negativen Gipfelamplitude im Zeitbereich 200–300 ms nach Beginn der Reizdarbietung.
- III: Die schwarze Region gibt die Fläche an, die man erhält, wenn das Integral unter der EKP-Kurve im Zeitbereich 600–700 ms gebildet wird. Die mittlere Amplitude im Zeitbereich 600–700 ms wird berechnet, indem die integrierte Amplitude durch die Länge des Zeitintervalls geteilt wird.
- IV: Die „Peak-to-peak"-Amplitude wird berechnet, indem die Differenz der beiden betrachteten Gipfel (in µV) gebildet wird.

▶ **Visuell-räumliche Aufmerksamkeit.** Visuell-räumliche Aufmerksamkeit kann beispielsweise untersucht werden, indem rechts und links von einem zentralen Fixationspunkt Rechtecke für kurze Zeit dargeboten werden. Die Aufgabe der Versuchsteilnehmer besteht darin, auf gelegentlich gezeigte, etwas kleinere Rechtecke (Zielreize) mit Tastendruck zu reagieren. Dabei werden sie gebeten, nur auf Zielreize zu antworten, die auf einer vorher festgelegten Seite auftreten. In mehreren aufeinanderfolgenden Blöcken muss dabei zunächst die linke, später die rechte Seite beachtet werden. Die EKP für Standardreize auf der beachteten Seite werden mit den EKP der gleichen Seite verglichen, wenn diese nicht beachtet werden soll. Die verglichenen Reize unterscheiden sich also physikalisch nicht, sondern sind nur hinsichtlich der Aufmerksamkeit, die ihnen zugewendet wird, verschieden. Typischerweise findet man eine Abfolge von EKP-Komponenten, die für beachtete Reize ca. 50–200 ms nach Reizpräsentation eine größere Amplitude aufweisen als für unbeachtete Reize (P1: 80–120 ms; N1: 160–200 ms; P2; N2; ▶ Abb. 7.3). Diese Komponenten lassen sich an parietookzipitalen Ableitpositionen registrieren. Ihre Skalptopografie ist für Reize an der beachteten und an der nicht beachteten Lokalisation identisch.

In mehreren Studien mit funktionellen bildgebenden Methoden wie PET und fMRT sowie mit Quellenlokalisierungen anhand von EEG- und MEG-Daten wurden die neuroanatomischen Quellen der aufmerksamkeitssensitiven EKP-Komponenten bestimmt. Die C1-Komponente (50–80 ms, invariant gegenüber Variationen der Aufmerksamkeit) wurde einem Dipol im primären visuellen (striären) Kortex zugeordnet, während die P1 als erste aufmerksamkeitssensitive Komponente dem ventrolateralen extrastriären Okzipitalkortex zugeordnet wurde. Diese Befunde wurden dahingehend interpretiert, dass räumliche Aufmerksamkeit als eine Art selektiver Filter für sensorische Information fungiert, der in den visuellen Verarbeitungspfaden ungefähr 80–200 ms nach Reizpräsentation wirksam wird. Ein solcher Filtermechanismus erhöht vermutlich das Signal-Rauschen Verhältnis, sodass mehr Information aus den relevanten (beachteten) Bereichen des visuellen Feldes extrahiert werden kann. Dieser Einfluss wird vermutlich im extrastriären Kortex wirksam.

▶ **Räumliche Bahnung.** Die Lokalisation der neuronalen Generatoren der N1-Komponente ist weniger klar. Die visuell evozierte N1 besteht aus mindestens 3 Subkomponenten, die über frontalen (Gipfel bei ca. 140 ms), parietalen (150–160 ms) bzw. okzipitalen Hirnarealen (170–190 ms) abgeleitet werden. Es wurden einige Dissoziationen der Wirkung von Aufmerksamkeit auf die P1- und auf die N1-Komponente beschrieben, die darauf hindeuten, dass räumliche Aufmerksamkeit zwei qualitativ unterschiedliche Mechanismen umfasst, die auf verschiedenen Ebenen der visuellen Pfade wirksam werden. Diese Mechanismen unterscheiden sich dadurch, dass einkommende sensorische Informationen entweder unterdrückt (reflektiert in der P1-Komponente) oder verstärkt werden können (N1). Experimentell wurde dies in „Trial-by-trial-cueing"-Experimenten gezeigt: Ein zentral dargebotener Hinweispfeil zeigt hier an, auf welcher Seite nachfolgend ein wahrnehmungsschwellennaher Zielreiz präsentiert wird. Dabei wird zwischen korrekt gebahnten (Pfeil zeigt auf die Seite, wo der Zielreiz erscheint) und inkorrekt gebahnten Durchgängen unterschieden (Pfeil zeigt auf die Seite, wo der Zielreiz *nicht* erscheint). Die EKP auf einen Zielreiz, der an der korrekt gebahnten Seite erschien, evozierte eine größere Amplitude der N1-Komponente verglichen mit einer neutralen Bedingung (Doppelpfeil als Hinweisreiz; hier sind alle vorkommenden Lokalisationen gebahnt), während ein inkorrekt gebahnter Zielreiz eine geringe-

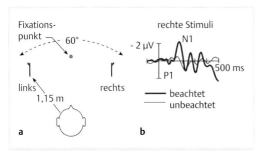

Abb. 7.3 EKP in einer visuospatialen Aufmerksamkeitsaufgabe. Die Probanden hatten entweder auf Stimuli an der linken oder (in anderen Versuchsblöcken) der rechten Lokalisation zu achten, um eine Diskriminationsaufgabe auszuführen.
a Versuchsanordnung.
b Mittelung der EKP in einer visuospatialen Aufmerksamkeitsaufgabe. An den kontralateralen temporookzipitalen Ableitpunkten (TO1) findet sich eine aufmerksamkeitsabhängige Modulation der P1- und der N1-Gipfel.

re P1-Amplitude verglichen mit der neutralen Bedingung zeigte. Die Kosten der räumlichen Bahnung waren also mit einer Unterdrückung des Inputs von nicht beachteten Lokalisationen zu einem frühen Verarbeitungszeitpunkt (P1; 80–130 ms) assoziiert. Der Nutzen der räumlichen Bahnung zeigte sich hingegen in einer Verstärkung des sensorischen Inputs an der beachteten Lokalisation zu einem etwas späteren Verarbeitungszeitpunkt (N1; 130–180 ms).

7.5.2 N100 und Selektionsnegativität (Nd)

Die N100 ist eine negative, durch auditive Reize evozierte Komponente, die ihr Maximum nach etwa 80 ms über frontozentralen Ableitorten erreicht. Quellenlokalisierungsstudien haben bilaterale, vertikal orientierte Quellen im auditiven Kortex (supratemporale Ebene) sowie im auditiven Assoziationsbereich des superioren temporalen Kortex gefunden. Die N100 ist eine überwiegend exogene Komponente, die z. B. mit ansteigender Tonintensität zunimmt. Frühe Studien haben eine Erhöhung der N100-Komponente gefunden für beachtete Töne – verglichen mit denselben Tönen, wenn diese nicht beachtet werden mussten.

▶ „Processing negativity". Dagegen wurde argumentiert, dass der Negativitätsanstieg zum Zeitpunkt des N100-Gipfels nicht auf eine Modulation der N100 zurückgeht, sondern vielmehr durch eine unabhängige, länger anhaltende Negativierung verursacht ist, die die N1/P2 (P2 ist eine an die N1 anschließende Positivierung) überlagert. Diese Negativität wird als „processing negativity" (PN) bezeichnet. Sie kann bei einfacher Diskriminierbarkeit des relevanten und des irrelevanten Reizes bereits etwa 50 ms nach Stimuluspräsentation beginnen (also vor der N100) und bis zu 200 ms lang anhalten.

▶ „Negative displacement". Das Modell der auditiven Aufmerksamkeitseffekte geht von der Annahme aus, dass auch die Reize verarbeitet werden, die nicht beachtet werden sollen. Die Verarbeitung dieser Reize kann sehr schnell oder sehr spät beendet werden, je nachdem, ob zu beachtende und zu ignorierende Reize leicht oder schwer diskriminierbar sind. Die Differenz zwischen beachteten und unbeachteten Reizen wird als „negative displacement" (Nd) bezeichnet und in den Differenzwellen (beachtet – unbeachtet) am besten sichtbar. Die Nd wird sowohl durch zu beachtende als auch durch zu ignorierende Reize evoziert, wobei die PN für zu beachtende Reize größer ist als für zu ignorierende.

Das EKP für beachtete wie für unbeachtete Reize wird aus der Summe der exogenen Potenziale N1/P2, die die physikalischen Eigenschaften des Tones repräsentieren, und den endogenen Potenzialen wie z. B. der PN, die das Ausmaß aufmerksamer Reizverarbeitung indizieren, gebildet. Da der physikalische Reiz für beide Aufmerksamkeitsbedingungen gleich ist, geht die Nd ausschließlich auf die unterschiedliche Aufmerksamkeit, mit der beachtete und unbeachtete Reize verarbeitet werden, zurück.

Die Nd beginnt nach der PN, da beachtete und ignorierte Reize zu Beginn identisch verarbeitet werden. Die Nd wird erst sichtbar, wenn die Reizanalyse genügend Information geliefert hat, um relevante von irrelevanten Reizen zu unterscheiden und dann relevante Reize stärker weiterzuverarbeiten. Wäre es nicht möglich, den nicht zu beachtenden Input irgendwann zu ignorieren, so ließe sich keine Nd finden. Die Nd ist also ein relatives Maß der Aufmerksamkeit und reflektiert die zusätzliche Verarbeitung, die ein zu beachtender Input im Vergleich zum nicht zu beachtenden Input erfährt.

Die Nd scheint aus einer frühen (50–250 ms) und einer späten Komponente (400–900 ms) zu bestehen (▶ Abb. 7.4). Die späte Nd wird als endogen angesehen und reflektiert auditive Selektionsprozesse, während für die frühe Nd diskutiert wird, inwieweit sie ein eigenständiges Phänomen ist oder eine Erhöhung der exogenen N100 darstellt.

▶ Generatoren. Die neuronalen Generatoren der Nd sind noch nicht vollständig aufgeklärt; es ist allerdings klar, dass frühe Nd, späte Nd und N100 unterschiedlich verteilt sind, was für die Annahme zumindest teilweise unterschiedlicher Quellen spricht.

▶ Einsatzfelder. In der klinischen Forschung werden die aufmerksamkeitssensitiven EKP-Komponenten genutzt, um herauszufinden, ob Probleme bei der Informationsverarbeitung auf frühen Aufmerksamkeitsdefiziten beruhen.

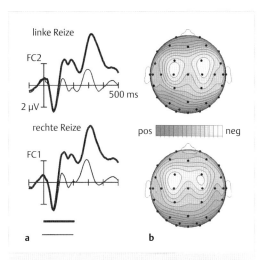

Abb. 7.4 Akustisch evozierte Nd in einer spatialen Aufmerksamkeitsaufgabe. Es galt, entweder auf Töne eines linken oder (in anderen Versuchsblöcken) eines rechten Lautsprechers zu achten, um für diese eine Diskriminationsaufgabe durchzuführen.

a Der frühe und späte Anteil der Nd sind deutlich zu sehen.

b Die Skalpkarten zeigen die Verteilung des Aufmerksamkeitseffekts (Differenzwellen: beachtet – unbeachtet) für die frühe Nd.

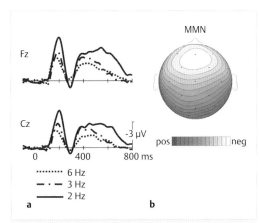

Abb. 7.5 „Mismatch negativity" (MMN).

a MMN, die durch Abweichungen in der Tonhöhe erzeugt wurde (Differenzwelle: Deviant – Standard), dargestellt in Abhängigkeit von der Stimulationsfrequenz (Stimuli pro Sekunde). Nach der MMN ist eine späte Negativierung zu sehen.

b Topografie der MMN.

7.5.3 „Mismatch negativity" (MMN)

▶ **Messanordnung.** Die MMN lässt sich nach akustischer oder visueller Stimulation beobachten. Im Folgenden wird nur auf die akustische Stimulation eingegangen, da diese für klinische Anwendungen bedeutsamer ist. Die MMN tritt nach auditiven Reizen auf, die in irgendeiner Form (z. B. Tondauer, Tonfrequenz, Lautstärke) von einem gleichförmigen Kontext abweichen. Sie wird auch dann ausgelöst, wenn die Stimuli nicht beachtet werden müssen. Dies wird experimentell z. B. so realisiert, dass die Probanden während der Stimuluspräsentation einen stummen Videofilm schauen, über dessen Inhalt sie anschließend befragt werden. In den klassischen Experimenten wurden auf beiden Ohren Töne dargeboten („dichotic listening"), wobei es für jedes Ohr einen häufig (90 % aller Töne) und einen selten präsentierten Ton gab (10 % aller Töne). Der Proband sollte auf eines der beiden Ohren achten und die seltenen Töne zählen. Der seltene Ton auf dem unbeachteten Ohr löste die MMN aus (▶ Abb. 7.5). Die MMN hängt allerdings nicht von der Konstanz der vorherigen Stimulation ab: So konnte gezeigt werden, dass eine Tonwiederholung in einer Reihe absteigender Töne ebenfalls eine MMN evoziert. Relevant für die Auslösung der MMN ist also die Verletzung eines Trends oder einer Regelhaftigkeit in der auditiven Stimulation. Sie hängt von der Formation einer Gedächtnisspur für vorangehend präsentierte Reize ab und kann genutzt werden, um die Dauer dieser Gedächtnisspur im auditorischen sensorischen Gedächtnis zu messen. Dies wird meist in Experimenten gemacht, bei denen das Interstimulus-Intervall, also der Abstand vom Offset des ersten bis zum Onset des folgenden Tones, variiert wird. Man schaut dann, bei welchem Intervall eine verlässliche MMN gerade noch auftritt. Die Dauer der auditiven Gedächtnisspur scheint bis zu 10 s zu betragen.

▶ **Generatoren.** Die MMN beginnt etwa 130 ms nach Reizdarbietung und hält für 100–200 ms an. Sie hat ihre maximale Amplitude an frontalen Elektrodenpositionen. Quellenlokalisierungsstudien haben 2 Generatoren der MMN identifiziert. Eine Quelle konnte im auditorischen Kortex gefunden werden. Interessanterweise wird die MMN für Veränderungen unterschiedlicher Stimulusmerkmale (Tonhöhe, Tondauer etc.) an unterschiedlichen Stellen des auditiven Kortex generiert. Dieser Befund unterstützt die Annahme, dass die MMN das sensorische akustische Gedächtnis reflektiert. Eine zweite, frontale Quelle, die meist rechtshemisphärisch etwas stärker ausgeprägt ist, wird mit der automatischen Verschiebung von Aufmerksamkeit auf die im auditiven Kortex bemerkte Veränderung eines Tons in Zusammenhang gebracht.

7.5.4 P300

▶ **Messanordnung.** Die P300 (P3b) ist eine Positivierung, die nach etwa 300–500 ms ihre maximale Amplitude erreicht und klassischerweise im „Oddball"-Paradigma abgeleitet wird (▶ Abb. 7.6). Dabei werden 2 Reize (Töne oder visuell dargebotene Buchstaben wie X, O) mit unterschiedlicher Häufigkeit präsentiert (Standardreiz: 90 %, Zielreiz: 10 %). Die Aufgabe besteht darin, auf den seltenen Reiz mit Tastendruck zu reagieren oder die Anzahl der in einem Stimulusblock präsentierten seltenen (Ziel-)Reize zu zählen.

▶ **Generatoren.** Die P300 ist relativ breit auf der Kopfoberfläche verteilt. Ihre maximale Amplitude

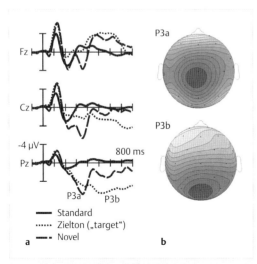

Abb. 7.6 P3a und P3b in einem akustischen Experiment. Standardreiz: 1000-Hz-Ton, Zielreiz: 1500-Hz-Ton, Novel-Reize: überraschend präsentierte Töne anderer Frequenz.
a Die P3a geht der P3b voran.
b Topografie der P3a und der P3b. Die Novel-P3 (P3a) zeigt ein zentrofrontales Maximum, die P3 für die Zielreize (P3b) ein parietales Maximum.

hat sie an parietalen Ableitpositionen. Aufgrund der breiten Verteilung ist eine genaue Bestimmung der P300-Generatoren schwierig.

▶ **Bedeutung.** Die *P300-Amplitude* reflektiert Gehirnaktivität, die erforderlich ist, um eine Repräsentation im Kurzzeitgedächtnis aufrechtzuerhalten, wenn das mentale Modell der Umgebung aktualisiert wird. Darüber hinaus ist die P300-Amplitude proportional zur Intensität der Aufmerksamkeit, die einer Aufgabe gewidmet wird. Die P300-Amplitude kann also als ein Index der Gehirnaktivität angesehen werden, der die Verarbeitung einkommender Informationen und ihre Integration in aktuelle Gedächtnisrepräsentationen reflektiert.

Die *P300-Gipfellatenz* wird als ein Maß für die Geschwindigkeit des Reizevaluationsprozesses angesehen. Sie ist unabhängig von Antwortauswahlprozessen. Somit ist die P300-Latenz ein gutes Maß für die Reizverarbeitungsgeschwindigkeit vor Auswahl einer Reaktion. Die P300-Gipfellatenz ist z. B. negativ mit dem allgemeinen kognitiven Leistungsniveau gesunder Probanden korreliert; kürzere P300-Latenzen sind mit besseren kognitiven Leistungen assoziiert. Weiterhin konnte gezeigt werden, dass die P300-Latenz ansteigt, wenn die kognitiven Fähigkeiten aufgrund demenzieller Prozesse abnehmen. Diese Befunde verdeutlichen, dass die P300 gut geeignet ist, um Informationsverarbeitungsdefizite bei neurologischen Erkrankungen zu untersuchen.

▶ **„Novelty-P3".** Werden neben dem (seltenen) Zielreiz und dem Standardton überraschenderweise neue Reize dargeboten (üblicherweise Umweltgeräusche wie Hundegebell, Autohupen; visuell: abstrakte Formen), so wird ein positives Potenzial, die „novelty-P3" oder P3a, evoziert. Die P3a hat eine frontozentrale Topografie und tritt etwas früher auf als die P3b. Dies ermöglicht eine gute Unterscheidung der beiden Komponenten. Die P3a reflektiert die Orientierungsreaktion auf neue Stimuli und wird im frontalen Kortex generiert.

▶ **Doppelaufgaben.** Die P300 kann auch als ein Index der allgemeinen Verarbeitungskapazität angesehen werden. Dies wird meist mit Doppelaufgaben („dual tasks") untersucht. Dabei wird der Proband aufgefordert, 2 Aufgaben simultan zu bearbeiten (z. B. Wahlreaktion auf 2 visuelle und 2 akustische Reize), wobei durch die Instruktion die Optimierung der Performance in der ersten Aufgabe betont wird. Wenn nun Aufgabe 1 schwieriger gestaltet wird, so müssen mehr Ressourcen in sie investiert werden und es steht weniger Verarbeitungskapazität für Aufgabe 2 zur Verfügung. Es wurde vielfach gezeigt, dass die P3-Amplitude für die Reize der Zweitaufgabe diese Reduktion der zur Verfügung stehenden Verarbeitungskapazität reflektiert: Eine Steigerung der Schwierigkeit der primären Aufgabe hat eine Verringerung der P300-Amplitude für die Reize der Zweitaufgabe zur Folge. Die P300-Amplitude für Reize der Erstaufgabe nimmt hingegen bei größerer Schwierigkeit zu, was das Engagement von mehr Verarbeitungsressourcen für diese Aufgabe bei größerer Schwierigkeit indiziert.

▶ „Irrelevant probe". Eine andere Möglichkeit, die Verfügbarkeit bzw. die Zuteilung von Ressourcen zu untersuchen, ist die „Irrelevant-probe"-Technik. Simultan zu den Reizen der primären Aufgabe werden irrelevante Stimuli präsentiert. Dabei wird üblicherweise darauf geachtet, dass diese aufgabenirrelevanten Reize in einem „Oddball"-Paradigma, d.h. mit unterschiedlichen Häufigkeiten, präsentiert werden. Auch neue, überraschende Reize werden gelegentlich verwendet. Die P300 bzw. die P3a (für überraschende „Novel"-Reize) zeigen nun an, inwieweit diese irrelevanten Stimuli noch verarbeitet werden. Auch hier kann wieder eine leichte mit einer schweren primären Aufgabe kontrastiert werden. Studien dieser Art haben sich als fruchtbar erwiesen, um z.B. zu untersuchen, ob bei Kindern mit ADHS ein Mangel an Verarbeitungskapazität oder vielmehr ein Problem bei der Zuteilung der Ressourcen den verschiedenen Aufgaben vorliegt (s. Kap. 7.6).

7.5.5 N400

Die N400 steht im Zusammenhang mit der Verarbeitung des semantischen Gehalts einer Information und tritt immer dann auf, wenn ein wenig sinnvoller bzw. sinnloser semantischer Zusammenhang vorliegt. Im Experiment wird ein Satz Wort für Wort auf dem Bildschirm oder akustisch dargeboten (z.B. „Er bestrich sein Brot mit Butter"). Wird nun das letzte Wort „Butter" durch ein in diesem Kontext sinnloses Wort wie beispielsweise „Segel" ersetzt, so folgt ca. 400 ms nach diesem Wort eine lang andauernde Negativierung (die N400; ▶ Abb. 7.7). Die Amplitude der N400 ist davon abhängig, wie gut das dargebotene Wort in den Kontext passt: je geringer der semantische Zu-

sammenhang, umso größer die Amplitude der N400. Die N400-Amplitude reflektiert also eine auf semantischer Bahnung beruhende Erwartungsverletzung und kann als Index der semantischen Evaluierung eines Wortes angesehen werden. Ihre Topografie weist ein zentroparietales, leicht nach rechts lateralisiertes Maximum auf.

7.5.6 „Error related negativity" (ERN)

Die ERN ist eine Komponente des EKP, die man erhält, wenn auf die Reaktion eines Probanden gemittelt wird. Sie tritt immer dann auf, wenn die Versuchsperson falsch reagiert, hat ihr Maximum ca. 60–100 ms nach falschen Reaktionen an frontalen und zentralen Ableitorten und ist unter Bedingungen größer, die die Genauigkeit der Antwort betonen (▶ Abb. 7.8). Quellenlokalisierungsstudien haben eine frontomediane Quelle (anteriorer Gyrus cinguli) und zusätzliche laterale Quellen identifizieren können.

Funktionell ist die ERN als physiologisches Abbild des Fehlerentdeckungsprozesses interpretiert worden. Alternative Vorstellungen sehen die ERN

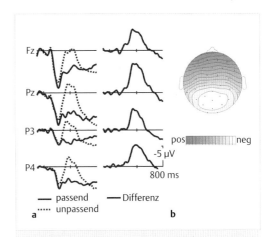

Abb. 7.7 N400 in einem Satzleseexperiment. (Quelle: nach unpublizierten Daten von Münte, Schiltz u. Kutas)
a EKP für die letzten Wörter eines Satzes, die entweder semantisch passend („Ich trinke meinen Kaffee mit Sahne und Zucker") oder unpassend waren („Ich trinke meinen Kaffee mit Sahne und Hund"). Die Differenzwellen auf der rechten Seite zeigen, dass die N400 rechtshemisphärisch eine etwas größere Amplitude aufweist.
b Die Skalpkarte zeigt die Verteilung im Zeitfenster 350–400 ms.

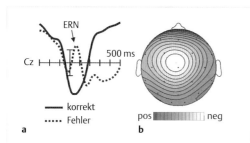

Abb. 7.8 Fehlerbezogene Negativierung (ERN).

a EKP, die auf korrekte bzw. fehlerhafte motorische Antworten gemittelt wurden (Tastendruck zum Zeitpunkt der vertikalen Linie).

b Die Skalpkarte (Differenzwelle: Fehler – korrekt, 50–100 ms) verdeutlicht die Verteilung der ERN.

als Reflexion des Konflikts verschiedener Antworttendenzen bzw. im Zusammenhang mit der motivationalen und emotionalen Information, die ein Fehler enthält.

7.6 Klinische Anwendungsperspektiven

EKP können genutzt werden, um Informationsverarbeitungsdefizite bei verschiedenen neurologischen Erkrankungen, die das Gehirn betreffen, zu untersuchen. Dabei liegt ihr besonderer Vorteil in der guten zeitlichen Auflösung sowie in der Möglichkeit zu untersuchen, inwieweit spezifische Komponenten des Informationsverarbeitungsprozesses gestört sind.

7.6.1 „Mismatch negativity" (MMN)

Registrierparameter

Die MMN wird üblicherweise gegen eine auf der Nasenspitze platzierte Referenzelektrode abgeleitet. Als Ableitelektroden werden mindestens die Elektroden F3, Fz, F4, Cz und Pz sowie das linke Mastoid benutzt. Um eine genauere Information über die topografische Verteilung der MMN zu bekommen, ist es allerdings sinnvoll, mindestens die 19 Standardpositionen des 10–20-Systems zu verwenden. Bei einer Referenzierung gegen die Nasenspitze kehrt sich die MMN am Mastoid um, d. h., hier ist im Zeitbereich der MMN das EKP für den abweichenden Stimulus positiver als für den Standardreiz, während es an den frontalen Ableitpositionen umgekehrt ist. Die Polaritätsumkehrung am Mastoid dient als Kontrolle dafür, dass es sich bei dem abgeleiteten Potenzial wirklich um eine MMN handelt, und weist bereits auf einen Generator im Temporallappen hin.

Für die MMN sollte mindestens eine Abtastrate von 100 Hz, besser 250 Hz gewählt werden. Der Hochpassfilter sollte nicht höher als auf 1 Hz/12 dB/Oktave eingestellt sein. Typischerweise werden Abschnitte von 700 ms Länge betrachtet, 100 ms vor Reizdarbietung beginnend.

Reizparameter

Für die Registrierung der MMN für klinische Fragestellungen und Einzelfalldiagnostik sind verschiedene Stimulationsparameter vorgeschlagen worden. Ein einheitliches Vorgehen gibt es nicht. Allen Vorschlägen ist gemeinsam, dass die MMN in einer passiven Situation erhoben wird. Der Proband muss also nicht auf die dargebotenen Töne reagieren, sondern bekommt eine Zweitaufgabe, wie z. B. Lesen eines selbst gewählten Textes oder Anschauen eines (stummen) Videofilms.

Die Tonpräsentation kann über Kopfhörer oder in Freifeldstimulation durchgeführt werden. Typischerweise wird ein Standardton mit einem Abweichlertyp verglichen, z. B. Frequenzabweichung:

- Standard: 1000-Hz-Ton, 75 ms Dauer, Stimulusabstand 500 ms
- Abweichler: Standard 1500 Hz, 10 % Abweichler
- insgesamt Präsentation von 2000 Stimuli

Eine solche Ableitung dauert etwa 15 Minuten. Man erhält dann allerdings nur eine Information über die Verarbeitung eines Reizattributs (Frequenz). Angesichts der Unterschiede in der MMN für verschiedene Stimulusattribute erscheint es sinnvoll, die MMN für mehrere Typen von Abweichlern zu erheben, um so ein Profil der auditiven Diskriminationsfähigkeit eines Probanden erstellen zu können. Es wurde gezeigt, dass sich die MMN in einem Paradigma, in dem 5 verschiedene Abweichlertypen in einer 15-minütigen Sitzung verwendet werden (Frequenz, Lautstärke, Dauer, Ort der Schallquelle, kleine Lücke in einem Ton), nicht von den MMN unterscheiden, die unter Verwendung von jeweils nur einem Abweichlertyp erhoben werden. ▶ Tab. 7.1 stellt die dabei verwendeten Stimulationsparameter zusammenfassend dar.

Tab. 7.1 Vorschlag für ein MMN-Ableitungsparadigma mit 5 verschiedenen Abweichlertypen.

Parameter und Vorgehen	
Standardton (Std)	harmonischer Ton aus sinusoidalen Teilen von 500 Hz, 1000 Hz und 1500 Hz, 75 ms Dauer, 60 dB über der subjektiven Hörschwelle des Probanden 2. und 3. Teil des Tons um 3 bzw. 6 dB leiser als 1. Teil
Frequenzabweichler (A1)	Teiltöne um 10 % höher als bei Standardton (550 Hz, 1100 Hz, 1650 Hz), sonst identisch bei Standardton
Abweichung der Lautstärke (A2)	Ton 10 dB lauter als Standardton, sonst identisch
Abweichung der Dauer (A3)	Ton 25 ms lang, sonst wie Standardton
Abweichung der Geräuschlokalisation (A4)	interaurale Zeitdifferenz von 0,8 ms, 50 % links früher, 50 % rechts früher, sonst wie Standardton
Einfügen einer Lücke in den abweichenden Ton („gap detection"; A5)	Lücke von 7 ms in der Mitte des Standardtons, sonst wie Standardton
Stimulusabstand	500 ms
Stimulushäufigkeit	50 % Standardtöne, jeder Abweichlertyp 10 %; insgesamt 1845 Töne
Stimulusreihenfolge	Ton 1–15 Standardton, danach immer abwechselnd ein zufällig ausgewählter Abweichlertyp und ein Standardton (Std, A1, Std, A2, Std, A5, Std, A1, Std, A4, Std, A2, Std, A3 etc.)

Ausgewählte klinische Studien

Die MMN ist mittlerweile das am häufigsten für klinische Anwendungen genutzte EKP. Der Hauptgrund dafür ist, dass sie auch unter passiven Bedingungen, d. h. von unbeachteten Reizen, ausgelöst wird. Daher kann die MMN auch bei Probanden abgeleitet werden, die zu einer Reaktion nicht in der Lage sind. So konnte z. B. gezeigt werden, dass die MMN bei Komapatienten ausgelöst werden kann und möglicherweise ein anderen Verfahren überlegener Prädiktor für die Wiedererlangung des Bewusstseins ist.

MMN können auch bei Neugeborenen und Säuglingen angewendet werden. Die MMN kann bereits bei Neugeborenen ausgelöst werden und ist die ontogenetisch erste sichtbare EKP-Komponente. Es erscheint prinzipiell möglich, die MMN zu nutzen, um Entwicklungsprobleme im auditiven Kortex zu erkennen, die bei Nichtbeachtung zu Problemen bei der Wahrnehmung von Phonemen führen und eine verzögerte Sprachentwicklung zur Folge haben können.

▶ **Defizite bei Dyslexie.** In den letzten Jahren wurde die MMN von einigen Forschergruppen genutzt, um phonologische und auditive Dysfunktionen bei entwicklungsbedingten Störungen wie Lese-Rechtschreib-Schwäche zu untersuchen. Eine weitverbreitete theoretische Vorstellung geht davon aus, dass Dyslexie aus einem vermutlich genetisch determinierten Defizit bei der Verarbeitung zeitlicher Information im auditiven System resultiert, das zu schwächer ausgeprägten Phonemrepräsentationen führt. Ein wichtiger Schritt beim Erwerb der Lesefähigkeit ist es, die kleinsten Einheiten der Schriftsprache, die Grapheme, den kleinsten akustischen Einheiten, den Phonemen, zuzuordnen. Ist nun die Phonemrepräsentation schwach, so kann es zu Schwierigkeiten beim Leseerwerb kommen. Eine wichtige Frage dabei ist, inwieweit die gefundenen Defizite im auditiven System dyslektischer Leser spezifisch für sprachliches Material sind oder ob Dyslektiker vielmehr ein allgemeines Defizit der auditorischen Reizverarbeitung haben. Um diese Frage zu untersuchen, wurden als Sprachreize die Silben „da" und „ba" und Sinustöne unterschiedlicher Frequenz als nicht sprachliche Reize verwendet. Die von den Phonemen ausgelöste MMN war in der dyslektischen Gruppe kleiner als bei den normalen Lesern. Für Töne ließ sich kein Unterschied der MMN zwischen den beiden Gruppen feststellen. Dieses Ergebnis kann dahingehend interpretiert werden, dass dyslektische Leser kein generelles Problem bei der Verarbeitung auditiver Information, sondern vielmehr ein spezifisches Defizit des phonologischen Systems haben. Andere Studien haben allerdings auch geringere MMN für nicht sprachliche Reize (Sinustöne unterschiedlicher Frequenz) gefunden, sodass die Frage nach der Spezifität des auditorischen Defizits dyslektischer Leser noch unbeantwortet bleiben muss.

▶ **Frühdiagnostik der Dyslexie.** Dyslexie ist zu einem großen Teil genetisch bedingt. Daher ist es von großem Interesse, Methoden zu entwickeln, die möglichst früh Defizite in der auditorischen Verarbeitung indizieren. Die MMN könnte ein solcher Marker für eine erhöhte Vulnerabilität für Dyslexie sein. In einer Studie wurde die MMN bei 6-monatigen Babys, deren Eltern dyslektisch waren, abgeleitet. Das Reizmaterial bestand aus Pseudowörtern, die sich in der Dauer des Stopp-Konsonanten unterschieden. Die Dauer von Stopp-Konsonanten ist in der finnischen Sprache ein phonetisch wichtiges Merkmal, da sie die Bedeutung eines Wortes verändern kann. Die MMN für die seltener dargebotenen Reize mit veränderter Länge des Stopp-Konsonanten unterschied sich deutlich bei den Babys mit dyslektischen Eltern und den Babys, deren Eltern normale Lese- und Rechtschreibleistungen zeigten. Dieses Ergebnis kann als erster Hinweis darauf gewertet werden, dass die MMN bereits sehr früh Schwierigkeiten bei der auditiven Verarbeitung, die später Probleme beim Schriftsprachenerwerb nach sich ziehen können, aufdecken kann.

▶ **Therapiekontrolle bei Dyslexie.** Die MMN ist auch zur Evaluierung von neu entwickelten Therapieverfahren verwendet worden. Ein relativ neuer Therapieansatz bei Lese-Rechtschreib-Schwäche setzt an den berichteten auditiven Wahrnehmungsdefiziten an. Dabei wird die akustische und visuelle Reizdiskriminationsfähigkeit am Computer trainiert, um so eine bessere generelle auditive Verarbeitung zu erzielen. Diese sollte die Basis für Verbesserungen in der Lese- und Rechtschreibleistung darstellen. Die MMN kann nun genutzt werden, um die Wirksamkeit dieser Therapie zu überprüfen, indem Veränderungen der MMN vor und nach dem Training untersucht werden. Dabei zeigte sich, dass sich die Leseleistung verbesserte und dass diese Verbesserung mit der Zunahme der MMN-Amplitude korrelierte.

▶ **Veränderungen im Alter und bei Demenz.** Ein weiteres interessantes Forschungsgebiet ist die Veränderung des auditiven sensorischen Gedächtnisses im Rahmen des normalen Alterungsprozesses oder bei demenziellen Prozessen. Bei einem kurzen Stimulusabstand (0,5 s) unterschied sich die MMN für Frequenzabweichler nicht bei jungen und alten Probanden. Wurde hingegen ein langer Abstand verwendet (4,5 s), so fand sich für ältere Versuchsteilnehmer (ca. 60 Jahre) fast keine MMN mehr. Der Alterungsprozess scheint also die Dauer des auditiven sensorischen Kurzzeitspeichers zu beeinträchtigen, während die sensorische Diskriminationsfähigkeit weiter intakt bleibt. Ein ähnliches Datenmuster konnte für Patienten mit Demenz vom Alzheimer-Typ gefunden werden. Allerdings war die Beeinträchtigung des auditiven sensorischen Kurzzeitspeichers hier deutlicher ausgeprägt als bei nicht dementen älteren Personen. Bei Alzheimer-Patienten wurde bereits bei einem Stimulusabstand von 3 s keine MMN mehr beobachtet.

▶ **Therapiekontrolle nach Kochleaimplantat.** Die MMN kann gut genutzt werden, um die zentrale Repräsentation eines Stimulus zu untersuchen. Dies ist besonders interessant bei tauben Patienten, die ein Kochleaimplantat (CI) bekommen haben. Hier kann die MMN verwendet werden, um zu untersuchen, inwieweit geringe Unterschiede in Sprachlauten wahrgenommen werden können. Es wurde berichtet, dass erfolgreiche CI-Benutzer eine MMN zeigten, die der von normal hörenden Probanden ähnelte, während nur teilweise erfolgreiche CI-Nutzer keine MMN aufwiesen. Somit erscheint es vielversprechend, die MMN für die Evaluierung von Trainingsprogrammen für CI-Nutzer zu verwenden.

7.6.2 P300

Akquisitionsparameter

▶ Tab. 7.2 stellt die empfohlenen Registrier- und Stimulationsparameter für P300-Ableitungen zusammenfassend dar. Dabei wird von einem „Oddball"-Paradigma mit 2 Reizen ausgegangen. Es ist durchaus auch üblich, 2 unterschiedliche Abweichlertypen zu verwenden.

Ausgewählte klinische Studien

▶ **Veränderungen im Alter und bei Demenz.** Studien mit hirnorganisch gesunden älteren Probanden zeigen, dass die P300-Latenz mit zunehmendem Alter länger wird und dass diese Latenzverlängerung mit dem allgemeinen kognitiven Funktionsniveau korreliert. Bei dementen Patienten ist

Tab. 7.2 Empfohlene Parameter für auditive und visuelle klinische P300-Ableitungen.

Empfohlene Stimulations- und Registrierparameter		
Stimulationsparameter	**Auditiv**	**Visuell**
Zielreiz	1000 Hz, 70 dBSPL	X
Standardreiz	2000 Hz, 70 dBSPL	O
Dauer	60 ms	100 ms
Zielreizhäufigkeit	20 %; 10 % ebenfalls möglich	wie auditiv
Interstimulus-Intervall	2–3 s	wie auditiv
Aufgabe	Knopf drücken auf Zielreiz	wie auditiv
Registrierungsparameter		
Elektroden	Fz, Cz, Pz, mindestens horizontales und vertikales EOG	
Referenzelektrode	Mastoid; Nase auch möglich	
Filtereinstellungen	0,01–30 Hz; Hochpassfilter 0,1–0,5 Hz akzeptabel; je niedriger, umso besser	
Epochenlänge	800–1000 ms	
Abtastrate	mind. 100 Hz	
Erforderliche Stimulusanzahl	mind. 25 Abweichler nach erfolgter Artefaktkorrektur	
Schwellenwerte für Artefaktdetektion	± 100 μV in horizontalem EOG oder vertikalem EOG	

diese Veränderung noch stärker ausgeprägt. Eine Reihe von Studien hat über eine Korrelation zwischen der P300-Latenz und der kognitiven Leistungsfähigkeit bei verschiedenen neurologischen Erkrankungen berichtet. Allerdings ist umstritten, inwieweit die P300-Latenz als ein diagnostisch wertvoller Index des kognitiven Funktionsniveaus klinisch genutzt werden kann.

Die Amplitude der P300 ist bei dementen Patienten geringer als bei altersparallelisierten gesunden Probanden, hängt aber nicht so deutlich mit der Beeinträchtigung der mentalen Leistungsfähigkeit zusammen wie die P300-Gipfellatenz.

Einige Studien haben ergeben, dass EKP-Maße geeignet sind, um zwischen subkortikalen (z. B. bei Morbus Parkinson, Chorea Huntington) und kortikalen Demenzen (Demenz vom Alzheimer-Typ) zu unterscheiden. Weiterhin konnte gezeigt werden, dass die P300-Latenz verlässlich zwischen dementen Personen und solchen mit einer depressiven Pseudodemenz differenzieren kann.

▶ **Veränderungen bei psychiatrischen Erkrankungen.** Andere Forschergruppen haben die P300 verwendet, um die Informationsverarbeitung bei verschiedenen psychiatrischen Erkrankungen wie Schizophrenie, Alkoholismus und Depression zu untersuchen. Auch hierbei zeigten sich jeweils eine verlängerte Latenz und/oder eine verringerte Amplitude der P300 für die untersuchten klinischen Gruppen. Ein Problem besteht allerdings darin, dass die P300-Veränderungen nicht spezifisch für bestimmte neurologische Störungen sind. Daher scheint die P300 in der klinischen Differenzialdiagnostik von begrenztem Nutzen zu sein.

▶ **Veränderungen bei Dyslexie.** Die P300 wurde auch genutzt, um Informationsverarbeitungsdefizite bei entwicklungsbedingten Störungen zu untersuchen. Das typische Vorgehen dabei soll im Folgenden an einer eigenen Untersuchung mit Erwachsenen mit Lese-Rechtschreib-Schwäche illustriert werden.

In einer Serie von Studien haben wir Informationsverarbeitungsprozesse bei Erwachsenen mit Entwicklungsdyslexie untersucht, die ihre Defizite – gemessen am akademischen Erfolg – gut kompensiert haben. Dabei gingen wir von der Überlegung aus, dass Defizite, die bei dieser Gruppe auftreten, auch bei weniger gut kompensierten Dyslektikern bestehen sollten.

In einer dieser Studien untersuchten wir die Fähigkeit zur Aufmerksamkeitsorientierung auf neue, unerwartet präsentierte akustische Reize. Werden in einem „Oddball"-Paradigma neben Ziel- und Ablenkerreizen gelegentlich neue, überraschende Reize präsentiert, über deren Existenz die Versuchspersonen zuvor nicht informiert werden, so evozieren diese eine P3a-Komponente. Im Vergleich zur P300 für Zielreize (P3b) tritt die P3a etwas früher auf, hat ein frontales (P3b hat ein parietales) Maximum und reflektiert die Orientierung auf neue, überraschende Ereignisse.

Das Stimulusmaterial bestand aus einem 1000-Hz-Ton (Standard), einem 1500-Hz-Ton (60 ms einschließlich 5 ms Anstiegs- und Abfallzeit) sowie 25 verschiedenen Novel-Tönen. Diese wurden aus 9 Frequenzen, die zufällig aus dem Bereich von 1–10 kHz (ohne 1000 und 1500 Hz) ausgewählt wurden, gebildet. Insgesamt wurden pro Bedingung 1000 Töne dargeboten (800 Standard, 100 Abweichler, 100 Novel; jeder der 25 Töne wurde 4-mal wiederholt), wobei der Reizabstand zufällig zwischen 900 und 1600 ms variierte. Die Probanden mussten mit Tastendruck auf die Zielreize reagieren.

Es zeigten sich keine Unterschiede in der Reaktionsgeschwindigkeit oder in der Fehlerrate zwischen den dyslektischen (n = 13) und den hinsichtlich Alter, Geschlecht und IQ parallelisierten normalen Lesern. Während sich in der P3b auf die abweichenden Töne weder Latenz- noch Amplitudenunterschiede zwischen beiden Gruppen nachweisen ließen, war die P3a-Amplitude für dyslektische Leser erhöht. Weiterhin zeigte sich eine erhöhte frontale Negativierung nach Novel-Tönen (▶ Abb. 7.9).

Erwachsene dyslektische Leser ohne Aufmerksamkeits-Defizit-Hyperaktivitäts-Syndrom (ADHS) zeigen in dieser Studie also verglichen mit normalen Lesern eine veränderte Verarbeitung neuer, überraschender akustischer Reize, wenn eine aktive Auseinandersetzung mit dem Stimulusmaterial

erforderlich ist (erhöhte P3a-Amplitude, erhöhte frontale langsame Negativierung nach Novel-Reizen). Die erhöhte P3a-Amplitude indiziert eine erhöhte Ablenkbarkeit der Dyslektiker durch neue, überraschende Reize.

Insgesamt zeigt die Studie, dass bei Dyslexie neben der Störung der Lese- und Rechtschreibfähigkeit auch Defizite in anderen grundlegenderen kognitiven Funktionen involviert sind.

▶ **Veränderungen bei ADHS.** Wie bereits erwähnt, kann die P300 auch genutzt werden, um zu untersuchen, inwieweit Informationsverarbeitungsdefizite auf die mangelnde Verfügbarkeit von Verarbeitungsressourcen oder vielmehr auf Probleme der Ressourcenzuteilung zurückgehen. ADHS-Kinder bearbeiteten eine Wahlreaktionsaufgabe, die in einer leichten und einer schwierigen Form in unterschiedlichen Blöcken vorgegeben wurde (leicht: linkshändige Reaktion, wenn blaues Quadrat gezeigt wurde, rechthändige Reaktion bei Quadraten anderer Farbe; schwierig: linkshändige Reaktion, wenn aktuelles Quadrat und vorangehendes Quadrat die identische Farbe hatten, rechthändige Reaktion bei unterschiedlicher Farbe). Zwischen den Durchgängen wurden für die Aufgabe irrelevante visuelle Reize präsentiert. Dabei gab es einen Standardreiz (60 % aller irrelevanten Stimuli), einen Abweichler (20 %) und Novel-Reize (20 %), die aus abstrakten geometrischen Figuren bestanden. Kinder mit ADHS machten bei der leichten sowie der schweren Aufgabe mehr Fehler und reagierten langsamer als Kontrollkinder. Die Aufgabenschwierigkeit hatte für ADHS-Kinder keinen Einfluss auf die P300-Amplitude für die aufgabenrelevanten Reize, für die Kontrollkinder stieg sie hingegen an. Die P3a-Amplitude für Novel-Reize war dagegen bei der schweren Aufgabe kleiner als bei der leichten Aufgabe, was dafür spricht, dass die schwerere Aufgabe zusätzliche Verarbeitungskapazität erforderte, die nun nicht mehr für die Verarbeitung der Novel-Reize genutzt werden konnte. Interessanterweise war die Verringerung der P3a-Amplitude für ADHS- und Kontrollkinder identisch. Diese Ergebnisse sind mit einem Defizit der Ressourcenallokation bei ADHS-Kindern vereinbar: Beide Gruppen scheinen dieselben Verarbeitungsressourcen zu haben (identische P3a-Amplituden für aufgabenirrelevante Novel-Reize in der leichten Aufgabe), die ADHS-Kinder waren aber nicht in der Lage, diese Verarbeitungsressourcen bei erhöhter Aufgabenschwierigkeit auch einzuset-

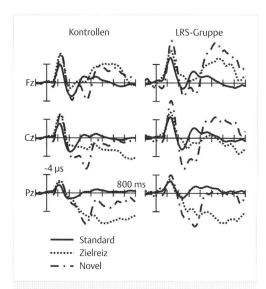

Abb. 7.9 P300 bei Erwachsenen mit entwicklungsbedingter Lese-Rechtschreib-Schwäche (LRS).

zen (keine Veränderung der P300-Amplitude für aufgabenrelevante Reize bei ADHS-Kindern beim Vergleich leichte vs. schwierige Aufgabe).

Auch die Wirkweise psychoaktiver Medikamente auf Informationsverarbeitungsprozesse kann mit solchen Designs spezifiziert werden. Es wurde gefunden, dass Methylphenidat bei ADHS-Kindern eine allgemeine Leistungsverbesserung bewirkt, die allerdings nicht oder nur teilweise auf eine Verbesserung der Allokation von Verarbeitungsressourcen zurückführbar ist.

7.6.3 N400

▶ **Veränderungen bei Aphasie.** Die N400 wird als ein Index für die semantische Evaluierung eines Wortes angesehen. Sie ist daher gut geeignet, um zu untersuchen, inwieweit semantische Integrationsprozesse bei Patienten mit Sprachstörungen beeinträchtigt sind. Broca-Aphasiker zeigen neben den prominenten Schwierigkeiten im syntaktischen Verständnis auch lexikalisch-semantische Defizite. Diese werden traditionell mit einer Störung der automatischen Aktivierung der Wortrepräsentationen im mentalen Lexikon erklärt. Eine Alternativerklärung geht davon aus, dass nicht der lexikalische Zugriff gestört ist, sondern die Integration der lexikalischen Information in den Satzkontext stark zeitlich verzögert stattfindet. Die N400 bietet eine gute Möglichkeit, diese beiden theoretischen Vorstellungen zu untersuchen.

Es wurden Broca-Aphasikern und altersparallelisierten gesunden Probanden Sätze angeboten, in denen zweideutige Wörter vorkamen. 100 ms oder 1250 ms nach Ende der Satzdarbietung wurde ein kritisches Wort präsentiert, auf das die EKP registriert wurden. Die im Kontext korrekte Bedeutung des zweideutigen Wortes konnte inhaltlich gut oder weniger gut zu dem kritischen Wort passen (z. B. passend: „Der Chirurg entfernte die schmerzenden Mandeln". Testwort: „Hals"; unpassend: „Der Junge nahm schnell die größten Mandeln". Testwort: „Hals"). Gesunde Personen zeigten bei langem (1250 ms) und bei kurzem (100 ms) Zeitabstand eine deutliche N400 für die unpassenden Sätze. Dies zeigt, dass sie die Mehrdeutigkeit aufgelöst haben und die im Kontext korrekte Bedeutung des Wortes aktiviert haben (Mandeln – Nuss). Das Testwort (Hals) ist semantisch vom kritischen Wort (Mandeln) unterschiedlich; daher wird eine N400 ausgelöst. Bei den Broca-Aphasikern zeigte

sich die N400 nur bei langem Abstand zwischen der Präsentation des kritischen Worts und der Darbietung des Testworts, nicht aber bei kurzem Abstand. Dieser Befund kann so interpretiert werden, dass Broca-Aphasiker mehr Zeit benötigen, um eine semantische Mehrdeutigkeit aufzulösen. Bei kurzem Abstand zwischen kritischem Wort und Testwort sind noch beide Bedeutungen des zweideutigen Wortes aktiviert, das Testwort passt also semantisch zu der untergeordneten, nicht im aktuellen Satzkontext relevanten Bedingung – es wird keine N400 ausgelöst. Bei langem Abstand hingegen haben auch die Broca-Aphasiker die im Kontext richtige Wortbedeutung aktiviert und die nicht wichtige deaktiviert. Das Testwort ist jetzt semantisch inkongruent zum kritischen Wort – eine N400 kann beobachtet werden. Diese Ergebnisse sind mit der Vorstellung vereinbar, dass die semantische Integration bei Broca-Aphasikern durchaus möglich ist. Sie scheint allerdings stark verzögert abzulaufen.

▶ **Veränderungen bei Demenz.** Ähnliche Überlegungen sind für die Erklärung der Sprachverarbeitungsdefizite von Patienten mit Verdacht auf eine Demenz vom Alzheimer-Typ angestellt worden. Bei diesen Patienten wurde eine deutliche Verzögerung der N400 beobachtet: Während sie bei gesunden 60- bis 80-Jährigen etwa 400 ms nach Darbietung des kritischen Worts begann, trat sie bei den Alzheimer-Patienten erst ca. 800 ms nach Präsentation des kritischen Worts auf. Diese deutliche Verzögerung der semantischen Integrationsprozesse deutet darauf hin, dass die semantischen Wortrepräsentationen noch vorhanden sind, dass ihre Aktivierung aber sehr viel mehr Zeit in Anspruch nimmt. Diese zeitliche Verzögerung führt dann zu den in der Alltagskonversation beobachtbaren Sprachverständnisproblemen.

7.6.4 „Error related negativity" (ERN)

Wie bereits oben beschrieben, handelt es sich bei der ERN um ein EKP, das man erhält, wenn das EEG auf die Reaktion eines Probanden bezogen gemittelt wird. Die ERN ist mit Fehlermonitoring-Prozessen in Verbindung gebracht worden. Die „Verstärkungslerntheorie der ERN" geht davon aus, dass ein Antwortüberwachungssystem in den Basalganglien im Falle eines Fehlers ein Signal produziert, welches das mesenzephale dopaminerge

System aktiviert; die ERN wird dann aufgrund des Einflusses dieser phasischen dopaminergen Aktivität auf den anterioren cingulären Kortex von diesem generiert.

Nach dieser theoretischen Vorstellung sollte die ERN bei Patienten mit Schädigung der Basalganglien weniger stark ausgeprägt sein. Wir untersuchten dies bei 15 Patienten mit Parkinson-Krankheit (Hoehn-Yahr I–II, 55–70 Jahre alt, sämtlich mit L-Dopa und/oder Dopaminagonisten medikamentös behandelt.). Die Patienten bearbeiteten eine Flanker-Aufgabe. Dabei werden auf einem Computermonitor 5 Buchstaben für 100 ms gezeigt (z. B. HHSHH), wobei nur auf den mittleren Buchstaben schnellstmöglich mit Tastendruck reagiert werden muss (S: linke Taste, H: rechte Taste). Somit können kompatible (Flanker und mittlerer Buchstabe erfordern die gleiche Reaktion; HHHHH; SSSSS) sowie inkompatible (Flanker und mittlerer Buchstabe erfordern unterschiedliche Reaktionen; SSHSS; HHSHH) und eine neutrale Bedingung (Flanker erfordert keine Reaktion; XXHXX; XXSXX) geschaffen werden. Die durch die flankierenden Buchstaben erzeugte Interferenz zeigt sich typischerweise in einer Erhöhung der Reaktionszeiten und Fehlerraten bei inkompatiblen Durchgängen relativ zur neutralen Bedingung. Für kompatible Durchgänge ist die Reaktion hingegen schneller und weniger fehlerbehaftet als für neutrale Durchgänge. Die flankierenden Buch-staben werden hier also verwendet, um eine Situation zu schaffen, in der die Versuchspersonen genügend Fehler machen, um die EKP für die fehlerhaften Antworten berechnen zu können. Dafür sind mindestens 15 Fehler pro experimenteller Bedingung erforderlich. Die ERN ist wie erwartet bei Parkinson-Patienten weniger stark ausgeprägt als bei einer altersparallelisierten Kontrollgruppe. Gleichzeitig korrigierten sie weniger ihrer Fehler. Somit kann davon ausgegangen werden, dass die Basalganglien bzw. das doperminerge System an der Verhaltensüberwachung beteiligt sind.

7.7 Zusammenfassung

Kognitive Potenziale haben sich vor allem als geeignet erwiesen, Defizite in Informationsverarbeitungsprozessen und deren Ursachen bei Erkrankungen, die das Gehirn betreffen, zu erforschen. Ihr Einsatz in der klinischen Diagnostik hat meist (noch) eher experimentellen Charakter. Systematische Forschung zum Einsatz in der klinischen Diagnostik, die auch zu Vorschlägen für eine standardisierte Vorgehensweise in der Individualdiagnostik geführt hat, gibt es bislang nur für die MMN und die P300. Es ist zu hoffen, dass zukünftig EKP auch gewinnbringend für die Erfassung komplexer kognitiver Funktionen wie z. B. Selbstmonitoring in der Individualdiagnostik genutzt werden können.

Teil II

Klinische Anwendung

8 Multiple Sklerose (MS)   106

9 Spinale Läsionen   113

10 Polyneuropathien   123

11 Systemdegenerationen   128

12 Evozierte Potenziale im Kindesalter   139

13 Ereigniskorrelierte Potenziale in der
   Psychiatrie   147

14 Monitoring bei Karotisoperationen   153

15 Monitoring bei neurochirurgischen
   Eingriffen   157

16 Monitoring bei Operationen an der
   Wirbelsäule und am Rückenmark   163

17 Prognosestellung im Koma und
   Diagnostik des Hirntodes   168

II

8 Multiple Sklerose (MS)

H. Buchner

8.1 Pathologie und Pathophysiologie

Die evozierten Potenziale (VEP, SEP, MEP, AEP) haben neben der MRT und der Liquordiagnostik eine wesentliche Bedeutung in der apparativen Zusatzdiagnostik der MS. Die Wertigkeit der neurophysiologischen Untersuchungen liegt – zusätzlich zu den Informationen über die Morphologie (MRT) und Immunologie (Liquordiagnostik) – in der *funktionellen* Beurteilung der verschiedenen sensorischen Systeme (VEP, SEP, AEP) bzw. des pyramidalen Systems (MEP).

Das wesentliche pathophysiologische Korrelat der MS, das mit neurophysiologischen Methoden erfasst werden kann, sind die disseminierten Schädigungen der Myelinscheiden des ZNS. Diese Myelinläsionen sind zumindest zu Beginn der Erkrankung verantwortlich für die klinischen Symptome der Patienten. Essenziell für die Informationsverarbeitung im ZNS ist eine hochsynchrone, zeitlich exakt getaktete Weiterleitung teils sehr hochfrequenter elektrischer Impulsserien. Durch die entzündlich vermittelte Demyelinisierung kommt es zu einer zeitlichen Dispersion oder gar zu Leitungsblöcken in der saltatorischen Erregungsleitung. Korrespondierend mit dem demyelinisierenden Charakter der Schädigungen werden mit den evozierten Potenzialen in 1. Linie *Latenzverzögerungen* der Potenziale gemessen, die die höchste diagnostische Wertigkeit besitzen. Die Potenziale können aber auch in ihrer *Wellenform* verändert sein. Wie aus jüngeren Arbeiten bekannt ist, treten jedoch auch schon früh im Krankheitsverlauf primäre oder sekundäre disseminierte Axondegenerationen auf, die möglicherweise entscheidend sind für den langfristigen Behinderungsgrad der Patienten. Im Verlauf der Erkrankung kommt es deshalb zunehmend zu *Amplitudenverminderungen* der evozierten Potenziale, die als Korrelat der Axonschädigung aufzufassen sind.

8.2 Klinische Fragestellungen

In allen EP-Modalitäten haben, dem pathophysiologischen Konzept folgend, Latenzverzögerungen vor Amplitudenminderungen und verplumpten Potenzialkonfigurationen die höchste diagnostische Wertigkeit in der elektrophysiologischen MS-Diagnostik.

8.2.1 Erstdiagnose der multiplen Sklerose

Die Diagnose einer *multiplen* Sklerose wird gestützt durch den Nachweis räumlich *multipler* disseminierter Schädigung bzw. der Schädigung verschiedener ZNS-Systeme („multiplicity in space"). Der Nachweis von neuen *multiplen* Läsionen im Verlauf der Erkrankung („multiplicity in time") kann bei einer vorher noch nicht gesicherten Diagnose diese erhärten. Somit kann ein verzögertes VEP bei entsprechendem Verdacht stützend für die Diagnosefindung sein, belegt alleine jedoch nicht eine MS-Erkrankung.

In den älteren MS-Diagnosekriterien nach Poser et al. (1983) nahmen die multimodal evozierten Potenziale einen wichtigen Platz ein. In den aktuellen MS-Diagnosekriterien nach McDonald und in deren Revision (Polman et al. 2011) sind elektrophysiologische Untersuchungen von untergeordneter Bedeutung. Lediglich die VEP werden bei unklarer neurologischer Symptomprogression und fehlenden klaren Schubereignissen bei Verdacht auf MS als zusätzliches Diagnosekriterium genannt.

Wichtig zu bemerken ist, dass die Poser- wie auch die McDonald-Kriterien für die klare Definition von Einschlusskriterien für multizentrische Studien mit MS-Patienten und für Verlaufskontrollen erstellt wurden. Sie waren und sind nicht zur Hilfestellung bei der Erstdiagnostik der MS gedacht. Daher sind die MRT-Daten in diesen Diagnosekriterien überrepräsentiert.

Natürlich können und sollten multimodale EP-Untersuchungen auch weiterhin in der Erstdiagnostik zur „laborgestützten" Diagnose eingesetzt werden.

Seit dem Beginn des klinischen Einsatzes der evozierten Potenziale gilt die Möglichkeit des Nachweises klinisch stummer Schädigungen in den Leitungsbahnen als gesichert. Dies gilt insbesondere für die VEP und den Nachweis einer Retrobulbärneuritis. Dennoch liegen nur wenige prospektive Untersuchungen zur Häufigkeit des Nachweises klinisch stummer Schädigungen vor. Danach und nach der eigenen Erfahrung werden zum Zeitpunkt der Erstdiagnose bei ca. 50 % aller Patienten pathologische MEP zum M. tibialis anterior gefunden, bei ca. 30 % pathologische VEP und bei 10–15 % pathologische SEP des N. medianus bzw. N. tibialis, bei etwa ebenso vielen pathologische AEP.

Bei Patienten mit definitiver MS fanden sich in älteren MRT- und EP-Untersuchungen ungefähr gleich häufig pathologische Befunde.

Zu beachten ist, dass bislang die elektrophysiologischen Untersuchungen die einzige Möglichkeit darstellen, die *Funktion* der Leitungsbahnen bzw. Markscheiden zu beurteilen, wohingegen die MRT-Untersuchungen morphologische Veränderungen darstellen. Daher ist bei der Betrachtung der Wertigkeit der Elektrophysiologie die Sensitivität weniger interessant als der Aspekt der Zusatzinformation über die morphologisch nicht darstellbaren Funktionsstörungen, insbesondere im Hinblick auf die zunehmende Bedeutung der frühen immunmodulatorischen Therapie zur Prophylaxe weiterer MS-Schübe.

> **Merke**
>
> Wesentliche Bedeutung haben – wie insgesamt bei den EP-Untersuchungen – der Nachweis klinisch stummer Schädigungen, die Absicherung manifester klinischer Symptome, die Objektivierung subjektiv empfundener Symptome und der Nachweis des latenzverlängernden demyelinisierenden Charakters. Die diagnostische Wertigkeit neurophysiologischer Untersuchungen in der Erstdiagnose einer möglichen MS erhöht sich bei Untersuchung nicht nur einer, sondern mehrerer EP-Modalitäten (VEP, SEP, MEP, AEP), wodurch die Sensitivität des Nachweises pathologischer Befunde gesteigert wird.

8.2.2 Prognose des klinischen Verlaufs der multiplen Sklerose

Die prognostische Schätzung des individuellen Krankheitsverlaufs ist für die Beratung und Therapie von MS-Betroffenen von zentraler Bedeutung. Es liegen viele Untersuchungen zum prognostischen Wert demografischer und klinischer Parameter vor. Die evozierten Potenziale wurden lange als von untergeordneter Bedeutung zur Prognose bewertet.

Dagegen wurde in aktuellen Arbeiten ein statistischer Zusammenhang zwischen multimodalen evozierten Potenzialen und der Veränderung des Expanded Disability Status Scale (EDSS) im Verlauf belegt.

Zur Bewertung der evozierten Potenziale wird dazu zumeist ein Summenwert erstellt nach Erfahrungswerten unter Zuhilfenahme einer 6-Punkte-Skala:
- 0 = normal
- 1 = pathologische Seitendifferenz der Latenz
- 2 = verlängerte Latenz unter 1,1-fach der oberen Grenze oder 50 % Seitendifferenz der Amplitude
- 3 = verlängerte Latenz 1,1- bis 1,3-fach der oberen Grenze
- 4 = verlängerte Latenz über 1,3-fach der oberen Grenze
- 5 = Ausfall eines Potenzials

Der multimodale EP-Summenwert wird dann berechnet als die Summe aller links- und rechtsseitig stimulierten EP.

> **Merke**
>
> Die statistische Analyse fand signifikante Korrelationen zwischen der Verschlechterung des EDSS (Expanded Disability Status Scale, Kurtzke 1983) im Verlauf von mehreren Jahren und einem so oder ähnlich ermittelten Summenwert zu Beginn der Erkrankung. Dabei sind die SEP und MEP bedeutsamere Parameter, weniger die VEP und kaum die AEP.
>
> Ein niedriger Summenwert der multimodal evozierten Potenziale zu Beginn der Erkrankung und eine geringe Verschlechterung des EDSS (nicht mehr als 1 Punkt) in den folgenden 2 Jahren ergaben einen Anhalt für eine günstige weitere Prognose.

8.3 Methodik und spezielle Aspekte

8.3.1 Visuell evozierte Potenziale

Die Domäne der VEP in der MS-Diagnostik ist der Nachweis klinisch nicht apparenter demyelinisierender Schädigungen des N. opticus.

Die zum Teil erhebliche Latenzverzögerung der P100 (bis zu 70 ms) bei kaum veränderter Amplitude ist hier das wegweisende Indiz für eine Entmarkung des Nervs. Die Bedeutung der VEP in der MS-Diagnostik gründet sich auf die Häufigkeit von Läsionen des N. opticus und darauf, dass auch nach klinisch vollständig ausgeheilter Optikusneuritis die VEP-Latenzen als Nachweis einer inkompletten Remyelinisierung häufig pathologisch bleiben. Somit ermöglicht die Ableitung der VEP die Objektivierung der anamnestischen Angabe einer stattgehabten Retrobulbärneuritis. Umgekehrt finden sich auch ohne Angabe akuter oder stattgehabter Sehstörungen bei MS-Patienten häufig (60–90 % der untersuchten Augen, 30–40 % der untersuchten Patienten) pathologische Befunde im Sinne einer klinisch stummen Läsion. Bei 80–95 % der Patienten mit klinisch sicherer MS finden sich pathologische VEP auf mindestens einer Seite. Bei akuter Optikusneuritis ist die Amplitude der Reizantwort vermindert bzw. bei einem Visusverlust von < 6/24 gar nicht mehr ableitbar. Bei hochgradiger Visusminderung sind die VEP, wenn sie noch ableitbar sind, immer hochgradig latenzverzögert und häufig amplitudengemindert. Nach Besserung des Visus erholt sich die Amplitude, und bei 90 % der Patienten bleibt eine verzögerte Reizantwort bei gut erhaltener Konfiguration der P100 bestehen. Nur selten bessern oder normalisieren sich diese Veränderungen im Verlauf von vielen Monaten.

Bei klinisch gering ausgeprägter Optikusneuritis liegt die P100-Latenz gelegentlich noch innerhalb des Normbereichs. Hier ist ein Vergleich der Seiten (Seitendifferenz ≤ 5 ms) oder die Stimulation der zentralen 4° des Gesichtsfelds zur Detektion von Auffälligkeiten hilfreich. Insgesamt ist bei kleiner Mustergröße die diagnostische Sensitivität des Nachweises von Optikusaffektionen höher als bei großer.

8.3.2 Somatosensorisch evozierte Potenziale

▶ **Charakteristische Veränderungen.** Die Veränderungen der SEP sind bei der MS sehr heterogen. Charakteristisch sind, insbesondere in frühen Krankheitsstadien, *Latenzverzögerungen* bei insgesamt gut erhaltener Potenzialkonfiguration und normalen Potenzialamplituden. Analog zu den VEP-Veränderungen ist bei akuter Demyelinisierung der Hinterstrangbahnen des Rückenmarks das kortikal abgeleitete SEP amplitudenreduziert oder ausgefallen. Der Anteil pathologischer Befunde erhöht sich deutlich, wenn bei Stimulation der

Armnerven auch zervikale Komponenten und bei Stimulation der Beinnerven auch lumbale Ableitungen sowie Rechts-Links-Seitenunterschiede in der Bewertung der SEP berücksichtigt werden.

▶ **Häufigkeit pathologischer SEP-Befunde.** Die Häufigkeit pathologischer SEP-Befunde bei der MS wird sehr unterschiedlich zwischen 30 % und 90 % angegeben. Die SEP nach Stimulation der Beinnerven sind häufiger pathologisch als die SEP nach Stimulation der Armnerven. Nach den internationalen Kriterien zur Ableitung von SEP sind Mehrkanalableitungen (4 Kanäle) nötig. Aus unserer Sicht ist jedoch bei unauffälligen kortikalen Ableitungen und unauffälliger Inter-Peak-Latenz N14–N20 eine 2-Kanal-Ableitung durchaus ausreichend. Insgesamt wird die Sensitivität der SEP-Befunde bei klinisch stummen Läsionen auf ca. 15 % geschätzt.

▶ **Hochfrequente Potenzialkomponenten.** Eine interessante neuere Entwicklung der SEP-Diagnostik betrifft die hochfrequenten Potenzialkomponenten im 600-Hz-Band („high frequency SEP oscillations", HFO; ▶ Abb. 8.1). Erste Untersuchungen zeigen, dass diese vorwiegend in thalamokortikalen Projektionen, aber auch die in tieferen Abschnitten des lemniskalen Systems generierten Potenziale sensitiver auf die durch die Entmarkung bedingte zeitliche Dispersion reagieren und somit bei MS-Patienten früher Abweichungen zeigen als die niederfrequen-

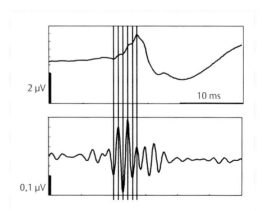

2 µV

10 ms

0,1 µV

Abb. 8.1 Gesunde Versuchsperson. Oben nicht gefilterte Daten, unten 600-Hz-SEP-Aktivität nach Filterung 450–750 Hz. Die hochfrequenten SEP-Oszillationen im 600-Hz-Band erscheinen als Knotungen im Anstieg zum N20-Potenzial der nicht gefilterten Daten.

te N20-Komponente. Sie könnten als zusätzliches diagnostisches und wenig aufwendiges Instrument an Bedeutung gewinnen.

▸ **Korrelation von SEP-Veränderungen und Symptomatik.** Es gibt nur einen schwachen Zusammenhang zwischen den klinischen Befunden und SEP-Veränderungen. Die Häufigkeit pathologischer SEP-Befunde nimmt über die Dauer der Erkrankung zu. Nur vereinzelt werden bei klinischer Restitution auch Verbesserungen zuvor pathologischer SEP gefunden. Eine Korrelation zwischen der Progredienz pathologischer SEP-Befunde und der Progredienz klinischer Befunde besteht ebenfalls nicht. Widersprüchliches findet sich in Verlaufsuntersuchungen unter Kortisontherapie: Es zeigten sich sowohl Latenzverzögerungen der Medianus-SEP als auch Verkürzungen der SEP-Latenzen parallel mit klinischen Befundbesserungen nach Kortison.

8.3.3 Magnetisch evozierte motorische Potenziale

Die transkranielle Magnetstimulation (TMS) liefert Informationen über die zentrale motorische Impulsfortleitung. Besondere Bedeutung kommt der zentralmotorischen Leitungszeit (ZML) zu.

▸ **Befunde.** Die ZML ist bei MS als Folge der Entmarkung kortikospinaler Bahnen oft (deutlich) verlängert. Bei der MS treten ZML-Verzögerungen häufiger asymmetrisch zwischen oberer und unterer oder rechter und linker Extremität auf, während symmetrische Veränderungen eher durch eine spinale Läsion anderer Ursache bedingt sein können. Eine verlängerte ZML kann auch bei anderen Entmarkungskrankheiten (diffuse Hirnsklerose, Neuromyelitis optica, funikuläre Myelose, amyotrophe Lateralsklerose) beobachtet werden. Verzögerungen der Latenzen (≥ 20 ms) scheinen eher für eine Demyelinisierung als für eine andersartige degenerative axonale Pyramidenbahnschädigung zu sprechen.

▸ **Sensitivität.** Patienten mit gesicherter MS weisen in 60–70 % der Fälle pathologische Befunde auf. Wie oft die MEP klinisch stumme Läsionen nachweisen, ist kaum untersucht. Nach eigener Erfahrung ist dies häufiger der Fall als in älteren Untersuchungen angegeben und in Übereinstimmung mit aktuelleren Daten in ca. 50 % der MEP zum M. tibialis anterior.

8.3.4 Akustisch evozierte Potenziale

AEP haben bei der elektrophysiologischen Diagnostik der MS die geringste Sensitivität. Sie liegt bei ca. 20–30 % pathologischer Befunde bei nach Poser möglicher oder wahrscheinlicher MS und um 50 % bei klinisch sicherer MS. Klinisch stumme Läsionen werden mit AEP in 10–15 % der Fälle nachgewiesen. Pathologisch veränderte AEP zeigen meist Verlängerungen der Inter-Peak-Latenzen I–V und Erniedrigungen der Welle V.

Bei gesicherter MS liefern die AEP keine Information bezüglich des Verlaufs. Aufgrund der im Vergleich zu den anderen EP-Modalitäten deutlich geringeren Sensitivität spielen die AEP daher im elektrophysiologischen Untersuchungsprogramm bei Verdacht auf MS keine wesentliche Rolle.

8.4 Pathologische Befunde und Interpretation

8.4.1 Nachweis klinisch stummer Läsionen

▸ **Patient 1.** Als eindrucksvolles Beispiel zeigt die ▸ Abb. 8.2 die Befunde eines Patienten mit nur subjektiv empfundener Stand- und Gangunsicherheit, aber latenzverlängerten N.-tibialis-SEP und MEP bei deutlichen Demyelinisierungsherden zervikal und im Marklager.

8.4.2 Objektivierung von klinischen Symptomen

▸ **Patient 2.** Ein Beispiel für die Objektivierung klinischer Symptome zeigt die ▸ Abb. 8.3 einer Patientin mit geringer Sensibilitätsstörung, dem Nachweis eines T2-Herds im hohen zervikalen Myelon, positiven oligoklonalen Banden und im Seitenvergleich verlängerter P40-Latenz der N.-tibialis-SEP.

8.5 Grenzbefunde und Fehlinterpretationen

▸ **Lokalisation.** Generell ist vor Überinterpretationen von EP-Untersuchungen zu warnen. Dies gilt für ätiologische Zuordnungen ebenso wie für zu genaue Lokalisationsangaben über den patholo-

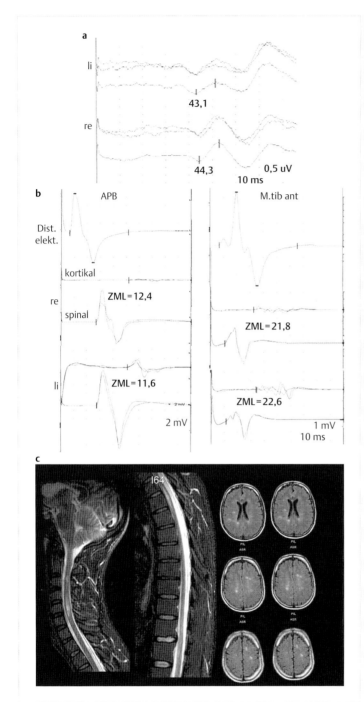

Abb. 8.2 Patient zur Erstdiagnose (männlich, 42 Jahre). Nur subjektiv empfundene Stand- und Gangunsicherheit ohne objektivierbares neurologisches Symptom. (Quelle: Buchner H. Der „alte" und der „neue" Stellenwert der Evozierten Potenziale in der Diagnose und Prognose der Multiplen Sklerose. Klin Neurophysiol 2013; 44: 187–192)

a N.-tibialis-SEP, 2 Messwiederholungen und darunter deren Mittelung. Gering verlängerte P40-Latenz rechts (oberer Grenzwert 43,9 ms).

b MEP zum M. abductor pollicis brevis (APB) links und zum M. tibialis anterior (M. tib. ant.) rechts. Jeweils obere Kurve direkte elektrische Stimulation des N. medianus am Handgelenk zum APB bzw. des N. peroneus zum M. tib. ant. Darunter kortikal und spinal stimulierte MEP zur Bestimmung der zentralen Leitzeit (ZML). Alle ZML waren verlängert (ZML obere Extremität Grenzwert 8,7 ms; untere Extremität Grenzwert 19,1 ms).

c MRT zervikal, thorakal und axial des Kopfes (von links) in T 2 mit dem Nachweis multipler signalintensiver Läsionen.

gischen Prozess. Die EP untersuchen die Funktion der Informationsleitung, nicht Pathologie oder Ätiologie von Läsionen. Die SEP und MEP bilden die Funktion eines langen Weges, „langer Bahnen", ab. Dies erhöht ihre Sensitivität, mindert aber die Möglichkeiten der räumlichen Zuordnung detektierter Leitungsstörungen, sodass oft auch mit Mehrkanalableitung eine genauere räumliche Zu-

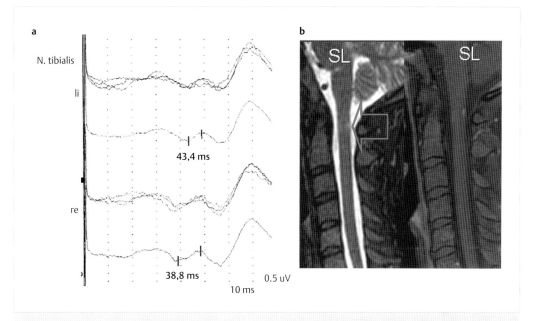

Abb. 8.3 Patientin zur Erstdiagnose (29 Jahre). Nur subjektiv empfundene halbseitige Gefühlsstörung links. (Quelle: Buchner H. Der „alte" und der „neue" Stellenwert der Evozierten Potenziale in der Diagnose und Prognose der Multiplen Sklerose. Klin Neurophysiol 2013; 44: 187–192)
a N.-tibialis-SEP, 2 Messwiederholungen und darunter deren Mittelung. Normale P40-Latenz (oberer Grenzwert 43,9 ms), aber verlängerte Seitendifferenz (oberer Grenzwert 2,1 ms).
b MRT zervikal mit dem Nachweis einer kleinen, in T 2- und Flair-Wichtung (rechts) signalintensiven Läsion.

ordnung innerhalb des ZNS schwerfällt und im Zweifelsfall gar nicht zu treffen ist.

▶ **Korrelation zur Symptomatik.** Insbesondere sollte im Einzelfall die Verknüpfung von EP-Befunden zur Schwere der klinischen Befunde nur mit Vorsicht erfolgen. Interessant sind in diesem Zusammenhang die fehlenden kortikalen Medianus-SEP bei unauffälliger ERB-N9-Ableitung bei einer MS-Patientin mit relativ wenigen korrespondierenden neurologischen Auffälligkeiten (▶ Abb. 8.4), was die fehlende Korrelation insbesondere der SEP mit klinischen Besonderheiten nochmals unterstreicht.

▶ **Spinale Läsionen.** Der Beobachtung nach sind multimodale EP-Untersuchungen bei spinalen Schädigungen deutlich häufiger pathologisch als bei zerebralen. Hier drohen aber Fehlinterpretationen, denn nicht jede spinale Läsion ist durch einen Entmarkungsherd einer MS begründet. Umgekehrt ist bei rein spinaler Symptomatik die Detektion zusätzlich pathologischer VEP bei subklinischen Op-

tikusaffektionen diagnostisch besonders wertvoll im Hinblick z. B. auf eine Neuromyelitis optica. Sind bei anderweitig gesicherter MS alle EP normal, so scheinen zumindest keine bedeutsamen spinalen Herde vorzuliegen.

▶ **Faustregeln.** Es lassen sich einige „Faustregeln" formulieren:
• Während MS-induzierte Läsionen klassischerweise eher zu verlängerten EP-Latenzen führen, können amplitudengeminderte oder ausgefallene EP-Komponenten auch Folge ischämischer Läsionen (z. B. Lakunen) sein.
• Die Retrobulbärneuritis bei der MS führt zu VEP-Latenzverlängerungen und tritt in der Regel zunächst einseitig auf. Dagegen findet sich bei der ischämischen vaskulären Optikusneuropathie eher eine axonal bedingte Amplitudenminderung der VEP mit gehäuft bilateralem Auftreten. Diese VEP-Veränderungen finden sich häufiger bei älteren Patienten.
• Fehlinterpretationen können sich auch bei der Erstdiagnostik einer MS bei älteren Patienten im

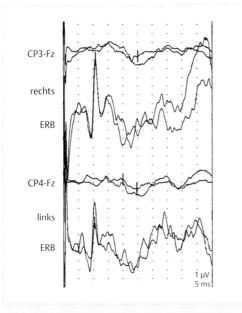

Abb. 8.4 Langjährige MS. Wenig klinische Auffälligkeiten. Im Gegensatz dazu beeindruckender elektrophysiologischer Befund mit fehlenden kortikalen Medianus-SEP bei unauffälliger N9-Ableitung.

Falle von isoliert verzögerten kortikalen Tibialis-SEP (fehlende lumbale Ableitung) und sonst unauffälligen elektrophysiologischen Befunden ergeben. Hier sollte mit der Elektroneurografie eine sensible demyelinisierende Polyneuropathie ausgeschlossen werden.

- Eine komplette Restitution von pathologischen EP-Befunden ist bei der MS auch angesichts klinisch guter Erholung sehr unwahrscheinlich. Ist sie zu beobachten, sollte die Diagnose überdacht werden.
- Um Irrwege zu vermeiden, sollte man beachten, dass auch bei MS-Patienten neurologische Zweiterkrankungen auftreten können, die sich in den EP-Ableitungen niederschlagen können. So sind die pathologischen AEP bei der MS-Patientin in ▶ Abb. 8.5 nicht MS-bedingt, sondern in einem rechtsseitigen Akustikusneurinom begründet.

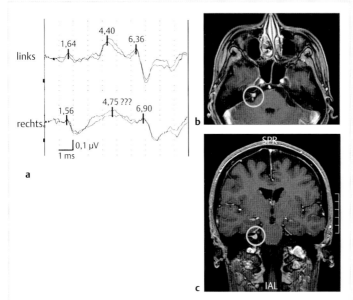

Abb. 8.5 Die rechtsseitig pathologischen AEP der MS-Patientin sind nicht MS-bedingt, sondern werden durch ein Akustikusneurinom rechts verursacht.
a AEP-Ableitung.
b Koronarer MRT-Schnitt.
c Axialer MRT-Schnitt.

9 Spinale Läsionen

P. Schwenkreis, M. Tegenthoff

9.1 Pathologie und Pathophysiologie

Für die Funktionsbeurteilung spinaler Bahnsysteme eignen sich sowohl MEP als auch SEP. Die Aussagefähigkeit ist dabei bestimmt durch die topografische und funktionelle Neuroanatomie des Rückenmarkquerschnitts. Grundsätzlich besteht bei spinalen Erkrankungen eine Korrelation zwischen erhaltenen klinischen Restfunktionen und erhaltener funktionsfähiger weißer und grauer Substanz. Bei klinisch kompletten Rückenmarkschädigungen ist im Schädigungsbereich keine funktionsfähige graue Substanz mehr nachweisbar. Andererseits wird die spätere, funktionell bedeutsame Regenerationsfähigkeit wesentlich durch das Ausmaß der Schädigung der weißen Substanz bestimmt. Auch eine geringe Anzahl erhaltener Axone kann beim Menschen die Basis für eine Regeneration sensomotorischer Funktionen nach einer umschriebenen Rückenmarkläsion sein. Dabei kommt einer residualen Funktionsfähigkeit ventraler Leitungsbahnen eine besondere Bedeutung zu.

► **Schädigungstypen.** Die pathophysiologischen Prozesse im Rückenmark werden durch das der Schädigung zugrunde liegende spezifische Krankheitsbild bestimmt, wobei beträchtliche Unterschiede bestehen können. Hierbei spielen einerseits primär entzündliche demyelinisierende Prozesse mit begleitender initialer Ödemreaktion (etwa durch Myelitiden unterschiedlicher Ätiologie) eine wichtige Rolle. Andererseits kommt einer Störung der arteriellen Binnenversorgung des Rückenmarks eine besondere Bedeutung zu, da sowohl raumfordernde Prozesse als auch traumatische oder direkte vaskuläre Schädigungen des Rückenmarks in ihrem Verlauf zu einer Störung der spinalen Mikrozirkulation führen können.

► **Störungen der Blutversorgung.** Die makrozirkulatorische segmentale arterielle Versorgung des Rückenmarks ist hinsichtlich spinaler Läsionen aufgrund ihrer ausgeprägten Kollateralisierung von geringerer Bedeutung. Der zentrale Anteil der Binnenversorgung wird von ventral aus einer perforierenden Zentralarterie gespeist, welche aus der A. spinalis anterior entspringt (► Abb. 9.1 und ► Abb. 9.4). Im Gegensatz dazu erhalten die peripheren Anteile und das hintere Drittel des Rücken-

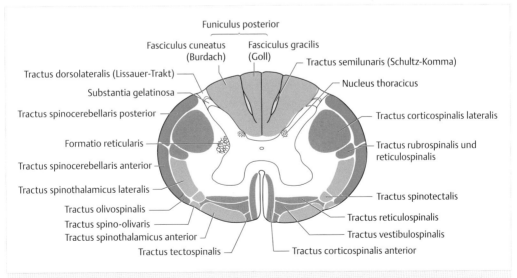

Abb. 9.1 Somatotopische Gliederung einzelner Rückenmarksbahnen im Querschnitt. (Quelle: Bähr M, Frotscher M. Neurologisch-topische Diagnostik – Anatomie und Funktion. Stuttgart: Thieme; 2009)

markquerschnitts sowie eine zirkuläre Randzone ihren Zufluss aus penetrierenden Ästen der A. spinalis anterior sowie der paarweise angelegten A. spinalis posterior. Da es sich bei den kleinen Ästen der Zentralarterien um Endarterien handelt, findet sich hier eine vermehrt anfällige vaskuläre Grenzzone. Aufgrund dieser anatomischen Besonderheiten ist von einer erhöhten Vulnerabilität der ventralen, von den Zentralarterien versorgten Rückenmarkanteile mit den funktionell bedeutsamen motorischen Bahnsystemen im Vergleich zum dorsalen Teil des Rückenmarks auszugehen. Speziell bei akuten Rückenmarkschädigungen kommt es initial zu einem vollständigen Zusammenbruch neuronaler bioelektrischer Funktionen, die das klinische Bild eines spinalen Schocks begründen und die in Abhängigkeit vom Schweregrad des Traumas auch reversibel sein können.

▶ **Potenzialveränderungen.** SEP erlauben primär eine Funktionsbeurteilung der ipsilateralen Hinterstränge und der Hinterwurzeleintrittszone des jeweils gereizten peripheren Nervs. Somit zeigen auch nur diejenigen Krankheitsbilder pathologische SEP-Veränderungen, welche mit einer Affektion der Hinterstränge einhergehen. SEP verhalten sich in der Regel stabiler als MEP gegenüber Erkrankungen, welche den gesamten Rückenmarkquerschnitt betreffen. Dies erklärt sich durch die höhere Vulnerabilität der für die MEP bedeutsamen Strukturen, des Tractus corticospinalis sowie der zugehörigen Vorderhornzellen, im ventralen bzw. ventrolateralen Anteil des Rückenmarkquerschnitts.

9.2 Klinische Fragestellungen

Bei akut aufgetretenen Erkrankungen stehen die Fragen nach einer Objektivierung von Läsionen aszendierender und deszendierender spinaler Bahnsysteme, nach dem Schweregrad der spinalen Schädigung, nach der vertikalen und evtl. auch horizontalen Lokalisation der spinalen Läsion sowie nach einer möglichen prognostischen Aussage im Mittelpunkt. Demgegenüber ist bei chronisch verlaufenden spinalen Erkrankungen häufiger auch die Erfassung möglicher subklinischer spinaler Läsionen von klinischer Bedeutung. Dabei sind die evozierten Potenziale gut als Screening-Instrument einsetzbar. Zusätzlich eignen sich SEP und MEP auch zur Verlaufsbeurteilung eines Krankheitsprozesses, da die damit erfassten Veränderungen in der Regel den klinischen Schweregrad einer spinalen Läsion widerspiegeln. Spinale Krankheitsbilder, bei denen eine SEP- bzw. MEP-Diagnostik sinnvoll erscheint, sind in ▶ Tab. 9.1 aufgeführt.

Tab. 9.1 Typische SEP- und MEP-Veränderungen häufiger spinaler Krankheitsbilder.

Erkrankung	SEP-Latenzen	SEP-Amplituden	MEP-ZML	MEP-Amplituden
Traumatische Querschnittslähmung (akut)	←→	↓	↑	↓
Traumatische Querschnittslähmung (subakut bzw. chronisch)	↑	↓	↑	↓
Spinale Raumforderung	←→	↓	↑	↓
Ischämischer Rückenmarkinfarkt	←→	↓	↑	↓
Chronische ischämische Myelopathie	↑	↓	↑	↓
Akute Querschnittmyelitis	←→	↓	↑	↓
Multiple Sklerose	↑	(↓)	↑	(↓)
Lues spinalis	↑	↓	←→	←→
HIV-Myelopathie	↑	(↓)	↑	(↓)
Neuroborreliose	↑	(↓)	↑	(↓)
Psychogene Querschnittlähmung	←→	←→	←→	←→
Funikuläre Myelose	↑	(↓)	↑	(↓)
Adrenomyeloleukodystrophie	↑	(↓)	↑	(↓)
Strahlenmyelopathie	↑	↓	↑	↓
Syringomyelie	↑	↓	↑	↓

↑ Zunahme, ↓ Abnahme, ←→ keine Veränderung

9.3 Methodik und spezielle Aspekte

Durch gezielte Auswahl der Ableit- bzw. Stimulationsorte der MEP bzw. SEP lässt sich in gewissen Grenzen eine neurophysiologische Lokalisationsdiagnostik durchführen. Angesichts der MRT, die neben einer spinalen Höhenlokalisierung meist eine ätiologische Zuordnung gestattet, ist die Bedeutung der neurophysiologischen Etagendiagnostik geringer geworden. Aufgrund der segmentalen Somatotopie der spinalen Bahnen entsprechend der Einteilung in Dermatome bzw. Myotome kann eine spezielle Etagendiagnostik zur Höhenlokalisierung einer spinalen Läsion jedoch nach wie vor sinnvoll sein.

▶ **SEP-Etagenableitungen.** Eine Möglichkeit der vertikalen SEP-Lokalisationsdiagnostik besteht darin, nach Stimulation des peripheren Nervenstamms, z. B. des N. tibialis, Etagenableitungen der Antwortpotenziale durchzuführen – im Falle der Tibialis-Stimulation über LWK 5, LWK 1, HWK 2 und dem kortikalen Repräsentationsareal. Auf diese Weise kann grundsätzlich zwischen einer peripheren sensiblen Leitungsstörung, einer Caudaläsion, einer spinalen und einer rostral von C 2 gelegenen Läsion unterschieden werden. Entsprechendes gilt bei Reizung des N. medianus für eine Etagenableitung über dem Erb-Punkt, HWK 7, HWK 2 und dem kortikalen Repräsentationsareal.

▶ **SEP-Dermatomableitungen.** Ein weiterer Untersuchungsansatz ist die getrennte Stimulation der Hautsegmente, um so das Dermatom identifizieren zu können, auf dessen Höhe ein Wechsel zwischen pathologischen bzw. normalen SEP-Befunden bei einer allein kortikalen Ableitung feststellbar ist. Aufgrund des zeitlichen Aufwands hat sich dies in der klinischen Praxis nicht durchsetzen können.

▶ **Spastik.** Gerade bei spinalen Läsionen findet sich häufig eine Spastik der Muskulatur unterhalb der Läsionshöhe. In diesen Fällen kann der elektrische Reiz bei SEP-Ableitungen einen störenden pathologischen Reflex triggern. In Kenntnis dieses Effekts ist im Einzelfall zu entscheiden, ob die Fragestellung bzw. der zu erwartende Befund so bedeutsam sind, dass eine tiefe Sedierung oder eine Muskelrelaxierung gerechtfertigt ist.

▶ **MEP-Ableitungen.** Entsprechend ist mit den MEP eine vertikale Lokalisationsdiagnostik für deszendierende Bahnsysteme möglich. Dazu wird bei transkranieller Reizung gleichzeitig von mehreren Myotomen einer Extremität (bzw. deren entsprechenden Kennmuskeln) abgeleitet. Auf diese Weise ist die orientierende Einschätzung einer Läsionshöhe möglich. Eine methodische Einschränkung ergibt sich dadurch, dass bei einer derartigen Ableitung keine identische Vorinnervation sämtlicher Muskeln gewährleistet ist, sodass in diesem Fall eine Ableitung in Ruhe mit einer höheren Reizstärke gewählt werden muss. Insofern lassen sich nur grobe Einschätzungen der Läsionshöhe vornehmen.

▶ **MEP-Stimulation.** Bei der routinemäßigen MEP-Ableitung erfolgt die Stimulation mit einer Rundspule. Bei spinalen Läsionen sind häufiger MEP-Ableitungen von den unteren Extremitäten oder von Muskeln des Beckenbodens erforderlich. In diesen Fällen kann aufgrund der anatomischen Lage der Repräsentation der Beinmuskulatur im Interhemisphärenspalt eine Stimulation mit einer Haubenspule notwendig werden. Aufgrund der speziellen Stimulationscharakteristik der Haubenspule lassen sich MEP auch dann noch von der Beinmuskulatur ableiten, wenn bereits eine Störung der spinalen Reizleitung vorliegt und eine MEP-Generierung mit einer üblichen Rundspule nicht mehr möglich ist. Die Stimulation mit der Haubenspule wird jedoch bei Verwendung höherer Reizstärken von den Patienten als unangenehm empfunden, da es häufig zu einer generalisierten Kontraktion großer Muskelareale kommt.

9.4 Pathologische Befunde und Interpretation

Akute spinale Krankheitsbilder stellen häufig ein diagnostisches Problem dar, gerade weil hier oft nur eine schnelle Diagnose gezielte kausale Therapiemaßnahmen ermöglicht.

9.4.1 Traumatische Rückenmarkläsion

Die simultane Ableitung von SEP und MEP mit Stimulation bzw. Ableitung kaudal einer bekannten Verletzungshöhe liefert Informationen über den Schweregrad sensomotorischer Störungen nach einem Rückenmarktrauma. Insbesondere können so Informationen über die funktionelle Kontinuität somatosensorischer bzw. pyramidaler Bahnsysteme gewonnen werden. Es findet sich in der Regel eine gute Übereinstimmung zwischen klinischer Symptomatik und neurophysiologischer Befundkonstellation, weswegen die evozierten Potenziale auch gut zur Durchführung einer objektiven Verlaufsdokumentation geeignet sind.

Akutphase

▶ **EP-Befunde.** Eine akute komplette Rückenmarkläsion geht mit einem Ausfall sämtlicher Antwortpotenziale der SEP und MEP einher, wenn die Reizleitung durch die Höhe der Querschnittläsion erfolgen muss. Bei akuten inkompletten Läsionen besteht eine gute Korrelation zwischen der Schwere der Schädigung und der Amplitudenreduktion des kortikalen SEP. MEP zeigen ebenso wie SEP in der Akutphase in 1. Linie eine Amplitudenreduktion, häufig mit polyphasischer Potenzialkonfiguration. Während bei SEP allenfalls geringe Latenzverlängerungen bestehen, ist bei MEP-Ableitungen eine Verlängerung der zentralmotorischen Leitungszeit bei etwa 30 % der inkompletten Läsionen zu beobachten. Grundlage dafür ist der unterschiedliche Mechanismus der Reizleitung, der für die MEP eine räumliche und zeitliche Summation der deszendierenden Impulse am α-Motoneuron erfordert, was so bei einem Teilausfall absteigender Fasersysteme zu einer Verlängerung der Leitungszeit führen kann.

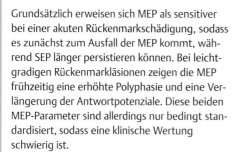

Merke

Grundsätzlich erweisen sich MEP als sensitiver bei einer akuten Rückenmarkschädigung, sodass es zunächst zum Ausfall der MEP kommt, während SEP länger persistieren können. Bei leichtgradigen Rückenmarkläsionen zeigen die MEP frühzeitig eine erhöhte Polyphasie und eine Verlängerung der Antwortpotenziale. Diese beiden MEP-Parameter sind allerdings nur bedingt standardisiert, sodass eine klinische Wertung schwierig ist.

▶ **Prognostische Aussagen.** In der Frühphase können Veränderungen der evozierten Potenziale nicht nur infolge axonaler Schädigungen oder infolge einer frühzeitig innerhalb von 24–48 Stunden beginnenden posttraumatischen Demyelinisierung, sondern allein durch rasch einsetzende bioelektrische Veränderungen mit Verlust der elektrischen Leitfähigkeit auf Höhe der verletzten Segmente auftreten. So zeigt sich initial in Abhängigkeit von der Schwere des Traumas häufig ein kompletter Ausfall der SEP, der MEP und auch des H-Reflexes (spinaler Schock). Da sich der Verlust der elektrischen Leitfähigkeit bei einem minderschweren Trauma innerhalb von Stunden oder Tagen wieder restituiert, ist in dieser Phase nicht ein initialer Amplitudenverlust, sondern die zeitliche Verlaufsdokumentation möglicherweise initial ausgefallener und im Verlauf restituierter evozierter Potenziale der beste Indikator für das Ausmaß der spinalen Schädigung und für die weitere Prognose. Frühzeitig ausgefallene SEP sind dann als Hinweis auf eine schlechte Prognose hinsichtlich einer Funktionserholung anzusehen, wenn sie sich nicht innerhalb von 7 Tagen erholen.

▶ **Höhenlokalisierung.** Prinzipiell kann bei einer traumatischen Rückenmarkläsion neurophysiologisch die Höhe der Läsion bestimmt werden. Eine besondere Bedeutung kommt einer SEP-Etagenableitung dann zu, wenn zwischen einer Läsion des peripheren Nervensystems und einer proximal der Hinterwurzeleintrittszone gelegenen Schädigung differenziert werden muss (simultane Ableitung LWK 5/LWK 1 – kortikal). Eine solche Differenzierung ist in der Akutphase bezüglich der deszendierenden Bahnsysteme nur bedingt möglich, da die F-Wellen in der Phase des spinalen Schocks in ca. 70 % der Fälle ausgefallen sind, sodass nicht zwischen einer Schädigung der Pyramidenbahn und einer Schädigung des Motoneurons unterschieden werden kann. Ersatzweise kann hier nur auf die topografisch unscharfe radikuläre Magnetstimulation zurückgegriffen werden.

Subakute bzw. chronische Phase

▶ **EP-Befunde.** Auch in der subakuten bzw. chronischen Phase einer traumatischen Rückenmarkläsion lassen sich die oben beschriebenen Amplitudenminderungen von SEP und MEP sowie die verlängerte ZML bei MEP als Ausdruck einer axonalen Schädigung nachweisen, wobei die Veränderungen häufig auch persistieren. Zusätzlich finden sich häufig Verlängerungen der SEP-Latenz als Ausdruck einer posttraumatischen Demyelinisierung. Eine Remyelinisierung kann sich bei traumatischen Rückenmarkläsionen im Laufe von Wochen entwickeln. Diese findet dann ihren Ausdruck in einer Restitution der SEP und zum Teil in einer Verkürzung von zunächst deutlich verlängerten Latenzzeiten.

Die veränderte Leitungsfähigkeit eines geschädigten Axons zeigt sich allerdings nicht nur in einer verlangsamten Leitungsgeschwindigkeit, sondern auch in einer schnelleren Ermüdbarkeit, welche von der angewendeten Stimulationsfrequenz abhängt. So kommt es mit zunehmender Reizfrequenz zu einer frühzeitigen Amplitudensuppression, sodass die SEP-Ableitung bei hohen Reizfrequenzen eine höhere Sensitivität bei geringen Schädigungen aufweist.

▶ **Prognostische Aussagen.** Verlaufsuntersuchungen evozierter Potenziale können zur Prognoseabschätzung nach traumatischer Rückenmarkläsion eingesetzt werden. Allerdings ist die klinische Relevanz einer Prognose aufgrund des SEP-Verlaufs dadurch eingeschränkt, dass mit der Potenzialrestitution häufig lediglich eine Verbesserung

sensibler Funktionen und nicht der funktionell bedeutsameren Motorik einhergeht. MEP bieten im Einzelfall eine prognostische Aussagefähigkeit aufgrund einer Wiederkehr initial erloschener Potenziale (▶ Abb. 9.2). Die klinische Bedeutung ist allerdings auch für die MEP-Ableitung eingeschränkt. Die Ableitung von einem einzelnen Extremitätenmuskel reicht in der Regel nicht aus, um eine sichere Aussage bezüglich einer funktionell kompletten oder inkompletten Leitungsunterbrechung deszendierender Bahnsysteme zu machen.

Merke

Die Erfahrung zeigt, dass in unsystematischer Weise in Abhängigkeit von der individuellen Schädigung MEP isoliert in proximalen oder distalen Muskeln ein- oder beidseitig erhalten sein können, während sie in der übrigen Beinmuskulatur nicht mehr auslösbar sind.

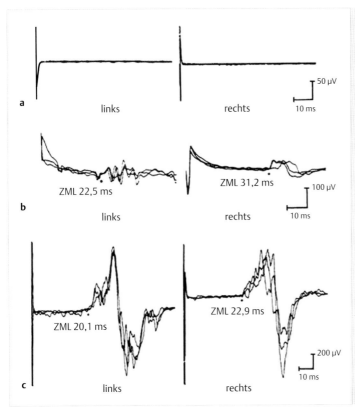

Abb. 9.2 18-jähriger Mann mit Luxationsfraktur Th 5/6. TMS mit Ableitung vom M. tibialis anterior. Verlaufsbeobachtung.

a MEP innerhalb von 24 Stunden und 1 Woche nach dem Unfall. Potenzialausfall. Klinisch Paraplegie mit erhaltenen sensiblen Restfunktionen.

b MEP 3 Wochen nach dem Unfall. Beiderseits verlängerte zentralmotorische Leitungszeit (ZML). Amplitudenminderung/Polyphasie. Klinisch willkürliche Muskelkontraktionen in proximalen Beinmuskeln palpabel.

c MEP 3 Monate nach dem Unfall. ZML beidseits noch leicht verlängert. Klinisch selbstständiges Gehen mit Hilfe möglich.

9.4.2 Spinale Raumforderungen und zervikale Myelopathie

▶ **EP-Befunde.** Als pathologische Veränderung dominiert sowohl bei den SEP als auch bei den MEP eine Amplitudenminderung, die mit dem Ausmaß der Raumforderung korreliert. Während bei den SEP nur geringe Latenzverlängerungen zu beobachten sind, zeigen MEP aufgrund der unterschiedlichen physiologischen Grundlage der Impulsleitung zum Teil deutliche Verlängerungen der zentralmotorischen Leitungszeit (ZML). Ausgeprägte Verlängerungen der ZML sollen dabei auf eine schon länger vorhandene Kompressionssymptomatik hindeuten. Grundsätzlich sind MEP sensitiver als SEP in der Erfassung funktioneller Störungen bei spinalen Raumforderungen. Veränderungen der MEP-Parameter korrelieren meist mit der klinischen Symptomatik in Form von Pyramidenbahnzeichen, spastischen Symptomen oder Reflexsteigerungen. Aufgrund der Sensitivität der MEP lassen sich durch ihre Anwendung auch häufiger subklinische Pyramidenbahnläsionen erfassen. Grundsätzlich ist eine simultane Anwendung der SEP und MEP bei einer spinalen Raumforderung sinnvoll, da in Abhängigkeit von der Pathogenese (primär ventrale oder dorsale spinale Kompression) die verschiedenen Bahnsysteme unterschiedlich schwer betroffen sein können (▶ Abb. 9.3).

▶ **Ableitungstechnik.** Die Erfassung pathologischer SEP-/MEP-Veränderungen setzt den Einsatz einer adäquaten Ableitungstechnik voraus. So lassen sich durch die Ableitung eines Medianus-SEP nur Läsionen oberhalb von C 6/7 erfassen. Für mögliche Veränderungen im unteren Zervikalmark in Höhe C 8/Th 1 ist dazu die Ableitung eines Ulnaris-

SEP erforderlich. Entsprechend müssen zur Beurteilung von Raumforderungen im Bereich des Thorakal- oder Lumbalmarks SEP nach Beinnervenstimulation eingesetzt werden. In gleicher Weise ist eine Auswahl der abzuleitenden Muskulatur bei der MEP-Diagnostik je nach vermuteter Lokalisation der spinalen Raumforderung vorzunehmen.

Eine vertikale Lokalisationsdiagnostik kann durch die Anwendung der zuvor beschriebenen Mehrkanalableitungen erreicht werden. Die Lokalisationsdiagnostik kann dazu dienen, eine gezielte neuroradiologische Untersuchung zu veranlassen. Diese ist bei spinalen Raumforderungen zwingend erforderlich, da die neurophysiologischen Veränderungen unspezifisch sind und keine ätiologische Zuordnung der zugrunde liegenden Erkrankung gestatten.

Das häufigste pathologische SEP-Kriterium einer Amplitudenminderung ist bei einer beidseitigen symmetrischen Ausprägung der spinalen Raumforderung besonders schwer zu erfassen, da zur Beurteilung der SEP-Amplituden in 1. Linie ihre Seitendifferenz herangezogen wird.

9.4.3 Vaskuläre Myelopathien

Relativ selten sind akute vaskuläre Rückenmarkläsionen. Insbesondere dann, wenn die bildgebende Diagnostik (CT, Myelografie, MRT) einen unauffälligen Befund ergibt, kann durch die simultane SEP- und MEP-Ableitung eine Objektivierung sensomotorischer Störungen erfolgen. Auf diese Weise lässt sich eine falsche Interpretation der klinischen Symptomatik im Sinne einer Psychogenese vermeiden. Für die Interpretation der neurophysiologischen Befunde ist eine genaue Kenntnis der spinalen Gefäßversorgung (▶ Abb. 9.4) erforderlich.

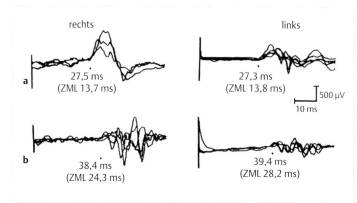

rechts   links

a 27,5 ms
(ZML 13,7 ms)   27,3 ms
(ZML 13,8 ms)   500 µV
10 ms

b 38,4 ms
(ZML 24,3 ms)   39,4 ms
(ZML 28,2 ms)

Abb. 9.3 47-jähriger Mann mit Bandscheibenprolaps C 4/5. Klinisch mittelgradige Tetraparese; kein sicheres sensibles Defizit. Medianus- und Tibialis-SEP unauffällig. In der TMS zeigen die MEP eine generalisierte Verlängerung der zentralmotorischen Leitungszeit (ZML) sowie eine linksseitige Amplitudenminderung.
a TMS mit Ableitung vom M. abductor pollicis brevis.
b TMS mit Ableitung vom M. tibialis anterior.

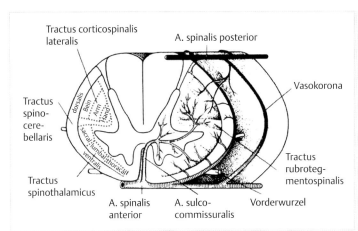

Tractus corticospinalis lateralis

A. spinalis posterior

Vasokorona

Tractus spino-cere-bellaris

Tractus rubroteg-mentospinalis

Tractus spinothalamicus

A. spinalis anterior

A. sulco-commissuralis

Vorderwurzel

Abb. 9.4 Gefäßversorgung des Rückenmarks.

Neben der bereits beschriebenen Möglichkeit einer vertikalen Lokalisationsdiagnostik kann bei definierten spinalen Gefäßsyndromen (z. B. Spinalis-anterior-Syndrom) aufgrund des Ausfallsmusters der evozierten Potenziale auch eine horizontale Lokalisationsdiagnostik erfolgen.

▶ **Spinalis-anterior-Syndrom.** Beim Spinalis-anterior-Syndrom mit Schädigung der vorderen ⅔ des Rückenmarkquerschnitts finden sich dominierende Veränderungen der MEP. Diese können in Abhängigkeit von der Ausprägung der Ischämie von einer Amplitudenminderung über eine leichte bis mäßige Latenzverlängerung bis zum Ausfall der MEP unterhalb der Läsionshöhe reichen. Demgegenüber zeigen die SEP, deren Leitungsweg in den Hintersträngen durch vaskuläre Läsionen meist nicht betroffen ist, in der Initialphase allenfalls leichtgradige Amplitudenveränderungen aufgrund einer sekundären raumfordernden Ödemreaktion. Im weiteren Verlauf treten bei SEP-Ableitungen nach Stimulation unterhalb der Läsionshöhe dann zum Teil auch leichtgradige Latenzverlängerungen auf.

▶ **Spinalis-posterior-Syndrom.** Das Syndrom der A. spinalis posterior mit Ischämie im dorsalen Drittel des Rückenmarkquerschnitts zeigt im Gegensatz dazu eine Amplitudenminderung bis zum Ausfall der SEP bei im Wesentlichen unveränderten MEP. Auch hier finden sich häufig im Verlauf MEP-Veränderungen mit einer leichtgradigen Amplitudenminderung oder Latenzverlängerung. Ursächlich wird dafür neben einer Ödembildung mit Schädigung der Pyramidenbahn auch eine Insuffizienz spinaler Anastomosen diskutiert.

▶ **Sulcocommissuralis-Syndrom.** Beim Syndrom der A. sulcocommissuralis ist aufgrund des nur einseitigen Verschlusses der von ventral gespeisten Endäste eine nur einseitig nachzuweisende Amplitudenminderung der MEP bis zu einem Potenzialausfall zu beobachten. SEP und/oder kontralaterale MEP sind normal oder allenfalls geringgradig verändert.

▶ **Prognostische Aussagen.** Eine Verlaufsbeobachtung mit simultanen SEP- und MEP-Ableitungen erlaubt bei akuten ischämischen Rückenmarkläsionen in der Frühphase eine Erfassung der klinischen Dynamik, was auch gewisse prognostische Einschätzungen gestattet. Im Gegensatz zu einer traumatischen Rückenmarkläsion ist ein SEP-Ausfall hier häufiger reversibel.

▶ **Chronische Ischämie.** Chronische ischämische Läsionen durch eine chronische arterielle Insuffizienz der Rückenmarkversorgung können den gesamten Rückenmarkquerschnitt erfassen. Sie führen dann in Abhängigkeit von der Schwere bzw. der Dauer der ischämischen Läsion aufgrund der primär ischämischen axonalen Schädigung zu einer Amplitudenminderung, die sich parallel zur klinischen Symptomatik bis zum Potenzialausfall entwickeln kann. Bei Ableitung der MEP sind gerade bei chronischen Schädigungen aufgrund der unterschiedlichen Leitungsphysiologie zum Teil auch deutliche Latenzverlängerungen zu beobachten. SEP zeigen hier allenfalls eine geringe Latenzzunahme. Bei der chronisch ischämischen Myelopathie ist häufig eine deutliche Asymmetrie der pathologischen EP-Veränderungen zu finden.

9.4.4 Entzündliche Myelopathien

Bei der ätiologisch häufig unklaren *Myelitis transversa* kommt der Liquordiagnostik die entscheidende Bedeutung zu. Als neurophysiologisches Korrelat der akuten Querschnittsymptomatik finden sich SEP-Amplitudenerniedrigungen der kortikalen und der rostral der Läsion gelegenen spinalen Reizantworten. Die MEP können zusätzlich Verzögerungen der ZML zeigen. Diese Veränderungen spiegeln den klinischen Schweregrad der Symptomatik wider. Insofern sind die Objektivierung des Querschnittsyndroms sowie die Verlaufskontrolle die wesentlichen Indikationen zur EP-Diagnostik bei den entzündlichen Myelopathien. Wesentliche SEP-Latenzverlängerungen sind in der Akutphase kaum zu beobachten.

Die EP-Veränderungen bei *multipler Sklerose* sind in Kap. 8 dargestellt.

Die *spinale Lues* zeigt häufig leichtgradige SEP-Latenzverzögerungen, die durch Demyelinisierungen in den Hinterwurzeleintrittszonen entstehen. Bei einer *HIV-Myelopathie* finden sich im Tibialis-SEP und im MEP der Beinmuskeln verlängerte zentrale Überleitungszeiten, während Medianus-SEP und MEP der oberen Extremitäten eher Normalbefunde zeigen, was für eine primär thorakolumbale Lokalisation dieses Krankheitsbildes spricht.

Borrelieninfektionen können mit einer Beteiligung sowohl des peripheren als auch des zentralen Nervensystems einhergehen, wobei beide Anteile des Nervensystems häufig in individuell unterschiedlicher Weise betroffen sind. Hier erlaubt die Durchführung einer SEP-Etagenableitung bzw. einer MEP-Ableitung mit F-Wellen-Bestimmung häufig eine topodiagnostische Differenzierung zwischen einer Myelitis und einer Radikulitis. Veränderungen der SEP zwischen peripheren und spinalen Ableitpunkten sowie isoliert pathologische F-Wellen bei normalen ZML sprechen in diesen Fällen für eine isolierte Läsion des peripheren Nervensystems.

9.4.5 Psychogene Querschnittsyndrome

Klinisch bedeutsame Befunde lassen sich durch eine simultane SEP-/MEP-Ableitung in der Differenzialdiagnose psychogener Querschnittsyndrome erheben. Bei einer bewusstseinsnahen (Simulation) oder bewusstseinsfernen (Konversionsstörung) psychogenen Querschnittsymptomatik kann die Unterscheidung von einer organisch bedingten sensomotorischen Ausfallssymptomatik im Einzelfall sehr schwierig sein. Hier lässt sich durch eine SEP- und MEP-Ableitung die funktionelle Kontinuität motorischer und sensorischer Bahnsysteme objektiv nachweisen. Normale SEP- und MEP-Befunde kontrastieren in diesen Fällen häufig mit einer ausgeprägten klinischen Ausfallssymptomatik. Unauffällige MEP aus der betroffenen Muskulatur sind mit einer hochgradigen organisch bedingten Parese nicht vereinbar. Leichtgradige Paresen hingegen können gelegentlich mit noch regelrechten MEP einhergehen.

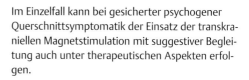

Tipp

Im Einzelfall kann bei gesicherter psychogener Querschnittsymptomatik der Einsatz der transkraniellen Magnetstimulation mit suggestiver Begleitung auch unter therapeutischen Aspekten erfolgen.

Eine suggestiv begleitete Stimulation, die zu eindeutig sichtbaren Bewegungseffekten in der scheinbar gelähmten Extremität führt, kann sich als hilfreich für eine kurzfristige Überwindung der psychogenen Symptomatik im Rahmen einer suggestiv geführten krankengymnastischen Übungsbehandlung erweisen. Eine solche pragmatisch orientierte Vorgehensweise erlaubt in einem Teil der Fälle eine funktionelle Restitution innerhalb weniger Tage.

9.4.6 Seltenere spinale Erkrankungen

Die *funikuläre Myelose* zeigt aufgrund der primären Demyelinisierung eine vorherrschende Latenzverlängerung der zentralen Überleitungszeiten bei SEP- und MEP-Ableitungen, wobei thorakale und lumbale Rückenmarksegmente eher betroffen sind. Da eine Vitamin-B_{12}-Mangelerkrankung auch mit einer Affektion des peripheren Nervensystems einhergeht, ist für eine exakte Differenzierung zwischen zentraler und peripherer Beteiligung eine Etagenableitung erforderlich. Ähnliches gilt für eine *Vitamin-E-Mangelerkrankung* sowie für eine spinale Beteiligung beim *Diabetes mellitus*.

Bei Patienten mit einer *Adrenomyeloneuropathie* bzw. *Adrenomyeloleukodystrophie* lassen sich gleichfalls bei fraktionierter Ableitung nach peripherer

Nervenstimulation neben peripheren Latenzverzögerungen deutliche Verlängerungen der zentralen Überleitungszeit der SEP dokumentieren. Ebenso sind hochgradige Verzögerungen der ZML sowie der fraktioniert zu erfassenden peripheren motorischen Leitungszeit beschrieben.

Auch bei *Strahlenmyelopathien* können in variabler Ausprägung MEP- und SEP-Veränderungen (Leitungsverzögerung und/oder Amplitudenreduktion) beobachtet werden.

Sehr unterschiedliche SEP-Befunde finden sich bei Patienten mit *Syringomyelie.* Bei klinisch rein dissoziierten Sensibilitätsstörungen lassen sich normale SEP ableiten. Mit zunehmender spinaler Symptomatik finden sich erniedrigte oder ausgefallene SEP-Reizantworten. Sensitiver sind hier MEP-Ableitungen, die pathologische Befunde in Form von ZML-Verlängerungen, sowie von im Verlauf zunehmenden Amplitudenminderungen bis zum Potenzialausfall zeigen. Dabei stimmen die MEP-Veränderungen nicht immer mit der klinischen Symptomatik überein.

9.5 Grenzbefunde und Fehlinterpretationen

Grundsätzlich erfordert die kritische Beurteilung der SEP- und MEP-Befunde eine Berücksichtigung der klinischen Symptomatik. Auch wenn gerade die Erfassung subklinischer Läsionen ein wesentliches Indikationsfeld der evozierten Potenziale darstellt, sollte ein isolierter pathologischer SEP- oder MEP-Befund ohne ein entsprechendes klinisches Korrelat nicht zur alleinigen Grundlage einer Diagnose gemacht werden. Dies gilt für den Bereich der klinischen Anwendungen und insbesondere beim Einsatz im Rahmen gutachterlicher Fragestellungen.

▶ **Vorinnervation.** Die SEP-Befunde sind weitgehend unabhängig von der Kooperation des Untersuchten. Die Beurteilbarkeit der MEP ist wesentlich mitbestimmt durch eine Kooperation des Patienten wegen der erforderlichen Vorinnervation, welche zu einer Amplitudenvergrößerung und Latenzverkürzung führt. Kommt diese Vorinnervation nicht zustande, finden sich häufig sehr kleine MEP-Amplituden über dem entspannten Muskel. Für diese Amplituden und die damit verbundenen Latenzen existieren nur begrenzt Normalwerte, sodass MEP-Befunde, die nicht unter einer standardisierten Vorinnervation erhoben worden sind, immer kritisch zu werten sind.

▶ **Medikamentöse Einflüsse.** Gerade in der Akutphase einer Rückenmarkläsion bieten die evozierten Potenziale, wie z. B. bei bewusstseinsgestörten oder anderweitig nicht kooperationsfähigen Patienten, eine sehr gute Möglichkeit, Informationen über die funktionelle Integrität spinaler Bahnsysteme zu erhalten. Bei dieser Patientengruppe zeigen sich jedoch auch die methodischen Grenzen der angewendeten neurophysiologischen Techniken. Während SEP stabil gegenüber pharmakologischen Einflüssen und insbesondere gegenüber Sedativa oder Narkotika sind, führen zentral wirksame Medikamente oder Muskelrelaxanzien zu gravierenden Veränderungen der MEP in Form von Amplitudenminderungen bis zum Potenzialausfall (▶ Abb. 9.5). Insofern muss bei der Beurteilung von MEP-Befunden, die bei intensivmedizinisch versorgten Patienten erhoben wurden, stets eine kritische Bewertung der Befunde unter Kenntnis der laufenden Medikation erfolgen.

▶ **Modifikation der Ableitparameter.** Bei der SEP-Diagnostik subtotaler spinaler Läsionen kann eine strikte Einhaltung der standardisierten Stimulationsparameter, wie z. B. der Einsatz einer Reizstärke von 4 mA oberhalb der motorischen Schwelle, im Einzelfall dazu führen, dass lediglich ein sehr amplitudenniedriges oder gar kein kortikales Antwortpotenzial abgeleitet werden kann. Durch Erhöhung der Reizstärke lassen sich in solchen Fällen zum Teil eindeutig reproduzierbare und beurteilbare kortikale SEP darstellen. Eine solche Modifikation der Ableitparameter erscheint bei entsprechender Fragestellung, z. B. nach einer erhaltenen funktionellen Kontinuität der spinalen Afferenz, sinnvoll.

▶ **Fehldeutung von Potenzialkomponenten.** Die Identifikation des kortikalen Primärkomplexes mit Bestimmung der P40-Latenz kann bei kortikalen SEP mit niedriger Amplitude erschwert sein. Im Einzelfall verschwindet der P40-Peak im „Rauschen" der Grundlinie, während die späteren Potenzialkomponenten P60 und N70 noch reproduzierbar zur Darstellung kommen. Insbesondere bei einer chronischen Kompressionssymptomatik (z. B. zervikale Myelopathie) fällt der Primärkomplex früher aus als die späteren Potenzialkom-

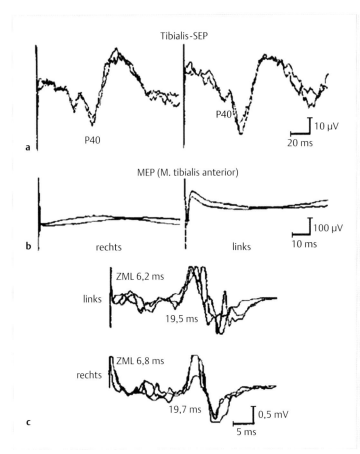

Tibialis-SEP

P40

P40

10 µV
20 ms

a

MEP (M. tibialis anterior)

100 µV
10 ms

b rechts links

ZML 6,2 ms

links

19,5 ms

ZML 6,8 ms

rechts

19,7 ms
0,5 mV

5 ms

c

Abb. 9.5 22-jährige Frau mit Poly-trauma, unter anderem mit Wirbel-fraktur Th 10; Patientin beatmet und sediert (Midazolam-Serumkon-zentration 620 ng/ml).

a SEP nach Tibialis-Stimulation. Kortikale Ableitung, regelrechte Potenziale.

b Transkranielle Magnetstimulati-on mit Ableitung vom M. tibialis anterior. Trotz externer Fazilitie-rung ist unter Midazolam kein MEP ableitbar.

c 5 Tage später ist die Patientin wach (kein Midazolam im Serum nachweisbar). Klinisch kein neu-rologisches Defizit. Transkranielle Magnetstimulation mit Ablei-tung vom M. tibialis anterior: regelrechte MEP.

ponenten. In diesen Fällen kann die fälschliche Identifikation dieser späten Potenzialkomponen-ten als P40-Peak im Sinne einer extensiven SEP-La-tenzverlängerung fehlgedeutet werden.

Tipp

Gerade bei sehr amplitudenniedrigen, durch Arte-fakte überlagerten SEP-Antwortpotenzialen ist eine kritische Überprüfung der Messpunkte der kortikalen Reizantwort empfehlenswert.

10 Polyneuropathien

M. Hecht, D.F. Heuß

10.1 Pathologie und Pathophysiologie

Unter einer Polyneuropathie (PNP) versteht man eine mehr oder weniger generalisierte Schädigung des peripheren Nervensystems. Das Konzept der neuroanatomischen Trennung von peripherem und zentralem Nervensystem ist virtuell, denn die Ganglienzellen der peripheren motorischen Neurone liegen im ZNS und große Anteile der Neuriten der sensiblen Spinalganglien verlaufen im Hinterstrang des Rückenmarks, womit sie ebenfalls im ZNS liegen – aber bei einer Schädigung der bipolaren Spinalganglienzelle mitbetroffen sind. Trotzdem ist dieses Konzept berechtigt, weil bei vielen Erkrankungen ausschließlich das periphere Nervensystem geschädigt wird.

Noxen können unterschiedliche Strukturen des peripheren Nervensystems schädigen, sodass unterschiedliche morphologische Schädigungsbilder entstehen:

- Axonopathie (z. B. alkoholtoxische PNP)
- Myelinopathie (z. B. klassisches Guillain-Barré-Syndrom)
- Neuronopathie (z. B. Pyridoxin-[Vitamin B_6-] Hypervitaminose)
- Vaskulopathie (z. B. vaskulitische PNP)

10.2 Klinische Fragestellungen

In der neurophysiologischen Diagnostik vereinfacht sich die in der Pathomorphologie getroffene Unterteilung der Polyneuropathien, da Veränderungen der Vasa nervorum und der Neurone neurophysiologisch nicht direkt darstellbar sind. Vaskulopathien und Neuronopathien führen an der Nervenfaser letztlich zu axonalen Veränderungen. Daher wird in der neurophysiologischen Diagnostik lediglich zwischen Polyneuropathien mit einer Axonschädigung („axonale" Polyneuropathie, ▸ Tab. 10.1) und Polyneuropathien mit einer Myelinschädigung („demyelinisierende" Polyneuropathie, ▸ Tab. 10.2) unterschieden. Ein Verlust von Axonen bewirkt neurophysiologisch eine Verminderung der Amplituden der Antwortpotenziale bis zum Ausfall der Potenziale. Allerdings kann bei Ableitung der SEP ein ausgeprägter peripherer Axonverlust in der Amplitude der kortikalen Ableitung durch die „transsynaptische Verstärkung" kompensiert sein. Eine Demyelinisierung zeigt sich in Verlängerungen der Latenzen und Potenzialdauer, Veränderungen der Potenzialkonfiguration und Verminderung der Potenzialamplitude. Daneben gibt es bei vielen Polyneuropathien Mischformen von axonalen und demyelinisierenden Prozessen,

Tab. 10.1 Hauptursachen von Polyneuropathien mit vorwiegendem Axonverlust.

Sensomotorisch		Rein sensorisch	
familiär	erworben	familiär	erworben
• HMSN II • Porphyrie • Amyloidose	• Arsen • Alkoholabusus • Metronidazol • Amyloidose • Vitamin-B_{12}-Mangel • axonaler Typ des Guillain-Barré-Syndroms	• HSAN I–IV • spinozerebelläre Degeneration • spinale Muskelatrophie Typ Kennedy	• Cisplatin • Nitrate • Pyridoxin • paraneoplastisch (Denny-Brown-Syndrom) • Sjögren-Syndrom • idiopathische sensorische Polyneuropathie

HMSN: hereditäre motorische und sensible Neuropathie, HSAN: hereditäre sensorisch-autonome Neuropathien

Tab. 10.2 Hauptursachen demyelinisierender Polyneuropathien.

Familiär	Erworben
• HMSN I, III und IV	• AIDP (akute inflammatorische demyelinisierende Polyneuropathie) • CIDP (chronische inflammatorische demyelinisierende Polyneuropathie) • CIDP-Varianten, wie die Polyneuropathie bei „monoclonal gammopathy of unknown significance" (MGUS)

HMSN: hereditäre motorische und sensible Neuropathie

insbesondere bei der häufigen diabetischen Polyneuropathie. Bei axonalen Prozessen führt der Ausfall rasch leitender Nervenfasern ebenfalls zu einer geringen Veränderung der Latenzen und der Potenzialdauer.

10.3 Somatosensorisch evozierte Potenziale

Die Literatur zu SEP-Untersuchungen bei Polyneuropathien beschränkt sich im Wesentlichen auf einige Polyneuropathien mit bekannten Ursachen (entzündlich, hereditär, metabolisch).

SEP haben in der Diagnostik der Polyneuropathien folgende Aufgaben:

- Erfassung von proximalen Veränderungen der sensiblen Nerven (z. B. bei Guillain-Barré-Syndrom
- Bestimmung der peripheren Nervenleitgeschwindigkeit (und damit zur Unterscheidung von axonaler und demyelinisierender PNP) bei Ausfall der distalen neurophysiologischen Messparameter
- Nachweis einer PNP bei geringfügigeren, aber langstreckigen Veränderungen, die mit üblicher Neurografie nicht erfasst werden (15–25 % pathologische SEP in Kombination mit unauffälliger Neurografie bei PNP unterschiedlicher Ätiologie)
- Nachweis einer subklinischen Mitbeteiligung des sensiblen Systems bei motorischer Neuropathie
- Nachweis oder Ausschluss einer Mitbeteiligung des zentralen somatosensiblen Nervensystems
- stabiler und sensibler Parameter zur Erfassung von Therapieeffekten in Verlaufsuntersuchungen

Um Veränderungen der peripheren sensiblen Nerven von Veränderungen der zentralen sensiblen Bahnen zu unterscheiden, sind mehrkanalige Ableitungen notwendig: Als Mindestforderung sollte ein Tibialis-SEP in 3 Etagen abgeleitet werden (lumbal, zervikal, kortikal). Genauere Ergebnisse gibt eine 4-Etagen-Ableitung (Kniekehle, lumbal, zervikal, kortikal). Auf diese Weise kann die periphere Nervenleitgeschwindigkeit berechnet werden, womit periphere Veränderungen von zentralen unterschieden werden können (▶ Abb. 10.1). Gelingt eine Ableitung in der Kniekehle und lumbal nicht, wie z. B. bei ausgeprägtem axonalem Schaden oder bei massiver Dispersion durch Demyelinisierung, kann alternativ die periphere Nervenleitgeschwindigkeit durch eine zusätzliche kortikale Ableitung nach Stimulation des N. tibialis in der Kniekehle abgeschätzt werden (▶ Abb. 10.2). Gelegentlich kann nach Stimulation am Sprunggelenk kein SEP, nach Stimulation in der Kniekehle jedoch ein SEP abgeleitet werden.

In ähnlicher Weise gilt dies für SEP-Ableitungen nach Stimulation von Armnerven, wobei hier regelhaft in 4 Etagen abgeleitet werden sollte (Erb-Punkt, HWK 7, HWK 2, kortikal).

10.3.1 Guillain-Barré-Syndrom (GBS)

In der Frühphase des GBS können SEP-Untersuchungen durch pathologische Veränderungen die Diagnosestellung unterstützen. So wurde bei der Mehrzahl der Patienten in den ersten 2 Wochen in Medianus-SEP-Ableitungen eine Verlängerung der N9-N13-Inter-Peak-Latenz festgestellt, wohingegen nur wenige Patienten eine distale Verlangsamung der sensiblen Medianus-Nervenleitgeschwindigkeit aufwiesen. In mehreren Studien wurden SEP und F-Wellen auf ihre Sensitivität untersucht.

Zusammengefasst können bei Patienten mit GBS häufig pathologische SEP-Befunde abgeleitet werden, insbesondere im proximalen peripheren Abschnitt. Tibialis-SEP zeigen häufiger pathologische Befunde als Medianus-SEP-Ableitungen. Auch wenn

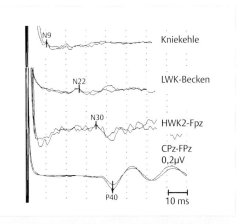

Abb. 10.1 Tibialis-SEP bei diabetischer PNP, Berechnung der peripheren NLG anhand des SEP. Latenzen: N9 10,4 ms, N22 26,4 ms, N30 34,8 ms, P40 43,0 ms. Abstand Stimulationsort am Sprunggelenk zu Kniekehle: 32,0 cm. Abstand Kniekehle zu L1: 53,0 cm. NLG Sprunggelenk bis Kniekehle = 30,8 m/s. NLG Kniekehle bis L1 = 33,1 m/s.

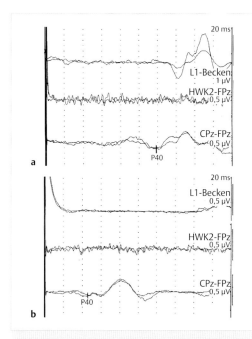

Abb. 10.2 Tibialis-SEP bei durch Lipomatosis symmetrica benigna bedingte PNP, Berechnung der peripheren NLG anhand der P1(„P40"-) Latenz bei Stimulation am Sprunggelenk und in der Kniekehle: P1Sprunggelenk: 117,0 ms, P1Kniekehle: 45,4 ms. Abstand zwischen den Reizorten: 43 cm. NLG zwischen Sprunggelenk und Kniekehle = 6,0 m/s.
a Stimulation am Sprunggelenk.
b Stimulation in der Kniekehle.

in einigen Untersuchungen die Häufigkeit pathologischer Befunde bei den SEP höher war als bei den F-Wellen-Untersuchungen, sind bei Betrachtung aller veröffentlichten Studien SEP-Untersuchungen den F-Wellen-Bestimmungen nicht eindeutig überlegen. Somit ergänzen sich beide Methoden in der Diagnostik des GBS. In keiner Studie konnten zusätzliche zentrale Verzögerungen der SEP schlüssig demonstriert werden.

10.3.2 Chronisch entzündliche demyelinisierende Polyneuropathie (CIDP)

Die SEP sind geeignet, bei CIDP-Patienten mit ausgefallenen peripheren SNAP sensible Nervenleitgeschwindigkeiten zu bestimmen, allerdings kann diese Methode zu falsch unauffälligen Ergebnissen führen. Verlängerungen der zentralen Leitzeit wurden nicht untersucht. ▸ Abb. 10.3 zeigt das

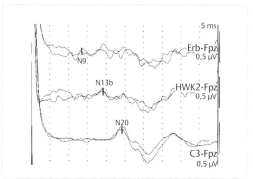

Abb. 10.3 Medianus-SEP bei CIDP. Periphere Verzögerung, zentrale Überleitung unauffällig (Latenz N9 13,5 ms, N13b 19,1 ms, N20 24,1 ms).

Medianus-SEP eines CIDP-Patienten mit erniedrigter peripherer Leitgeschwindigkeit.

10.3.3 Hereditäre Polyneuropathien

Bei den hereditären motorischen und sensiblen Neuropathien HMSN I und III sind demyelinisierende Veränderungen bestimmend. Bei der HMSN kann es sinnvoll sein, bei nicht mehr erhältlichen peripheren sensiblen Nervenleitgeschwindigkeiten über die Ableitung des SEP nach Stimulation an 2 Reizorten eine periphere Nervenleitgeschwindigkeit zu bestimmen. Die periphere Leitgeschwindigkeit kann dann deutlich verlangsamt sein. Bei Patienten mit einer hereditären Neuropathie mit Neigung zu Druckparesen (Synonyme: tomakulöse Polyneuropathie, „hereditary neuropathy with liability to pressure palsies", HNPP) konnte neben einer distalen peripheren Leitungsverlangsamung auch eine Verzögerung der N9–N13 als Hinweis auf eine wurzelnahe Beteiligung festgestellt werden.

10.3.4 Diabetische Polyneuropathie

Die diabetische Polyneuropathie ist eine gemischte sensomotorische Polyneuropathie mit distaler Betonung. Dies kann auch in SEP-Ableitungen nachgewiesen werden. Darüber hinaus wurden auch Veränderungen der N9-N13-Inter-Peak-Latenz beschrieben. Auch zentrale Verzögerungen konnten zusätzlich zu peripheren Verlangsamungen nachgewiesen werden. Diese treten insbesondere im spinalen Abschnitt auf und sind teilweise bei juvenilen Typ-1-Diabetikern sogar bei klinisch-neurologisch unauffälligem Befund nachweisbar.

10.3.5 Urämische Polyneuropathie

Patienten mit urämischer Polyneuropathie zeigten in mehreren Studien eine Verlangsamung im peripheren Anteil der SEP-Ableitungen. Bei Medianus-SEP-Ableitungen wurde keine Verlängerung der zentralen Leitzeit gefunden, jedoch bei etwa der Hälfte der Patienten mit chronischem Nierenversagen eine zentrale Verzögerung der Peroneus-SEP. Inwieweit die SEP-Befunde mit Dauer und Ausmaß der Urämie korrelieren bzw. inwieweit die Dialyse diese verändert, ist nicht eindeutig geklärt. Nach Nierentransplantation zeigte sich eine Besserungstendenz.

10.3.6 Vitaminmangel-Polyneuropathien

Patienten mit *Vitamin-B$_{12}$-Mangel* und sensibler Beeinträchtigung zeigten in Medianus- und Tibialis-SEP-Ableitungen mit wenigen Ausnahmen keine peripheren Verlangsamungen, aber alle Patienten wiesen zentrale Verzögerungen auf. Die Veränderungen waren unter Vitaminsubstitution teilweise reversibel. Vegetarier mit niedrigen Vitamin-B$_{12}$-Spiegeln ohne klinische Auffälligkeiten zeigten keine SEP-Veränderungen.

Demgegenüber haben fast alle symptomatischen Patienten mit Vitamin-B$_{12}$-Mangel eine periphere Verlangsamung und alle eine zentrale Verzögerung des Peroneus-SEP.

Bei *Vitamin-E-Mangel* können die peripheren und zervikalen Potenziale aufgrund eines axonalen Schadens etwas vermindert sein. Vornehmlich wurde jedoch eine zentrale Verlangsamung beschrieben.

10.3.7 Exotoxische Polyneuropathien

Alkoholiker mit und ohne zusätzliche spastische Symptome hatten geringe, aber signifikante periphere Verlangsamungen der Medianus- und Tibialis-SEP. Die Patienten mit spastischen Zeichen hatten zusätzlich signifikante zentrale Verzögerungen im Tibialis-SEP, nicht jedoch im Medianus-SEP, was als Zeichen einer zusätzlichen Myelopathie oder Hirnstammaffektion gedeutet werden kann.

Bei Patienten mit einer *n-Hexan-Intoxikation* wurde eine zentrale Verzögerung der Tibialis-SEP beschrieben. Patienten mit multiplem Myelom, die unter *Thalidomid* eine Polyneuropathie entwickelten und bei denen eine axonale Schädigung in der sensiblen Neurografie festgestellt wurde, haben nur selten eine periphere und zentrale Verlangsamung im Medianus- und Tibialis-SEP.

10.4 Visuell und akustisch evozierte Potenziale

VEP und AEP dienen in 1. Linie dem Nachweis einer Beteiligung des visuellen bzw. akustischen Systems bei einer PNP (▶ Tab. 10.3).

10.5 Magnetisch evozierte motorische Potenziale

Bei Polyneuropathien dienen MEP dem Nachweis einer eventuell subklinischen Beteiligung des zentralen motorischen Systems. Der Nachweis bzw. die Suche nach Leitungsblocks auch in proximalen Anteilen des peripheren Nervensystems erfolgt mit der Neurografie. Allerdings können mit magnetischer Stimulation zervikaler und lumbaler Wurzeln elektrische neurografische Untersuchungen zur Bestimmung der peripheren Leitungszeit ergänzt werden.

10.5.1 GBS

Bei wenigen Patienten mit einer axonalen Form des GBS, die jedoch gesteigerte Reflexe hatten, wurde eine Verlängerung der ZML gefunden. Auch bei Patienten mit Miller-Fisher-Syndrom wurde eine reversible Verlängerung der ZML beschrieben, obwohl diese Patienten alle eine Hypo- oder Areflexie aufwiesen.

Tab. 10.3 Pathologische VEP und AEP bei Polyneuropathien (Auswahl).

VEP	AEP
• HMSN I, II, CMTX1	• HMSN I, II, III
• funikuläre Myelose	• CMTX1 (zentrale
• Alkoholismus	Läsion)
• Diabetes ohne Retinopathie	
• CIDP	

HMSN: hereditäre motorische und sensible Neuropathie, CMTX: X-chromosomal vererbte Charcot-Marie-Tooth-Krankheit, CIDP: chronische inflammatorische demyelinisierende Polyneuropathie

10.5.2 Chronisch entzündliche demyelinisierende Polyneuropathie (CIDP)

Bei einigen Patienten mit CIDP finden sich klinisch sowie im MRT und den MEP Hinweise auf eine zentrale Beteiligung mit einer einseitigen oder beidseitigen ZML-Verlängerung und MRT-Auffälligkeiten des ZNS. Die Untersuchungen legen eine häufige, oft subklinische Beteiligung des ZNS bei der CIDP nahe.

10.5.3 Hereditäre Neuropathien

Bei den hereditären motorischen und sensiblen Neuropathien zeigen Untersuchungen der ZML mit F-Wellen-Latenz-Bestimmung normale Werte, dagegen mit direkter magnetischer oder elektrischer Stimulation verlängerte ZML-Werte. Dies belegt eine Beteiligung des proximalen wurzelnahen Abschnitts des peripheren Nervs.

11 Systemdegenerationen

K. Wessel, V. Moshagen

11.1 Pathologie und Pathophysiologie

Systematrophien des Nervensystems stellen eine heterogene Gruppe von degenerativen Erkrankungen dar, die sich durch die Kombination von zerebellären, extrapyramidalen, spinalen, autonomen und gelegentlich auch kortikalen Symptomen auszeichnen. Im Einzelfall, insbesondere bei Patienten mit geringer Erkrankungsdauer, kann die Abgrenzung Schwierigkeiten bereiten. In dieser Situation können elektroneurophysiologische Zusatzuntersuchungen wertvolle Hinweise geben. Im vorliegenden Kapitel wird ein Überblick über die Wertigkeit dieser Zusatzuntersuchungen bei der Differenzialdiagnose folgender Erkrankungen gegeben:

- autosomal-dominante zerebelläre Ataxie (ADCA) mit ihren molekulargenetisch definierten spinozerebellären Atrophien (SCA), dabei teilweise zusätzlich unter Berücksichtigung der idiopathischen zerebellären Atrophie (IDCA)
- Friedreich-Ataxie (FA)
- Multisystematrophie (MSA)
- progressive supranukleäre Blickparese („progressive supranuclear palsy", PSP)
- hereditäre spastische Paraplegie (HSP)
- amyotrophe Lateralsklerose (ALS)

▶ **Spinozerebelläre Atrophien (SCA).** Die SCA sind eine Gruppe klinisch heterogener, autosomal-dominant vererbter Krankheiten, die in der Regel auf einer Trinukleotid-Expansion beruhen. Die Prävalenz liegt um 3/100 000. Für die meisten Subtypen sind Gen-Locus und Repeat-Länge bekannt. In ▶ Tab. 11.1 ist die Klassifikation der SCA und weiterer erblicher degenerativer Ataxien mit Angabe des Gen-Locus aufgeführt.

In der SCA-Klassifikation finden sich die früher neuropathologisch bzw. klinisch definierten Begriffe „olivopontozerebelläre Atrophie" (OPCA) bzw. „autosomal-dominante zerebelläre Atrophie I–III" (ADCA I–III) mit dem allen Gruppen gemeinsamen Hauptcharakteristikum „Ataxie" wieder. In die von Harding definierte Gruppe der ADCA I, gekennzeichnet durch Ataxie in wechselnder Kombination mit Ophthalmoplegie, Polyneuropathie, pyramidalen oder extrapyramidalen Zeichen, fallen insbesondere die SCA 1–3, wobei die SCA 3 die in

Tab. 11.1 Klassifikation der erblichen degenerativen Ataxien.

Erbliche Ataxien (Beispiele)	Gen-Locus
Autosomal-rezessive Ataxien	
Friedreich-Ataxie	9q13
Morbus Refsum	
Vitamin-E-Mangel-Ataxie	8q
A-β-Lipoproteinämie	
Ataxia teleangiectatica	11q22–23
früh beginnende Ataxien mit besonderen Kennzeichen	
X-chromosomal vererbte Ataxien	
Autosomal dominante zerebelläre Ataxien (ADCA)	
ADCA Typ I (mit zusätzlichen nicht zerebellären Symptomen)	
• SCA 1 (spinozerebelläre Ataxie 1)	6p23
• SCA 2	12q24.1
• SCA 3 (Macado-Joseph-Krankheit)	14q32.1
• SCA 4	16q22.1
• SCA 12	5q13–33
• SCA 13	19q13.3-q13.4
• SCA 17	6q27
• SCA 18	
• SCA 19	1p21-q21
• SCA 20	
• SCA 21	7p21.3-p15.1
ADCA Typ II (mit Retinadegeneration)	
• SCA 7	3p12–13
ADCA Typ III (häufig rein zerebellär)	
• SCA 5	11cen
• SCA 6	19 p13
• SCA 8	13q21
• SCA 10	22q13
• SCA 11	15q14-q21.3
• SCA 14	19q13.4-qter
• SCA 15	unbekannt
• SCA 16	8q22.1–24.1
• SCA 22	1 p21-q23
Dentato-rubro-pallido-luysische Atrophie (DRPLA)	12 p

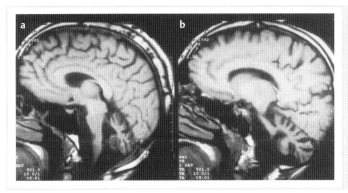

Abb. 11.1 Patient mit spinozerebellärer Atrophie Typ 1 (SCA 1).

a T1-gewichtete MRT in sagittaler Schichtführung mit deutlicher Kleinhirnatrophie und zusätzlicher Ponsatrophie, insbesondere der unteren Anteile der Brücke.

b Gut sichtbare zusätzliche Atrophie des oberen Kleinhirnstiels.

Deutschland häufigste Mutation zu sein scheint. Insbesondere bei der SCA 1 zeigt sich im MRT oder in neuropathischen Untersuchungen vielfach das Bild einer OPCA. ▶ Abb. 11.1 zeigt ein entsprechendes MRT-Beispiel eines Patienten mit SCA 1. Neben der Kleinhirnatrophie ist eine Atrophie des Hirnstamms mit Verschmächtigung des oberen Kleinhirnschenkels zu erkennen. Der SCA 6 mit reinem zerebellärem Syndrom bei isolierter Kleinhirnatrophie entspricht in der klinischen Klassifikation die ADCA III, der SCA 7 mit prominenter Retinadegeneration die ADCA II. Mittlerweile sind über 20 verschiedene SCA beschrieben (▶ Tab. 11.1).

▶ **Idiopathische zerebelläre Ataxien.** Der Terminus „spät beginnende idiopathische zerebelläre Atrophie" (IDCA) ist ein klinisch charakterisierter Sammelbegriff für sporadische Fälle mit progredienter zerebellärer Ataxie, entweder isoliert oder mit darüber hinausgehender Symptomatik (▶ Tab. 11.2). Morphologisch findet sich meist eine rein zerebelläre Atrophie, seltener das Bild einer OPCA. Die ▶ Abb. 11.2 zeigt ein MRT-Beispiel eines Patienten mit IDCA und mehr oder weniger isolierter Kleinhirnatrophie. Einige der sporadischen Fälle haben sich in genetischen Studien als SCA mit spätem Beginn oder auch FA mit erhaltenen Reflexen entpuppt.

Tab. 11.2 Nicht erbliche degenerative Ataxien.

Nicht erbliche Ataxien
Idiopathische zerebelläre Ataxien (IDCA) • rein zerebelläre IDCA • IDCA mit zusätzlichen nicht zerebellären Symptomen
Multisystematrophie (MSA)

▶ **Friedreich-Ataxie (FA).** Die FA ist eine autosomal-rezessive Erkrankung, die meist in der 2. Lebensdekade mit den klassischen Symptomen beginnt: progressive Ataxie, Tiefensensibilitätsstörungen und Verlust der Muskeleigenreflexe – insbesondere an der unteren Extremität. Im Verlauf können Atrophien der kleinen Fuß- und Handmuskeln mit Ausbildung des Friedreich-Hohlfußes und Paresen sowie ein nahezu vollständiger Verlust des Lagesinnes, Dysarthrie und Pyramidenbahnzeichen hinzukommen. Das morphologische Korrelat bildet vor allem eine ausgeprägte Degeneration der Hinter- und Seitenstränge. Bildmorphologisch ist diese primär spinale Degeneration als Atrophie des zervikalen Rückenmarks im MRT darstellbar (▶ Abb. 11.3). Von der Degeneration sind aber auch die Hinterwurzelganglien mit Verlust der stark myelinisierten Fasern auch im peripheren Nervensystem betroffen. Nicht neurologische Krankheitsmanifestationen können eine Kardiomyopathie und – seltener – ein Diabetes mellitus sein. Es handelt sich um eine Trinukleotid-Expansionskrankheit mit einem verlängerten GAA-Repeat am Locus 9q13, der für das Protein Frataxin kodiert. Es soll in der mitochondrialen Eisenhomöostase eine Rolle spielen, womit die FA den Mitochondriopathien zuzurechnen wäre. Genetische Studien haben gezeigt, dass das klinische Bild weit heterogener ist als früher angenommen. Bei der Friedreich-Ataxie mit erhaltenen Reflexen (FARR) fehlt die schwere periphere Neuropathie, das Manifestationsalter ist recht variabel und reicht bis ins mittlere Erwachsenenalter. Patienten mit diesem verhältnismäßig benignen Verlauf weisen relativ kurze GAA-Expansionen auf.

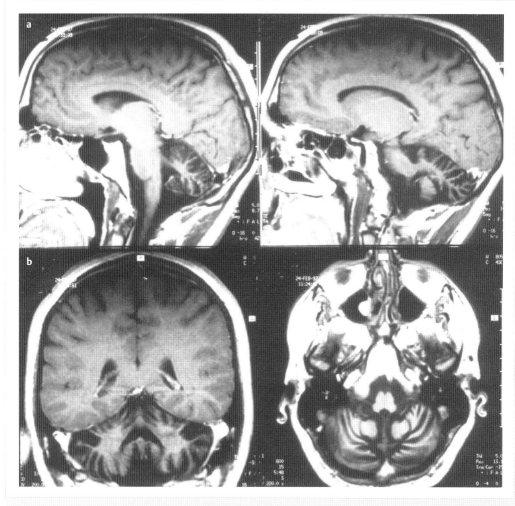

Abb. 11.2 Patient mit einer idiopathischen zerebellären Atrophie.
a T1-gewichtete MRT in sagittaler Schichtführung mit deutlicher Atrophie im Bereich des Kleinhirnwurms bei nicht atrophischem Pons und nicht atrophischem oberen Kleinhirnstiel.
b Deutliche Atrophie auch der Kleinhirnhemisphären in koronarer und axialer Schichtführung.

▶ **Multisystematrophie (MSA).** Die MSA ist eine neurodegenerative Krankheit unklarer Ätiologie. Sie wird charakterisiert durch eine Kombination von Parkinson-, zerebellären und insbesondere vegetativen Symptomen mit Beginn im mittleren Erwachsenenalter und oft rascher Progredienz sowie schlechtem Ansprechen auf L-Dopa. Je nach Dominanztyp spricht man von MSA vom Parkinson-Typ (MSA-P) oder vom zerebellären Typ (MSA-C). In dieser Klassifikation kommt das Shy-Drager-Syndrom als MSA mit dominierenden vegetativen Zeichen nicht mehr vor, da diese auch bei den beiden vorgenannten Typen das klinische Bild mitbestimmen können. Neuropathologisch finden sich gliale zytoplasmatische Einschlusskörper (GCI) in den Basalganglien, den unteren Oliven, den pontinen Kerngebieten, den Purkinje-Zellen und im Onuf-Kerngebiet, dem vegetativen Zentrum im sakralen Myelon.

▶ **Progressive supranukleäre Blicklähmung (PSP).** Die PSP ist ein Parkinson-Plus-Syndrom, das neben dem Leitsymptom einer supranukleären vertikalen Blickparese vor allem durch Akinese, gering aus-

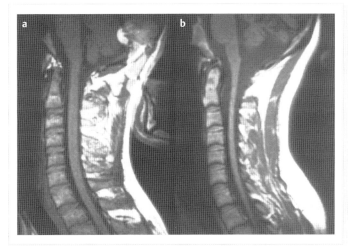

Abb. 11.3 Mediosagittale MRT-Schnitte in T 1-Wichtung.
a Normale Kontrollperson.
b Patient mit Friedreich-Ataxie. Im Vergleich deutliche Atrophie zervikaler Rückenmarkabschnitte.

geprägten Tremor oder Rigor und ein relativ symmetrisches Befallsmuster gekennzeichnet ist. Hinzu treten in wechselndem Umfang Dystonie, Persönlichkeitsveränderungen bis zur frontalen Demenz und autonome Zeichen. Charakteristisch sind das aufrechte Gangbild mit Retrokollis und die Tendenz zu frühen Stürzen sowie der „erstaunte" Gesichtsausdruck mit aufgerissenen Augen.

▶ **Hereditäre spastische Paraplegie (HSP).** Die HSP ist gekennzeichnet durch eine spastische Parese der unteren Extremität mit langsam progredienter Gangstörung. Die Krankheit manifestiert sich meist in der 2.–4. Lebensdekade. Zugrunde liegt eine Degeneration der kaudalen Anteile des Tractus corticospinalis sowie des Funiculus gracilis. Es existieren autosomal-dominante und seltenere autosomal-rezessive sowie X-chromosomal rezessive Formen. Eine Reihe von Gen-Loci (SPG1–SPG11) sind bekannt, der mit ca. 40 % häufigste ist SPG4 auf Chromosom 2p. Neben der „reinen" Form existiert eine Anzahl von „komplizierten" Formen mit Retinopathie, Ataxie, Demenz, Taubheit, Neuropathie oder Epilepsie. „Komplizierte" und „reine" Bilder können innerhalb einer Familie vorkommen.

Cave

Auch bei klinisch „rein zerebellären" Formen finden sich oft elektrophysiologisch Hinweise auf eine Multisystembeteiligung, sodass eine Vorhersage des Genotyps anhand des Phänotyps äußerst schwierig ist.

▶ **Amyotrophe Lateralsklerose (ALS).** Der Begriff „amyotrophe Lateralsklerose" beschreibt 2 hervorstechende Charakteristika dieser Erkrankung, einerseits die Muskelschwäche und -atrophie durch Untergang der α-Motoneurone des Vorderhorns und andererseits die fühlbare Verhärtung des Myelons im Bereich der Vorderseitenstränge durch eine reaktive Gliose, die der Degeneration der kortikospinalen Bahnen folgt. Die Patienten bieten Zeichen der Degeneration des 1. Motoneurons (lebhafte Muskeleigenreflexe, Kloni und Pyramidenbahnzeichen) sowie des 2. Motoneurons (Schwäche, Faszikulationen und Atrophie). Dabei kann das klinische Bild so weitgehend vom peripheren oder zentralen Syndrom geprägt sein, dass die Abgrenzung von anderen Erkrankungen (z. B. Kennedy-Syndrom, multifokale motorische Neuropathie, zervikale Myelopathie) zuweilen Schwierigkeiten bereitet. Zur Diagnosestellung werden daher neben den genannten klinischen Symptomen auch eine Reihe elektroneurophysiologischer Untersuchungen gefordert.

11.2 EP-Befunde bei den einzelnen Krankheiten

11.2.1 Spinozerebelläre Atrophien (SCA)

Magnetisch evozierte motorische Potenziale

▶ **Veränderungen der Leitungszeit.** Systematische Studien an Patientenkollektiven mit SCA-Erkrankungen sind für die Typen SCA 1–3 und 6 durchgeführt worden. Die Krankheitsdauer war mit im Mittel etwa 10 Jahren relativ lang. Hierbei wurden eine deutlich verlängerte ZML (> 10 ms) oder ein fehlendes MEP bei allen Patienten, die unter einer SCA 1 litten, gefunden. Dies betraf die oberen und unteren Extremitäten gleichermaßen. Die ZML bei SCA 2, 3 und 6 war nur bei wenigen Patienten verlängert. Eine stark verzögerte ZML und PML zum M. interosseus dorsalis I (> 10 und > 18 ms) bzw. M. abductor hallucis wurden bei allen untersuchten SCA-1-Patienten gefunden – und zwar nur bei diesen ohne wesentliche Überlappung mit den anderen Gruppen. Dagegen wurden auch bei SCA-2-Patienten mit langer Krankheitsdauer (Median 17 Jahre) eine verlängerte ZML sowie eine erhöhte Reizschwelle für den M. flexor hallucis festgestellt, jedoch Normalbefunde für den M. abductor pollicis (▶ Tab. 11.3, Quelle: Angaben zur Häufigkeit nach Schöls et al. Ann Neurol 1997).

Tab. 11.3 Typische Klinik und EP-Befunde bei den häufigsten SCA.

Erkrankung	Häufigkeit in Deutschland	Typische Klinik	MEP	SEP	VEP	AEP
SCA 1	10 %	• Ataxie • Blickparese • Dysarthrie • Spastik • PNP	• verzögert oder fehlend • verlängerte ZML	• normale Medianus-SEP • Tibialis-SEP in 75 % nicht evozierbar	• in 80 % erhöhte P100-Latenz • bei ca. ⅓ normale Latenz bei erniedrigter Amplitude	• in 50–80 % fehlende Peaks oder verlängerte Inter-Peak-Latenz
SCA 2	10 %	• Ataxie • Blickparese • PNP)	• normal • bei langem Verlauf verzögert zum M. flexor hallucis	• Medianus-SEP in ca. 50 % verändert	• in 36 % verlängerte P100-Latenz • bei ca. ⅓ normale Latenz bei erniedrigter Amplitude	
SCA 3	40 %	• Ataxie • prominenter Nystagmus • Doppelbilder • Spastik • Thermanästhesie	• normale zentrale und periphere motorische Leitungszeit	• in 50–90 % verzögert oder fehlend	• in 25 % verlängerte P100-Latenz • bei ca. ⅓ normale Latenz bei erniedrigter Amplitude	
SCA 6	22 %	• später Beginn mit oft leerer Familienanamnese • benigner Verlauf • Ataxie • (Downbeat-) Nystagmus • Doppelbilder • Dysarthrie	• normal		• normal	• normal bzw. fehlender Peak I
SCA 7	ca. 5 %	• Infantile, Juvenile und Erwachsene Fälle • Makuladystrophie, Anfälle, Demenz, Herzfehler bei der infantilen Form				

SCA: spinozerebelläre Atrophie, PNP: Polyneuropathie

▶ **Erregbarkeit von M1.** Eine ganze Reihe von TMS-Arbeiten befasst sich mit der Frage, ob die Erregbarkeit des primären motorischen Kortex (M1) unter physiologischen Bedingungen verändert ist, wenn über dem Kleinhirn stimuliert wird, oder unter pathologischen Bedingungen, wenn eine Kleinhirnerkrankung vorliegt. Erste Arbeiten zu dieser Frage führten zu der Schlussfolgerung, dass die Stimulation von zerebellären Strukturen über zerebellothalamokortikale Verbindungen die Erregbarkeit von M1 unterdrückt. Es wurde eine höhere Reizschwelle von M1 bei Patienten, die kontralateral eine Kleinhirnläsion aufwiesen, gefunden. Es ist unklar, welche Strukturen bei Stimulation über dem Kleinhirn tatsächlich erregt werden (Zerebellum, Hirnstamm oder peripherer Input von Afferenzen im Bereich des Nackens).

▶ **Postexzitatorische Hemmung.** Inhibitorische Wirkungen von TMS können als postexzitatorische Hemmung (Unterdrückung tonischer EMG-Aktivität direkt nach einem MEP) gemessen werden. Bei Patienten mit SCA wurde dabei eine verlängerte postexzitatorische Hemmung gefunden. Die intrakortikale Hemmung und intrakortikale Fazilitierung kann mit der Technik der transkraniellen Doppelstimulation untersucht werden (Kap. 6). Mit dieser Technik wurden auch SCA-Patienten untersucht. ▶ Abb. 11.4 zeigt ein entsprechendes Beispiel. Die Amplitude des MEP bei verschiedenen Interstimulus-Intervallen (ISI) wurde in Relation zur Amplitude des Einzelstimulus gesetzt. Bei den SCA-Patienten zeigt sich bei kurzen ISI (1–4 ms) eine Reduzierung der MEP-Amplitude. Bei längeren ISI (8–20 ms) ist die Amplitude des MEP vergleichbar mit der Amplitude des Teststimulus. Bei den SCA-Patienten ergibt sich mit längeren ISI also keine Fazilitierung (höhere MEP-Amplitude als die des Test-Stimulus), wie sie bei gesunden Kontrollpersonen vorkommt. Diese Verhältnisse sind in ▶ Abb. 11.5 zusammengefasst. Bei Patienten und Kontrollpersonen ergibt sich mit kurzen ISI eine Suppression der MEP-Amplitude. Bei längeren ISI fehlt bei SCA-Patienten die Fazilitierung. Bei SCA-Patienten ist also das Äquilibrium zwischen Hemmung und Fazilitierung von M1 gestört, wobei fazilitierende Einflüsse reduziert sind, was zu einem Überwiegen inhibitorischer Phänomene führt.

Somatosensorisch evozierte Potenziale

Pathologische Medianus-SEP wurden bei wenigen Patienten mit ADCA I gefunden, pathologische Tibialis-SEP dagegen bei fast allen. SCA-1-Patienten hatten normale SEP, während SCA-2-Patienten zu etwa der Hälfte pathologische Befunde aufwiesen, wobei bei den meisten Patienten allerdings nur Medianus-SEP geprüft worden waren. Eine verzögerte oder fehlende P40-Antwort nach Tibialis-Stimulation kommt bei SCA-1-, SCA-2- und SCA-3-Patienten gehäuft vor. Die pathologischen Befunde bestanden bei den SCA-1-Patienten in einem Verlust der P40-Welle, während SCA-3-Patienten eine Latenzverzögerung aufwiesen. Bei SCA 2 sind jeweils etwa gleich viele Patienten von Latenzverzögerung oder Verlust der P40-Welle betroffen (▶ Tab. 11.3). Eine weitere Arbeitsgruppe konnte (bei technisch schwierigen Ableitungen) keine signifikanten Unterschiede zwischen den verschiedenen SCA-Typen erarbeiten.

Akustisch evozierte Potenziale

Bei jeweils 80 % der SCA-1- und SCA-2-Patienten wurden abnorme AEP gefunden. In anderen Untersuchungen zeigten sich diese bei etwa der Hälfte der Patienten, unabhängig von der Mutation (SCA 1 50 %, SCA 2 42 % und SCA 3 63 %). In ▶ Abb. 11.6 ist ein Beispiel bei einem klinisch mittelgradig schwer betroffenen SCA-1-Patienten dargestellt. Links ist die Inter-Peak-Latenz I–V signifikant verlängert. Rechts ist die Amplitude des Komplexes IV/V in Relation zur Amplitude des Peak I reduziert. Bei SCA-6-Patienten zeigen sich entweder normale oder nur bezüglich Peak I pathologische AEP (▶ Tab. 11.3).

Visuell evozierte Potenziale

Es wurden sowohl verlängerte P100-Latenzen bei SCA-1-, SCA-2- und SCA-3-Patienten als auch normale P100-Latenzen gefunden. Die Gruppen unterschieden sich nicht signifikant in der Häufigkeit reduzierter Amplituden. Dagegen waren im Mittel die Amplituden von SCA-1-, SCA-2- und SCA-3-Patienten signifikant kleiner als die der SCA-6-Patienten (▶ Tab. 11.3).

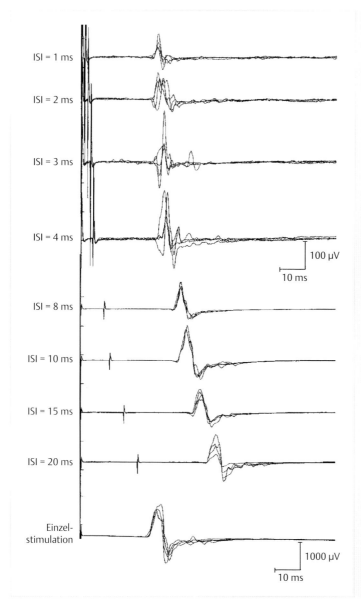

ISI = 1 ms

ISI = 2 ms

ISI = 3 ms

ISI = 4 ms

100 µV

10 ms

ISI = 8 ms

ISI = 10 ms

ISI = 15 ms

ISI = 20 ms

Einzel-
stimulation

1000 µV

10 ms

Abb. 11.4 Überlagerte MEP-Amplituden nach konditionierter TMS (Doppelreizung) mit unterschiedlichen Interstimulus-Intervallen (ISI). Ganz unten MEP bei einer Einzelstimulation. Alle Ableitungen bei einem Patienten mit SCA 3. Zu beachten sind die beiden unterschiedlichen Skalierungen bei den Amplituden.

Prognose

Zu elektroneurophysiologischen Befunden im Verlauf spinozerebellärer Atrophien oder anderer degenerativer Kleinhirnerkrankungen gibt es nur wenige Daten. Die Annahme, dass klinisch zunächst rein zerebelläre Erkrankungen eine bessere Prognose haben als sich schon früh multisystemisch manifestierende Erkrankungen, konnte belegt werden. In diesem Zusammenhang liegt eine Untersuchung zur Bedeutung elektroneurophysio-logischer Befunde an einem gemischten Krankheitskollektiv einschließlich IDCA vor. Wesentliches Ergebnis ist, dass elektrophysiologische Befunde schon subklinisch eine zerebelläre Systemüberschreitung nachweisen können, was für diesen Erkrankungszeitraum der Entwicklung einer Systemüberschreitung eine schlechte Prognose anzeigt.

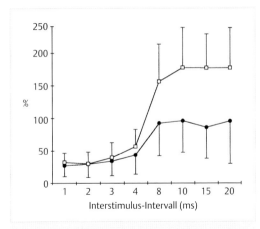

Abb. 11.5 Gemittelte MEP-Amplituden nach Doppelstimulation mit unterschiedlichen Interstimulus-Intervallen. Die Potenzialamplitude ist in Prozent im Verhältnis zum Einzelstimulus dargestellt (Quadrate: normale Kontrollen; schwarze Punkte: Patienten mit degenerativen Kleinhirnerkrankungen).

11.2.2 Friedreich-Ataxie

▶ **Magnetisch evozierte motorische Potenziale.** Die Untersuchung der MEP bei FA-Patienten zeigt praktisch immer pathologische Ergebnisse, die Ausdruck der Pyramidenbahnschädigung, insbesondere der stark myelinisierten Fasern sind. Im Einzelnen finden sich signifikant verlängerte ZML, erhöhte Reizschwellen und verminderte MEP-Amplituden im Vergleich zu gesunden Kontrollpersonen, aber auch gegenüber Ataxiepatienten ohne Friedreich-Genotyp. Dabei korrelieren die Werte mit dem klinischen Fortschreiten der Erkrankung und der Krankheitsdauer. Dies gilt auch für Patienten mit FA mit erhaltenen Reflexen, sodass die MEP-Untersuchung eine gute Methode zur Ab-

grenzung auch atypischer FA-Verläufe gegenüber anderen Ataxien darstellt.

▶ **Somatosensorisch evozierte Potenziale.** Die Ableitung der SEP bei FA-Patienten zeigt meist eine verlängerte periphere und zentrale Leitungszeit mit Verzögerung der N20- bzw. P40-Latenz (▶ Abb. 11.7). Oft sind verschiedene Potenziale, insbesondere die lumbale N22-Antwort, aber auch die zervikale N13-Antwort, nicht ableitbar. Die N20-Amplitude soll mit der Zahl der GAA-Repeats korrelieren.

▶ **Akustisch evozierte Potenziale.** AEP sind häufig abnormal mit schlecht ausgeprägten oder fehlenden Peaks III–V sowie verlängerten Inter-Peak-Latenzen. Mit der Krankheitsdauer sollen die Veränderungen zunehmen.

▶ **Visuell evozierte Potenziale.** VEP sind bei über der Hälfte der untersuchten Patienten abnormal mit verlängerter P100-Latenz und reduzierter P100-Amplitude oder zuweilen fehlender P100-Welle. Wie bei den AEP soll die Ausprägung der Abweichungen mit der Krankheitsdauer korrelieren.

11.2.3 Multisystematrophien vom zerebellären (MSA-C) und Parkinson-Typ (MSA-P)

▶ **Magnetisch evozierte motorische Potenziale.** Zur Inzidenz von pathologischen MEP bei MSA finden sich uneinheitliche Angaben. Einerseits wurden in einem Kollektiv von 45 Patienten ausschließlich Normalbefunde gemessen, dagegen wurde bei etwa ⅓ der Patienten mit MSA-P eine diskret verlängerte ZML zum M. tibialis anterior

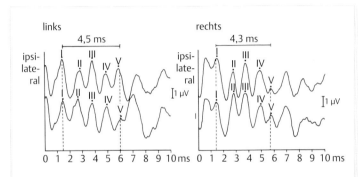

Abb. 11.6 Akustisch evozierte Potenziale bei einem SCA-3-Patienten. Links auf 4,5 ms verlängerte Inter-Peak-Latenz I–V. Rechts normale Latenzen, aber Amplitudenreduktion des Komplexes IV/V im Vergleich zum Peak I.

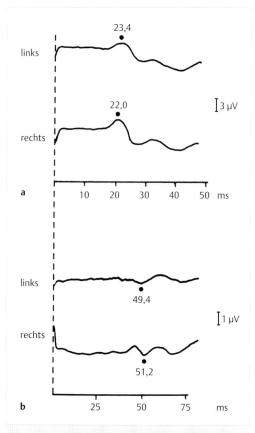

Abb. 11.7 Friedreich-Ataxie. Medianus-SEP und Tibialis-SEP. Dargestellt ist jeweils nur die kortikale Ableitung (die zervikalen N13- und die lumbalen N22-Reizantworten waren nicht reproduzierbar zu evozieren).
a Medianus-SEP. Links pathologische Latenzverzögerung (oberer Grenzwert 22,3 ms), rechts normale Latenz.
b Tibialis-SEP. Beidseits pathologische Latenzverzögerung (oberer Grenzwert größenkorreliert 47,5 ms), links zusätzlich im Seitenvergleich Amplitudenminderung.

gefunden im Vergleich zu normalen Kontrollen und Patienten mit idiopathischem Morbus Parkinson. Amplituden und Reizschwellen sowie ZML zur oberen Extremität unterschieden sich nicht signifikant zwischen den Gruppen.

▶ **Somatosensorisch evozierte Potenziale.** Entsprechend den abnormen MEP bei Ableitung an den unteren Extremitäten finden sich bei etwa ⅓ der Patienten abnorme Tibialis-SEP, während die Medianus-SEP in der Regel normal bleiben.

▶ **Akustisch evozierte Potenziale.** Pathologische AEP wurden bei 44 % der MSA-Patienten gemessen, mit einer Tendenz zu einer höheren Inzidenz bei MSA-C gegenüber MSA-P. In der ersten Gruppe kam es signifikant häufiger zu einem Verlust von Peak III sowie Verlängerung der Inter-Peak-Latenzen I–III.

▶ **Visuell evozierte Potenziale.** Eine verlängerte P100-Latenz ließ sich bei 40 % der Patienten nachweisen ohne signifikante Unterschiede zwischen MSA-P und MSA-C.

11.2.4 Progressive supranukleäre Blickparese („progressive supranuclear palsy", PSP)

▶ **Magnetisch evozierte motorische Potenziale.** Berichte über die systematische Durchführung transkranieller Magnetstimulation in PSP-Kollektiven sind rar. In einer Studie fanden sich bei 14 Patienten normale MEP, in einer anderen zumindest bei Patienten mit langer Krankheitsdauer Verlängerungen der ZML.

▶ **Somatosensorisch evozierte Potenziale.** Die Medianus-SEP zeigen bei etwa der Hälfte der Fälle eine kortikale Antwort mit auffällig großer Amplitude (base–N20 oder N20–P25; „giant SEP"). Dies wird als Ausdruck von kortikaler Übererregbarkeit interpretiert. Latenzen, periphere Potenziale und Long-Loop-Reflexe sind nicht verändert. Auch findet sich im Gegensatz zu Patienten mit kortikobasaler Degeneration keine auffällige Seitendifferenz.

▶ **Akustisch evozierte Potenziale.** Bei ca. der Hälfte der PSP-Patienten finden sich unspezifisch veränderte AEP, u. a. mit veränderten Peaks III und V.

▶ **Visuell evozierte Potenziale.** Die VEP sind in der Regel normal.

11.2.5 Hereditäre (familiäre) spastische Paraplegie (HSP)

▶ **Magnetisch evozierte motorische Potenziale.** MEP der unteren Extremität sind bei fast allen Patienten verzögert und/oder amplitudenreduziert, während die Antworten der oberen Extremität meist normal sind. Die Bestimmung der ZML ist allerdings wenig hilfreich bei der Detektion einer subklinischen Beteiligung des Tractus corticospinalis. Auch variiert die Sensitivität nach Patientenkollektiv und Stimulationsmethode. Es wurde lediglich ein Trend zu einer verlängerten ZML gefunden. Die Fazilitierung bei Doppelstimulation soll erhöht sein.

▶ **Somatosensorisch evozierte Potenziale.** Die subklinische Beteiligung der langen sensiblen Bahnen manifestiert sich bei etwa ⅔ der Betroffenen in einer verlängerten P40-Latenz (bedingt durch reduzierte zentrale Leitungsgeschwindigkeit), verringerten Amplitude oder Kombination beider Befunde. Kortikale Medianus-SEP sind in der Regel nicht verändert, die Amplitude des zervikalen Potenzials soll dagegen regelmäßig vermindert sein.

▶ **Akustisch und visuell evozierte Potenziale.** Sowohl bei klinisch „reinen" als auch „komplizierten" Formen finden sich bei einem Teil der Patienten abnorme AEP (verlängerte Inter-Peak-Latenzen) und VEP (verzögertes P100). Die berichteten Inzidenzen variieren allerdings erheblich.

11.2.6 Amyotrophe Lateralsklerose (ALS)

Magnetisch evozierte motorische Potenziale

Eine Reihe von Studien berichtet über pathologische MEP bei ALS-Patienten, darunter verlängerte ZML, reduzierte Amplituden oder fehlende Antworten. Dabei sind verlängerte ZML und fehlende Antworten häufiger als reduzierte Amplituden.

▶ **Amplitudenreduktion.** Die Sensitivität der Amplitudenreduktion kann verbessert werden, wenn das Verhältnis von MEP-Amplitude zu M-Welle berechnet wird. Werden neben den kortikospinalen Bahnen auch die kortikobulbären Verbindungen untersucht, steigt die Sensitivität der Methode weiter an. Bei etwa 75 % der Patienten ließen sich so pathologische MEP als Zeichen einer Erkrankung des 1. Motoneurons ableiten (gegenüber 50 % bei alleiniger Untersuchung der Extremitäten). Eine weitere Verbesserung der Sensitivität wird durch Einsatz der allerdings technisch aufwendigeren Triple-Stimulationstechnik (TST) erreicht (Kap. 6).

Dies betrifft auch einen großen Teil der Patienten ohne klinische Beteiligung des 1. Motoneurons, welche ja häufig durch prominente Atrophie und Schwäche der Extremitätenmuskeln verschleiert ist. Um eine sichere Diagnosestellung für diese Patienten zu ermöglichen, ist gefordert worden, den Nachweis einer Mitbeteiligung des 1. Motoneurons durch Zusatzdiagnostik, insbesondere MEP, zu führen.

▶ **ZML-Verlängerung.** Die Verlängerung der ZML soll nicht durch Demyelinisierung, sondern durch den selektiven Verlust der am schnellsten leitenden Axone hervorgerufen werden. So kommt es zunächst zu einer leichten Verzögerung und Verbreiterung des Potenzials. Durch zunehmende Degeneration der großen kortikalen Neurone steigt die Reizschwelle. Oft ist im Verlauf durch zunehmende Rekrutierung kleinerer Neurone mit langsamerer Leitung ein zweigipfliges Potenzial abgrenzbar. Schließlich verschwindet der erste Anteil, sodass nur noch der durch langsame Leitungssysteme hervorgerufene, erheblich verzögerte Teil bleibt.

▶ **Kortikale Erregbarkeit.** Bezüglich der kortikalen Erregbarkeit bei ALS existieren scheinbar gegensätzliche Ergebnisse. Früh im Krankheitsverlauf kann die Reizschwelle als Ausdruck kortikaler Übererregbarkeit erniedrigt sein, möglicherweise durch glutamaterge Einflüsse. Im Krankheitsverlauf steigt die Reizschwelle an bis zur Nichterregbarkeit des motorischen Kortex. Allerdings wurde auch kein Zusammenhang von Krankheitsdauer und Reizschwelle gefunden.

▶ **„Silent period".** Die kortikale „silent period" (postexzitatorische Inhibition, s. a. bei SCA, Kap. 11.2.1) ist bei ALS-Patienten häufig verkürzt. Dieses Ergebnis ist durch Behandlung mit Riluzol teilweise reversibel.

Die frühe und später intrakortikale Inhibition im Doppelreiz-Paradigma (s. a. bei SCA, Kap. 11.2.1) ist bei ALS-Patienten häufig reduziert, wobei die Inzidenz eines pathologischen Ergebnisses mit der Ausprägung der Klinik korreliert.

Visuell und akustisch evozierte Potenziale

Die VEP sind bei ALS-Patienten normal, ebenso bis auf wenige Ausnahmen die AEP.

Somatosensorisch evozierte Potenziale

Die kortikalen Komponenten von Medianus- und Tibialis-SEP sind bei vielen ALS-Patienten verzögert. Dabei sind in der Regel die zentralen Komponenten pathologisch verzögert. Die berichteten Inzidenzen variieren erheblich, jedoch scheint das Tibialis-SEP häufiger als das Medianus-SEP verzögerte Potenziale aufzuweisen. Beim zeitlichen Verlauf sind die Ergebnisse unterschiedlich. Sowohl über eine Zunahme der Latenzverlängerung im Krankheitsverlauf als auch über konstante Werte wurde berichtet.

11.3 Zusammenfassung

Eine ganze Reihe der klinisch als „Systematrophien" zusammengefassten Krankheiten lässt sich heute molekulargenetisch klar zuordnen und klassifizieren. Die Elektroneurophysiologie kann hierbei zur exakten Beschreibung des Phänotyps beitragen. Beispiele hierfür sind etwa die verlängerte ZML (meist bei der SCA 1) sowie die SEP-Veränderungen bei Friedreich-Ataxie. Von wesentlicher Bedeutung sind die elektroneurophysiologischen Verfahren aber bei den Erkrankungen, bei denen eine molekulargenetische Klassifizierung fehlt bzw. aussteht, gerade hier ist der Beitrag zur klinisch-phänomenologischen Beschreibung und Klassifizierung entscheidend. Ein Beispiel hierfür sind die verlängerte ZML, reduzierte Amplituden oder fehlende MEP-Antworten bei ALS. Was in Abhängigkeit von der jeweiligen Erkrankung und dem Erkrankungsstadium erwartet werden kann, ist oben im Einzelnen zusammengestellt. Problematisch ist dabei, dass Häufigkeit und Ausprägung pathologischer Befunde in elektroneurophysiologischen Untersuchungen vom Stadium der entsprechenden Krankheiten abhängen. Je schwerer die Erkrankung, desto größer ist die Wahrscheinlichkeit, pathologische Befunde in den genannten Untersuchungen zu finden.

Ein weiterer Aspekt ist der Beitrag der genannten Methoden zur Abschätzung der Prognose. Genannt sei hier der elektroneurophysiologische und häufig zunächst subklinische Nachweis einer Überschreitung des zerebellären Systems bei degenerativen Kleinhirnerkrankungen als Zeichen einer ungünstigen Prognose. Die Empfehlung geht deshalb dahin, entsprechende Untersuchungen in die Beschreibung und Diagnostik der Systematrophien einzubeziehen, wenn molekulargenetische Klassifikationen noch ausstehen oder noch nicht möglich sind. Aber auch im Falle einer geklärten Molekulargenetik sind elektroneurophysiologische Untersuchungen zur phänomenologischen Beschreibung der Erkrankung und zur individuellen Prognoseabschätzung durchaus sinnvoll.

12 Evozierte Potenziale im Kindesalter

W. Müller-Felber, K. Vill, F. Heinen

12.1 Einleitung

Dieser Beitrag entstand unter Mitarbeit von Sibylle Armbruster (München), Steffen Berweck (Vogtareuth), Rainer Boor (Mainz), Urban M. Fietzek (München) und Volker Mall (München)

Die Diagnostik mit evozierten Potenzialen wird in enger Kooperation zwischen Neuropädiatrie und Neurologie – für bestimmte Fragestellungen auch Ophthalmologie und HNO-Heilkunde – durchgeführt. Neurophysiologische Untersuchungsmethoden erlauben die Gewinnung von objektiven Informationen über den Funktionszustand der sensorischen und motorischen Bahnsysteme auch bei wenig kooperativen Patienten. Die Ableitung evozierter Potenziale in der Neuropädiatrie wird bei verschiedenen Fragestellungen verwendet wie:

- Diagnostik der multiplen Sklerose (MEP, VEP, SEP, AEP)
- Integritätsnachweis bei psychogenen Störungen (MEP, SEP)
- Nachweis des objektiven Hörvermögens, z. B. nach Pneumokokkenmeningitis (AEP, BERA)
- Funktionsuntersuchungen bei Verdacht auf neurometabolische Erkrankungen wie Leukodystrophien (SEP, AEP, VEP)
- longitudinales spinales Monitoring, z. B. bei Achondroplasie, Tethered-Cord-Syndrom (SEP)

Im Folgenden sollen vor allem neuropädiatrische Fragestellungen dargestellt werden. Bei Fragen ausschließlich nach Seh- oder Hörvermögen verweisen wir auf die entsprechende weiterführende Fachliteratur.

>
>
> **Merke**
>
> Evozierte Potenziale bei Kindern können Funktionsstörungen des ZNS frühzeitig abbilden und wichtige prognostische Informationen liefern (z. B. in neonataler Intensivmedizin).

12.2 Akustisch evozierte Potenziale

S. Armbruster, R. Boor

AEP sind in der Neuropädiatrie essenzieller Bestandteil der Beurteilung von Frühgeborenen und Säuglingen sowie unentbehrlich im gesamten Spektrum der Entwicklungsdiagnostik.

12.2.1 Technik

Die Technik ist grundsätzlich die gleiche wie beim erwachsenen Patienten (▶ Abb. 12.1). Bei Kindern bis ungefähr zum 5. Lebensjahr ist häufig eine Sedierung mit Chloralhydrat (30–50 mg/kg KG unter entsprechender Überwachung) notwendig.

12.2.2 Normalwerte

Bei Frühgeborenen lassen sich ab der 30. SSW regelmäßig AEP ableiten. Im Weiteren kommt es zu einer Abnahme der Hörschwellen und der Latenzen. Im Mittel sind die absoluten Latenzen der Wellen III–V bei Kindern im Kleinkind- und Schulalter etwa 0,1 ms kürzer als bei Erwachsenen (▶ Tab. 12.1; Datenquelle: EP-Labor der Universitätskinderklinik Mainz). Die Inter-Peak-Latenzen III–V sind nicht altersabhängig. Hingegen zeigen Neugeborene und Kinder unter 2–3 Jahren längere absolute Latenzzeiten und Inter-Peak-Latenzen.

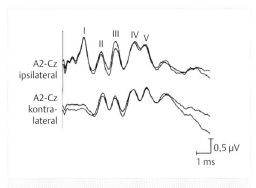

Abb. 12.1 Normales AEP, 4-jähriges Kind.

Tab. 12.1 AEP nach Sogreiz, Peak- sowie Inter-Peak-Latenzen in Millisekunden (Mittelwerte, in Klammern Standardabweichung).

Alter	n	I	I–III	III–V	I–V
1–4 Wochen	7	1,6 (0,1)	2,8 (0,2)	2,2 (0,2)	5,0 (0,3)
1–1,9 Jahre	6	1,7 (0,2)	2,2 (0,1)	2,2 (0,1)	4,3 (0,2)
2–15 Jahre, w	29	1,6 (0,2)	2,2 (0,1)	1,9 (0,1)	4,1 (0,2)
2–15 Jahre, m	17	1,6 (0,2)	2,2 (0,1)	2,0 (0,1)	4,1 (0,2)

w: weiblich, m: männlich

12.2.3 Klinische Fragestellungen

AEP erlauben, die Funktion der Hörbahn im Hirnstamm zu erfassen. Klinisch werden nur die Wellen I, III und V, die Interpeak-Latenzen sowie das Amplitudenverhältnis I/V interpretiert. AEP werden hierbei vor allem verwendet für:
- Screening von Hörstörungen
- funktionelle Untersuchung bei neurodegenerativen Erkrankungen bzw. bei Auffälligkeiten in der Bildgebung
- Hirntoddiagnostik

▶ **AEP, BERA und OAE.** Anwendung in der Pädiatrie finden AEP (synonym BAEP), BERA („brainstem evoked response audiometry") und OAE (otoakustische Emissionen):
- *AEP:* Es erfolgt eine überschwellige Reizung, um die Hörbahn maximal zu erregen und so Informationen über die funktionelle Integrität der Hörbahn im Hirnstamm zu gewinnen.
- *BERA:* Grundsätzlich ähnlich wie AEP. Die Reizschwelle wird bis zum Verschwinden von Peak V reduziert, um so die Hörschwelle zu bestimmen. Kortikale Hörstörungen können nicht erfasst werden.
- *OAE:* Es handelt sich um Schallsignale, die durch Bewegungen der äußeren Haarzellen des Innenohrs erzeugt werden. Sie sind ab der 40. SSW ein geeignetes Instrument, um kochleäre Hörstörungen zu erfassen. Hauptproblem ist die Artefaktanfälligkeit. Zentral von der Kochlea gelegene Hörstörungen werden nicht erfasst.

▶ **Indikationen.** Zu den speziellen Indikationen im Kindesalter gehören:
- das Monitoring bei Risikokindern (Frühgeborene, Zustand nach Meningitis)
- Diagnostik bei Verdacht auf Kompression des Hirnstamms (z. B. Arnold-Chiari-Malformation), wobei hier die Kombination aus SEP und AEP sinnvoll ist

- Diagnostik bei neurodegenerativen oder entzündlichen Erkrankungen zur Verlaufsdokumentation und Erfassung subklinisch betroffener Systeme

▶ **Hirntoddiagnostik.** Hier dienen AEP als ergänzende Zusatzbefunde. Es wird ein bilateraler Ausfall der Wellen III–V bei vorhandenem Peak I verlangt (Analysezeit 10 ms, 1000–2000 Mittelungsschritte, Klickreize von mindestens 100 µs Dauer, Reizfrequenz 10–15 Hz, ungerade Wiederholungsrate, Schalldruck 95 dB, kontralateral 30 dB Rauschen).

12.3 Visuell evozierte Potenziale

R. Boor, S. Armbruster

VEP können objektive Informationen über das visuelle System bei jungen oder retardierten Kindern liefern. Dies ist besonders für die Patientengruppe relevant, die nicht in der Lage ist, visuelle Symptome mitzuteilen oder an einer standardisierten Visusprüfung teilzunehmen.

12.3.1 Technik

Bei älteren, ausreichend kooperativen Kindern werden üblicherweise VEP nach Musterumkehr verwendet. Bei Säuglingen bis ungefähr zum 6. Lebensmonat ist dies ebenfalls möglich, da das Schachbrettmuster unwillkürlich fixiert wird.

Bei normal entwickelten Säuglingen bis zum 3. Lebensmonat und bei älteren Kindern, die nicht in der Lage sind zu fixieren, werden VEP nach Stimulation durch rote LED-Blitzreize (0,9 Hz) abgeleitet (▶ Abb. 12.2).

VEP nach Blitzreiz haben eine höhere interindividuelle Variabilität mit einer breiteren Streuung des Normbereichs als Muster-VEP. Dies gilt beson-

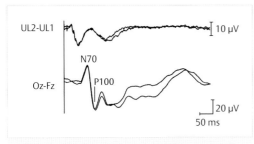

Abb. 12.2 Normales Blitzlicht-VEP, 1-jähriges schlafendes Kind.

ders für junge Kinder, bei denen rasche Veränderungen als Folge der Reifung stattfinden. Dennoch sind VEP nach Reizung mit LED-Blitzlichtbrille bei jungen und unkooperativen Kindern zur Überprüfung einer grundsätzlichen Funktionsfähigkeit der Sehbahn hilfreich. Dabei bietet es sich an, simultan ein Elektroretinogramm (ERG) mit Oberflächenelektroden zur orientierenden Überprüfung der retinalen Funktion durchführen. Wichtig hierbei ist, dass eine ausreichende Lichtstärke verwendet wird, da sonst in Abhängigkeit vom Alter falsch negative Befunde erhoben werden. Die Kombination von ERG und VEP erlaubt insbesondere bei Säuglingen und Kleinkindern mit klinisch nachweisbarer Sehminderung oder Blindheit eine Information über das Vorhandensein und die Lokalisation einer Funktionsstörung der Sehbahn zwischen Retina und visuellem Kortex.

12.3.2 Normalwerte

Altersabhängige Veränderungen der VEP sind nur vor dem 6. Lebensjahr zu erwarten, danach gelten Erwachsenenwerte. Bei Frühgeborenen lassen sich VEP ab der 24. SSW regelmäßig ableiten. Die P200-Latenz lässt sich bei Frühgeborenen in der 30.–35. Woche gelegentlich ableiten. Bei noch jüngeren Kindern können nur negative Ausschläge im Bereich von 300 ms aufgezeichnet werden. Es gibt Beobachtungen, dass die P200 bereits bei sehr frühgeborenen Kindern 1,5–7 Wochen nach der Geburt sichtbar wird, was auf eine beschleunigte extrauterine Entwicklung der VEP bezogen wird. Die Latenz für P200 beträgt bei Frühgeborenen über 220 ms. Sie sinkt kontinuierlich bis auf Erwachsenenwerte von 166 ms.

Die Amplituden verhalten sich umgekehrt zu den Latenzen mit einer Zunahme bis zum 6. Lebensjahr. Das VEP des reif geborenen Säuglings weist schon die Wellen P200, N300 und P400 auf. Postnatal verkürzt sich die Latenz der ersten positiven Welle rasch und wird zur P100 (▶ Tab. 12.2). Es ist zu beachten, dass die Antworten auf Schachbrettstimulation abhängig von Mustergröße, Kontrast und Helligkeit sind. Ermüdung und mangelnde Aufmerksamkeit haben keinen Einfluss auf die Latenz.

12.3.3 Klinische Fragestellungen

Einseitige pathologische monokuläre VEP sprechen (bei normalem ERG und normalem Befund auf der Gegenseite) für eine Läsion des N. opticus. Bei beidseitig pathologischen Befunden (aber normalem ERG) können alle Bereiche der Sehbahn können betroffen sein. Ein pathologisches ERG weist bei gestörter visueller Funktion und Ausfall der VEP nach Reizung der betreffenden Seite auf eine gestörte retinale Funktion hin.

Tab. 12.2 Latenzen der Blitz-VEP in Millisekunden (rotes LED-Blitzlicht; Mittelwerte, in Klammern Standardabweichung).

Alter	n	N70	P100[1]	P200[2]	N300[3]
0–1 Woche	115	133 (34)	137 (21)	206 (19)	298 (27)
1–4 Wochen	30	115 (32)	135 (29)	200 (20)	
5–8 Wochen	22	97 (21)	134 (22)	186 (24)	
9 Wochen bis 6 Monate	55	86 (12)	121 (15)	174 (28)	
7–11 Monate	19	83 (11)	119 (11)		
1–2 Jahre	17	80 (9)	115 (10)		
2–4 Jahre	30	74 (6)	105 (8)		

[1] P100 fehlt in den ersten Lebenswochen häufig.
[2] P200 ist ab dem 7. Monat oft mit der P100 verschmolzen.
[3] P300 lässt sich nach den ersten Lebenswochen nicht mehr verlässlich ableiten.

Blitz-VEP erwiesen sich als guter prognostischer Indikator für die weitere Entwicklung asphyktischer reifer Neugeborener. Die Kombination von normalem Blitz-ERG und normalem Blitz-VEP weist bei nicht fixierenden, klinisch blind erscheinenden Kindern auf eine kortikale Sehstörung (Mustererkennung) bei intakter Sehbahn und intakter Area 17 bzw. 18 hin.

Für die Diagnose einer Retinopathie bei Frühgeburt sind die ERG hilfreich, bei Grad IV und V sind sie nicht auslösbar, bei Grad II und III finden sich hinweisende Veränderungen.

Andere Indikationen für den Einsatz ähneln denen bei Erwachsenen, wie z. B. demyelinisierende Erkrankungen und psychogene Blindheit. Allerdings kann trotz intakter VEP eine kortikale Schädigung mit Störung in der Mustererkennung und Verarbeitung vorliegen. Die Annahme einer psychogenen Schädigung kann deshalb nur durch die gemeinsame Interpretation klinischer und neurophysiologischer Daten erfolgen.

12.4 Somatosensorisch evozierte Potenziale

R. Boor, S. Berweck

SEP ermöglichen eine objektive Beurteilung der Funktion der sensiblen Afferenz (peripherer Nerv, zentrale Bahnen). Bei nicht kooperativen Kindern können die SEP wertvolle Informationen über das sensible System liefern. Unruhige Kinder werden im natürlichen oder medikamentös induzierten Schlaf untersucht, was die kortikalen SEP-Komponenten beeinflussen kann. Hier bietet sich die Verwendung subkortikal generierter Potenziale an, die im Kindesalter sehr wichtig sind.

Die in der Kinderklinik übliche Nomenklatur für die SEP unterscheidet sich von der bei Erwachsenen international üblichen.

12.4.1 Technik

Die Technik entspricht im Wesentlichen der Technik beim Erwachsenen. Die Reizfrequenz ist etwas niedriger (< 3 Monate 2 Hz, 4–12 Monate 3 Hz, > 12 Monate 4 Hz). Bei Neu- und Frühgeborenen sind für die Ableitung der kortikalen Komponenten niedrigere Hochpassfilter (z. B. 1 Hz), eine längere Analysezeit (200–500 ms), geringere Reizfrequenzen (< 1 Hz) sowie eine geringere Anzahl von Mittelungen (25–150) üblich.

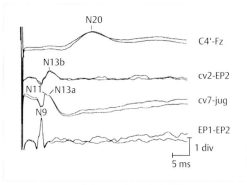

Abb. 12.3 Normale Medianus-SEP nach Reizung links, 45 Monate altes schlafendes Kind. Man erkennt die Nahfeld-Potenziale N9, N11, N13, N14, N20 sowie die Fernfeld-Potenziale P13, P14 und N18. Amplituden: 2 µV/Einheit (Kanal 2); 5 µV/Einheit (Kanäle 1 und 3–6).

▶ **Medianus-SEP.** Nach Stimulation des N. medianus werden bei Kindern die Nahfeld-Potenziale N9 (Generator im Plexus brachialis), N11 (Hinterstrang), N13 (Hinterhorn des unteren Halsmarks), N14 (kraniozervikaler Übergang), N20 (Kortex) sowie die Fernfeld-Potenziale P13 (kraniozervikaler Übergang) und P14 (Lemniscus medialis) klinisch verwendet (▶ Abb. 12.3). Die Fernfeld-Komponente N18 hat einen medullären Generator, spielt in der Routinediagnostik allerdings keine Rolle. Die Potenziale N9, N13, N14, P13 und N20 sind bei gesunden Kindern regelmäßig abgrenzbar. Das Fernfeld-Potenzial P14 ist erst bei Kindern im Alter von über 4 Jahren verlässlich ableitbar.

▶ **Tibialis-SEP.** Tibialis-SEP erfassen die sensible Afferenz von den Beinen bis zum Kortex. Nach elektrischer Stimulation am Innenknöchel werden im Wesentlichen die Nahfeld-Potenziale N8 (peripherer Nerv), N20 (Cauda), N22 (Hinterhorn des lumbosakralen Rückenmarks), P40 (Kortex) sowie das Fernfeld-Potenzial P30 (Lemniscus medialis) abgeleitet (▶ Abb. 12.4). Die Inter-Peak-Latenz N8–N22 wird im Tibialis-SEP „periphere Leitzeit", die N22–P30 „spinale Leitzeit" und N22–P40 „zentrale Leitzeit" genannt.

12.4.2 Normalwerte

Die im Labor der Universitätskinderklinik Mainz verwendeten Normalwerte des Medianus- und Tibialis-SEP sind in ▶ Tab. 12.3 und ▶ Tab. 12.4 dargestellt.

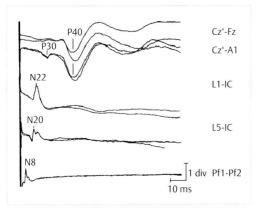

Cz'-Fz

Cz'-A1

L1-IC

L5-IC

1 div Pf1-Pf2
10 ms

Abb. 12.4 Normale Tibialis-SEP nach Reizung links, 18 Monate altes schlafendes Kind. Man erkennt die Nahfeld-Potenziale N8, N20, N22, P40 sowie das Fernfeld-Potenzial P30. Amplituden: 2 µV/Einheit (Kanäle 1, 2 und 4); 5 µV/ Einheit (Kanal 3); 10 µV/Einheit (Kanal 5).

12.4.3 Klinische Fragestellungen

Die SEP werden eingesetzt zur Erfassung funktioneller Störungen bei Erkrankungen, die die gesamte sensible Afferenz vom peripheren Nerv bis zum Kortex betreffen, wobei im Bereich des peripheren Nervs die Neurografie sinnvoller ist. Die verschiedenen Peaks und Inter-Peak-Latenzen eignen sich grundsätzlich zur topischen Diagnostik (▶ Tab. 12.5), wobei dies sicherlich mehr die Domäne der bildgebenden Verfahren ist.

▶ **Indikationen.** Als Indikationen für die SEP-Untersuchung im Kindesalter können gelten:
- neurometabolische/neurodegenerative Krankheiten (z. B. Leukodystrophien)
- entzündliche Erkrankungen (ADEM, MS)
- strukturelle Schädigungen des Rückenmarks (z. B. Myelopathie, Tethered-Cord-Syndrom, Tumoren)
- prognostische Einschätzung bei Intensivpatienten
- psychogene Sensibilitätsstörungen

Tab. 12.3 Normalwerte der Medianus-SEP. Peak- und Inter-Peak-Latenzen in Millisekunden (Mittelwerte, in Klammern Standardabweichung).

Alter	n	Vigilanz	N9	N9–N11	N9–N13a	N9–N13b	N9–P13	N9–P14	N13a–N20	P13–N20
0–3 Monate	9	S	6,2 (0,8)	1,5 (0,4)	2,9 (0,5)	–	3,0 (0,6)	5,8 (0,7)	16,1 (3,4)	16,0 (3,8)
4–12 Monate	9	S	5,1 (0,3)	1,6 (0,6)	2,9 (0,3)	2,9 (0,5)	3,2 (0,2)	3,7 (–)	10,2 (1,0)	9,9 (0,9)
13–30 Monate	13	S	5,7 (0,5)	1,4 (0,4)	2,5 (0,3)	2,8 (0,4)	2,5 (0,5)	4,2 (0,5)	9,4 (1,1)	9,4 (1,0)
31–48 Monate	11	S	6,2 (0,5)	1,1 (0,2)	2,4 (0,2)	2,5 (0,4)	2,4 (0,4)	3,8 (0,4)	8,6 (1,9)	8,6 (1,8)
4–6 Jahre	17	S, W	7,0 (0,6)	1,2 (0,2)	2,4 (0,2)	2,4 (0,2)	2,3 (0,3)	3,9 (0,3)	–	–
4–6 Jahre	5	S	–	–	–	–	–	–	6,9 (0,8)	7,2 (0,9)
4–6 Jahre	12	W	–	–	–	–	–	–	6,3 (0,6)	6,3 (0,6)
7–9 Jahre	15	W	7,7 (0,4)	1,4 (0,3)	2,5 (0,2)	2,6 (0,4)	2,7 (0,3)	3,9 (0,3)	5,8 (0,3)	5,7 (0,3)
10–12 Jahre	16	W	8,8 (0,7)	1,5 (0,2)	2,7 (0,3)	2,8 (0,4)	2,9 (0,2)	4,2 (0,3)	6,0 (0,5)	5,8 (0,4)
13–15 Jahre	12	W	9,1 (0,4)	1,7 (0,2)	3,0 (0,2)	3,2 (0,3)	3,1 (0,2)	4,5 (0,2)	5,7 (0,3)	5,5 (0,3)
Erwachsene	18	W	9,5 (0,7)	1,7 (0,3)	3,1 (0,4)	3,2 (0,4)	3,3 (0,3)	4,5 (0,3)	5,7 (0,4)	5,5 (0,3)

S: Schlaf, W: Wachzustand

Tab. 12.4 Tibialis-SEP. Peak- und Inter-Peak-Latenzen in Millisekunden (Mittelwerte, in Klammern Standardabweichung).

Alter	n	Vigilanz	N8	N8–N20	N8–N22	N22–P30	N22–P40
1–2 Jahre	5	S	3,9 (0,1)	5,4 (0,4)	8,0 (0,4)	6,6 (0,4)	21,3 (2,9)
3–4 Jahre	5	S	4,0 (0,3)	5,6 (0,6)	8,4 (0,6)	6,4 (0,3)	22,4 (1,9)
4–6 Jahre	10	W	5,4 (0,5)	5,9 (0,8)	8,5 (0,6)	6,7 (1,2)	19,4 (3,2)
7–9 Jahre	13	W	6,2 (0,5)	7,0 (0,8)	9,8 (0,5)	6,6 (1,0)	16,9 (2,5)
10–12 Jahre	13	W	7,5 (0,9)	8,9 (0,9)	11,7 (0,8)	7,6 (1,0)	16,7 (1,9)
13–15 Jahre	11	W	8,1 (0,8)	8,9 (0,9)	12,6 (0,6)	8,3 (0,8)	16,9 (1,7)
Erwachsene	17	W	8,5 (1,0)	10,1 (1,1)	13,0 (1,2)	7,6 (1,3)	16,3 (1,0)

S: Schlaf, W: Wachzustand

Tab. 12.5 Topografische Diagnostik mit SEP (eingeschränkt verwendbare Komponenten in Klammern).

Struktur	Untersuchung	Potenziale
Peripherer Nerv	Medianus-SEP	N9
	Tibialis-SEP	N8, (N8–N20), N8–N22
Plexus/Wurzel	Medianus-SEP	(N11), N13, (N9–N11), N9–N13
	Tibialis-SEP	(N20), N22, (N8–N20), N8–N22
Myelon segmental	Medianus-SEP	N13
	Tibialis-SEP	N22
Hinterstrang	Medianus-SEP	P13, N14, N9–P13, N9–N14
	Tibialis-SEP	P30, N22–P30
Lemniskale und thalamokortikale Bahnen, Kortex	Medianus-SEP	N20, N13–N20, P13–N20

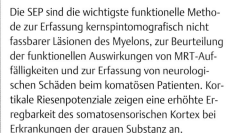

Merke

Die SEP sind die wichtigste funktionelle Methode zur Erfassung kernspintomografisch nicht fassbarer Läsionen des Myelons, zur Beurteilung der funktionellen Auswirkungen von MRT-Auffälligkeiten und zur Erfassung von neurologischen Schäden beim komatösen Patienten. Kortikale Riesenpotenziale zeigen eine erhöhte Erregbarkeit des somatosensorischen Kortex bei Erkrankungen der grauen Substanz an.

▶ **Axonale Läsionen.** Eine vorsichtige Interpretation ist bei axonalen Läsionen geboten, da eine Amplitudenminderung durch viele Faktoren (einschließlich eines subkutanen Ödems) bedingt sein kann, umgekehrt durch synaptische Verstärkung und Synchronisierung ein unauffälliger Befund trotz höhergradiger Schädigung auftreten kann. Als weitgehend sicheres Kriterium kann der Potenzialverlust solcher Komponenten gewertet werden, die im Normalkollektiv regelmäßig ableitbar sind. Dies gilt auch dann, wenn spätere postsynaptische Potenziale erhalten sind.

▶ **Hinterstrangfunktion.** Bei Kindern ist das Fernfeld-Potenzial P13 die wertvollste Komponente zur Beurteilung der Hinterstrangfunktion. Gerade bei jüngeren Kindern, bei denen die klinische Beurteilbarkeit des somatosensiblen Systems oft eingeschränkt ist, sind die SEP von großer klinischer Relevanz. Viele jüngere Kinder müssen allerdings im medikamentös induzierten Schlaf untersucht werden, was die kortikalen Komponenten beeinflusst. Dann ist bereits die Beurteilung der frühen kortikalen Antworten schwierig. Deshalb verwenden wir spätere kortikale Komponenten nicht zur klinischen Diagnostik.

12.5 Magnetisch evozierte motorische Potenziale

V. Mall, S. Berweck, U. Fietzek

Mit der transkraniellen Magnetstimulation (TMS) gelingt eine schmerzfreie, nicht invasive Stimulation kortikaler motorisch kompetenter Areale. Die in der Erwachsenenneurologie zur Untersuchung des kortikospinalen Systems etablierte TMS kann auch im Kindesalter gewinnbringend eingesetzt werden. Die TMS im Kindesalter leistet Beiträge zur Pathophysiologie der Zerebralparesen, zu Tic-Störungen und zum Aufmerksamkeits-Defizit-Hyperaktivitäts-Syndrom (ADHS).

12.5.1 Technik

Die Einzelpulsstimulation unter fazilitierender Vorinnervation und die Bestimmung der zentralmotorischen Leitungszeit (ZML) zur oberen Extremität ist die am häufigsten durchgeführte TMS-Untersuchung bei Kindern. Die ZML beschreibt in 1. Linie Leitungseigenschaften der schnellen kortikospinalen Leitungsbahnen. Die Magnetstimulation ist sowohl transkraniell als auch peripher über den spinalen Neuroforamina (obere Extremität: C 6–7, untere Extremität: L 5–S 1) bei jüngeren Kindern einfach und sicher durchführbar. Die Einzelpuls-TMS mit der Bestimmung der ZML ist somit eine Methode, die problemlos bei Schulkindern eingesetzt werden kann. Mit entsprechender Erfahrung ist sie bereits im Säuglings- und Frühgeborenenalter anwendbar.

Die Amplitude des kortikal evozierten MEP besitzt grundsätzlich eine größere Variabilität als die Amplitude eines Muskelsummenaktionspotenzials nach peripherer Nervenstimulation. Die Triple-Stimulation, die den kortikalen Impuls mit einer kollidierten Doppelstimulation an der Extremität kombiniert, erfordert ein hohes Maß an Compliance und ist bei Kindern nur in adaptierter Form und in einem spezifischen Setting durchführbar. Untersuchungen der inhibitorischen Parameter der transkallosalen Inhibition, die postexzitatorische „silent period" sowie Doppelpulsstimulationen sind im Kindesalter möglich und kommen in experimentellen neurophysiologischen Studien zur Anwendung. Die repetitive TMS (rTMS) ist bei Kindern bislang nicht etabliert.

12.5.2 Normalwerte

▶ **Veränderungen der ZML.** Für die ZML unter Vorinnervation dürfen ab dem 5. Lebensjahr erwachsenengleiche Werte angenommen werden. Vor dem 5. Lebensjahr sind die abgeleiteten Werte auf altersspezifische Normkurven zu beziehen. Als Annäherung können folgende ZML-Werte für die obere Extremität angenommen werden:
• Neugeborenes: 20–30 ms
• 1. Lebensjahr: bis 20 ms
• 2. Lebensjahr: bis 15 ms
• 3. Lebensjahr: bis 10 ms

Erkrankungen des kortikospinalen Trakts führen zu Verlängerungen der ZML. Pathologische Verkürzungen sind nur beim Rett-Syndrom beschrieben. Bei der Ableitung zur unteren Extremität ist zu beachten, dass bei ca. 10 % der gesunden Probanden unter 10 Jahren keine Potenziale ableitbar sind. Fehlende motorische Potenziale sind somit nicht zwangsläufig pathologisch.

▶ **Motorische Schwelle.** Die motorische Schwelle des transkraniell applizierten magnetischen Impulses zeigt bei Kindern eine deutlich größere interindividuelle Streuung als im Erwachsenenalter. Die motorische Schwelle liegt im Neugeborenenalter bei ca. 100 % der Stimulatorausgangsleistung, um dann bis zum 15. Lebensjahr auf Erwachsenenwerte abzusinken. Die neurophysiologischen Grundlagen hierfür sind nicht eindeutig geklärt. Sowohl eine kortikale Mindererregbarkeit als auch eine verzögerte Summation am spinalen Motoneuron sind als Ursache für eine erhöhte motorische Schwelle im Kindesalter denkbar.

▶ **MEP-Amplitude.** Die Amplitude des MEP nimmt in den ersten Lebensjahren kontinuierlich zu. Möglicherweise verhindert beim kleinen Kind die hohe motorische Schwelle eine supramaximale Stimulation.

▶ **Interhemisphärische Inhibition.** Die transkallosale Inhibition ist im Kindesalter nicht erwachsenengleich darstellbar. Kinder unter 7 Jahren zeigen keine interhemisphärische Inhibition Dieses Phänomen korreliert mit den klinisch beobachtbaren Spiegelbewegungen in diesem Alter. Für die zentrale motorische Störung der Zerebralparese wurde das Fehlen der interhemisphärischen Inhibition als ausbleibende Reifung kortikaler motorischer Regelkreise interpretiert.

12.5.3 Klinische Fragestellungen

Die TMS ist in der pädiatrischen Neurophysiologie bis ins Säuglingsalter grundsätzlich unproblematisch und gut reproduzierbar durchführbar. Die Methode ist Standard in der neurophysiologischen Diagnostik bei Schulkindern. In der klinischen Forschung sind für die neurophysiologische Klassifizierung von Bewegungsstörungen mit sich hieraus ergebenden differenzierten Therapieansätzen sowie für das neurophysiologische Therapiemonitoring in der Epileptologie interessante Entwicklungen zu erwarten.

▶ **Indikationen.** Aus der klinischen Neuropädiatrie lassen sich folgende Indikationen ableiten:

• Nachweis einer Mitbeteiligung des kortikospinalen Systems bei neurometabolischen, neurodegenerativen oder entzündlichen Erkrankungen (z. B. Leukodystrophie, MS)
• Ergänzungsuntersuchung bei Verdacht auf psychogene Lähmung
• Ergänzungsuntersuchung bei der unilateralen oder bilateralen spastischen Zerebralparese

▶ **Motorische Entwicklung.** Der Erwerb motorischer Fertigkeiten spiegelt beim Kind die Entwicklung des ZNS wider. Bereits in der 26. SSW können monosynaptische kortikospinale Bahnen nachgewiesen werden. Durch die Darstellung der Reifung der ZML werden kortikospinale Myelinisierungsvorgänge und intrakortikale synaptische Reifungsprozesse abgebildet. Die Reifung der ZML zeigt die ausgeprägteste Dynamik in den ersten beiden Lebensjahren. Ab dem 5. Lebensjahr gelten Erwachsenennormwerte. Kortikale Parameter wie die motorische Schwelle und die postexzitatorische „silent period" zeigen eine Reifungsdynamik bis ins Erwachsenenalter. Auch die intrakortikale Inhibition zeigt eine Dynamik bis ins Erwachsenenalter. Eine geminderte intrakortikale Inhibition wird als reduzierte Aktivität GABAerger Interneurone interpretiert, welche die Kapazität des Kortex für neuronale Plastizität erhöhen könnte. Für das Erwachsenenalter ist eine verbesserte Lernfähigkeit unter einer reduzierten intrakortikalen Inhibition gezeigt worden. Hypothetisch kann angenommen werden, dass die im Kindesalter vorhandene reduzierte intrakortikale Inhibition optimale Voraussetzungen für das Erlernen motorischer Fähigkeiten schafft.

▶ **Kongenitale Hemiparese.** Der kombinierte Einsatz der TMS mit der funktionellen MRT ermöglicht es, die Reorganisation der kortikospinalen Bahn bei kongenitalen Hemiparesen darzustellen. Es gelingt somit, den Zusammenhang zwischen Läsionszeitpunkt und -größe sowie verbliebener handmotorischer Funktion abzubilden.

▶ **Tics und ADHS.** Bei Kindern mit Tic-Erkrankungen und Aufmerksamkeits-Defizit-Hyperaktivitäts-Syndrom (ADHS) wurden Veränderungen der inhibitorischen Parameter der TMS als neurophysiologisches Korrelat der Erkrankung gewertet. Kinder mit ADHS zeigten eine reduzierte intrakortikale Inhibition. Kinder mit motorischen Tics wiesen eine verkürzte postexzitatorische „silent period" auf.

▶ **Epilepsie.** Der therapeutische Einsatz der rTMS bei Kindern mit schweren Epilepsien mit schlechter Prognose ist grundsätzlich denkbar. Die potenzielle Beeinflussung der neuronalen Plastizität durch rTMS am sich entwickelnden kindlichen Gehirn bedarf aber einer besonderen Rechtfertigung. Studienergebnisse zu diesem Thema liegen bei Kindern bislang nicht vor.

12.6 Multimodal evozierte Potenziale

Multimodal evozierte Potenziale helfen, die betroffenen Systeme besser zu charakterisieren. Sie dienen dazu, subklinische Läsionen fassbar zu machen (z. B. in der Unterscheidung zwischen Neuritis n. optici und MS). Allerdings gibt es keine pathognomonischen Befundkonstellationen.

Multimodal evozierte Potenziale wurden bei Patienten mit schwerer traumatischer und nicht traumatischer Hirnschädigung untersucht. Dabei erwiesen sich die SEP als verlässlicher prognostischer Indikator. Die VEP waren weniger verlässlich als die SEP. Vorhandene AEP-Wellen III–V weisen bei tief komatösen Patienten auf vorhandene Hirnstammfunktionen hin, unabhängig von der Tiefe einer eventuellen Sedierung.

Für die Hirntoddiagnostik wird mindestens ein bilateraler Ausfall der Wellen III–V verlangt (Analysezeit 10 ms, 1000–2000 Mittelungsschritte, Klickreize mindestens 100 µs Dauer, Reizfrequenz 10–15 Hz, ungerade Wiederholungsrate, Schalldruck 95 dB, kontralateral 30 dB Rauschen). Laut den Richtlinien der Deutschen Gesellschaft für Klinische Neurophysiologie kann der Hirntod bei Kindern über 2 Jahren rein klinisch festgestellt werden. Bei Kindern unter 2 Jahren sind ergänzende Untersuchungen wie EEG, AEP, SEP oder Doppler-Sonografie obligat.

Diese Untersuchungsmodalitäten sollten aber auch routinemäßig bei älteren Kindern angewendet werden.

Ab einem Alter von 2 Jahren kann zudem die Medianus-SEP als ergänzende neurophysiologische Methode zur Bestimmung des Hirntodes bei primär supratentorieller Hirnschädigung eingesetzt werden.

13 Ereigniskorrelierte Potenziale in der Psychiatrie

O. Pogarell, U. Hegerl

13.1 Einleitung

Die Entwicklung der modernen bildgebenden Verfahren und deren Einführung in die klinische und wissenschaftliche Routine haben einen enormen Aufschwung für die neuropsychiatrische Forschung bewirkt. Mit hochauflösender MRT ist man in der Lage, eine exakte Vorstellung neuroanatomischer Strukturen zu erhalten. Die funktionellen bildgebenden Verfahren wie PET, SPECT und die funktionelle MRT erlauben zudem, auch den Funktionszustand des Gehirns zu beurteilen. Trotz dieser Neuentwicklungen spielen aber nach wie vor auch die „älteren", neurophysiologischen Verfahren wie EEG und die Ableitung evozierter Potenziale (EP) eine wichtige Rolle in der Diagnostik und der pathophysiologischen Forschung in Neurologie und Psychiatrie. Sie zeichnen sich nämlich durch einige wichtige Vorteile aus, die deren vergleichsweise geringe räumliche Auflösung kompensieren. Neurophysiologische Untersuchungen sind nach wie vor die einzigen Methoden, die mit einer hohen zeitlichen Auflösung im Bereich weniger Millisekunden, d. h. in einem Bereich, in dem auch kognitive Prozesse ablaufen, unmittelbar Auskunft über die neuronale Massenaktivität in vivo liefern. Neurophysiologische Techniken haben als nicht invasive, breit verfügbare und kostengünstige Methoden zur direkten Untersuchung kortikaler neuronaler Aktivität gerade bei neuropsychiatrischen Störungen, die nicht in 1. Linie mit strukturellen Veränderungen einhergehen, einen hohen grundlagenwissenschaftlichen wie auch differenzialdiagnostischen Stellenwert. Es handelt sich um funktionelle Untersuchungsmethoden, die im Gegensatz zu den funktionellen bildgebenden Verfahren (z. B. PET oder SPECT) eine direkte Messung der zerebralen Aktivität ermöglichen. Die neurophysiologische Diagnostik mit EEG oder EP zeigt folgende, neuropsychiatrisch relevante Charakteristika:

- EEG und EP reflektieren unmittelbar kortikale Aktivität und haben eine zeitliche Auflösung im Bereich von Millisekunden, einem Zeitintervall, in dem kognitive Prozesse ablaufen.
- Die kortikale Aktivität wird von zentralen Transmittersystemen, die bei neuropsychiatrischen Störungen eine pathophysiologisch wichtige Rolle spielen, moduliert.
- Neurophysiologische Untersuchungen sind kaum belastend, daher für Verlaufsuntersuchungen geeignet und auch bei weniger kooperationsfähigen Patienten durchführbar.

Die Vor- und Nachteile neurophysiologischer Untersuchungsverfahren im klinischen Einsatz in Neurologie und Psychiatrie fasst ▸ Tab. 13.1 zusammen.

Die neurophysiologischen Verfahren können in der Psychiatrie einen Beitrag leisten als:

- diagnostisches Hilfsmittel
- Instrument zur Bildung pathogenetisch homogenerer Untergruppen innerhalb der psychiatrischen Erkrankungen (z. B. als phänotypischer Marker einer genetischen Disposition)
- Prädiktor von Verlaufsaspekten (z. B. Therapiekontrolle)
- objektive Parameter zur Therapieevaluation

Tab. 13.1 Vor- und Nachteile neurophysiologischer Verfahren im klinischen Einsatz in Neurologie und Psychiatrie.

Vorteile	Nachteile
Neurophysiologische Verfahren reflektieren unmittelbar und sehr sensitiv kortikale neuronale Aktivität.	Neurophysiologische Verfahren sind nicht für eine strukturelle Diagnostik geeignet (z. B. Ausschluss eines subduralen Hämatoms, eines Normaldruckhydrozephalus, von Hirntumoren oder Hirninfarkt).
Die zeitliche Auflösung der Potenziale liegt im Zeitbereich kognitiver Prozesse (ms).	Subkortikale Funktionsstörungen werden nicht oder nur indirekt abgebildet.
Die Ableitung des EEG/der EP erfolgt nicht invasiv und ist auch bei nur bedingt kooperationsfähigen Patienten durchführbar.	Neurophysiologische Veränderungen sind nicht pathognomonisch.
Neurophysiologische Untersuchungen sind kostengünstig und für Verlaufsuntersuchungen (z. B. Therapiekontrolle) geeignet.	Medikamenteneffekte können zu erheblichen Interpretationsproblemen führen.

- biologische Indikatoren kognitiver Störungen
- Instrumente zur Klärung der Pathomechanismen neuropsychiatrischer Erkrankungen

Die neurophysiologischen Verfahren erlauben heutzutage durch spezielle Analysetechniken auch lokalisatorische Diagnostik, die eine gute Korrelation zu Ergebnissen aus bildgebenden Verfahren aufweist. Ein weiterer Vorteil ist die Möglichkeit, zeitliche Dynamik und zeitlich-räumliche Kopplung der Veränderungen darzustellen. Spezielle Konnektivitätsanalysen weisen dabei auch auf die Richtung der funktionellen Verbindung hin.

13.2 Ereigniskorrelierte Potenziale

Besondere Beachtung verdienen unter diesen Aspekten die ereigniskorrelierten evozierten Potenziale (EKP), da sie einerseits einen Bezug zur neuronalen Verarbeitung exogener Stimuli herstellen und eine Schnittstelle zu kognitiven Prozessen bilden, andererseits durch neurochemische (d. h. Transmitter-) Einflüsse moduliert werden.

▶ **Auslöser.** EKP sind Ausdruck hirnelektrischer Prozesse, die mit zeitlicher Kopplung vor oder nach bestimmten Ereignissen auftreten. Es kann sich hierbei um externe, sensorische Reize, wie z. B. akustische Stimuli, handeln, aber auch um interne Ereignisse, wie z. B. muskuläre Aktivität oder um mentale Prozesse. Besonders gut untersuchte EKP in der Psychiatrie sind die P300 und die Lautstärkeabhängigkeit akustisch evozierter Potenziale (LAAEP).

▶ **Relevanz in der Psychiatrie.** Das psychiatrische Interesse an den EKP wurde besonders durch die Tatsache geweckt, dass bestimmte Komponenten in Beziehungen zu psychologischen Konstrukten stehen. Es wurde schon 1964 ein langsam ansteigendes negatives Potenzial beschrieben, das einem erwarteten Stimulus vorausgeht und „contingent negative variation" (CNV) genannt wurde. Etwa zur selben Zeit wurde erstmals die P300 beschrieben, eine positive Komponente mit einer Latenz um etwa 300 ms, die nach seltenen, aufgabenrelevanten Ereignissen zu beobachten ist und mit der subjektiven Bedeutung dieser Ereignisse sowie dem sequenziellen Ablauf von Informationsverarbeitungsschritten in Beziehung gebracht wurde.

Mit den EKP war es damit möglich geworden, zentralnervöse Prozesse abzubilden, die sich in einem Zeitbereich abspielen, in dem auch Bewusstseinsvorgänge und kognitive Prozesse angesiedelt sind. Es standen erstmals psychophysiologische Variablen zur Verfügung, die eine Beziehung zur Intensität und zeitlichen Struktur psychischer Prozesse zeigten.

▶ **Komponenten.** Die EKP sind in verschiedene Komponenten untergliedert, die durch ihre positive bzw. negative Polarität und den Latenzbereich definiert werden. Dementsprechend werden zur Parametrisierung der EKP im einfachsten Fall die Latenzen und Amplituden der verschiedenen positiven und negativen Potenziale herangezogen.

▶ **Generatoren.** Durch intrakortikale Ableitungen wurden die Potenziale in unterschiedlichen Kortexschichten gemessen, und aus den Potenzialverteilungen wurde auf die Stromflüsse in den unterschiedlichen Kortexschichten rückgerechnet. Diese Untersuchungen weisen darauf hin, dass den Skalppotenzialen überwiegend die Summenaktivität exzitatorischer postsynaptischer Potenziale (EPSP) zugrunde liegt, die durch die Wirkung von Neurotransmittern auf postsynaptische Ionenkanäle entstehen und somit auch kortikale neurochemische Funktionen reflektieren. EKP-Parameter spiegeln zudem indirekte tonisch-regulierende Effekte von Neuromodulatoren wie Serotonin, Noradrenalin, Dopamin und Acetylcholin wider.

Um aus der Verteilung der EEG-Aktivität an der Kopfhaut auf generierende Gehirnstrukturen rückzuschließen, sind weiterführende EEG-Analyseverfahren nötig. Bewährt haben sich für eine Reihe von Fragestellungen Analyseverfahren wie die „low resolution electromagnetic tomography" (LORETA) und/oder die Dipolquellenanalyse. Hier wird versucht, die an der Kopfhaut gemessene Potenzialverteilung durch die Aktivität zugrunde liegender Stromdichtewerte bzw. Stromdipole zu erklären. In einigen Arbeiten wurde gezeigt, dass durch die Dipolquellenanalyse die Verlässlichkeit der EKP-Parameter erhöht wird, da die Informationen vieler EEG-Kanäle in physiologisch plausibler Weise zusammengefasst werden. Zudem wird die physiologische Validität der EKP-Parameter verbessert, da die Potenziale zumindest teilweise ihren generierenden kortikalen Strukturen zugeordnet werden können und Subkomponenten mit unterschiedlicher funktioneller Bedeutung getrennt untersuchbar werden. Besonders erfolgreich ist dieser Ansatz, wenn Ergebnisse aus intrakraniellen Ableitungen, tierexperimentellen Untersuchungen, Läsionsstudien oder magnetenzephalografischen Untersuchungen in das Dipolmodell einfließen und nur wenige umschriebene kortikale Bereiche an der Generierung einer EKP-Komponente beteiligt sind.

▶ **Kombination mit funktionell bildgebenden Verfahren.** Die Kombination mit funktionell bildgebenden Untersuchungen (z. B. PET, SPECT, fMRT) erlaubt es, eine Aussage zu neurochemischen Veränderungen vorzunehmen oder (durch Verbindung der Vorteile jedes Verfahrens) eine optimale zeitliche wie auch räumliche Auflösung zu erhalten. Simultane EEG/fMRT-Messungen sind immer dann sinnvoll, wenn wiederholte Messungen problematisch sind und die einzelnen Komponenten direkt in Zusammenhang gebracht werden sollen. Dadurch können intraindividuelle Variationen wesentlich besser berücksichtigt und neuronale Reaktionen gezielter untersucht werden.

▶ **Erfassung der Vigilanz.** Bei der Bewertung neurophysiologischer Untersuchungsverfahren und EKP-Daten sind Vigilanzdynamik, Wachheits- und Schlafstadien zu berücksichtigen. Das Gehirn zeigt in Abhängigkeit von Arousal oder Wachheit unterschiedliche Hirnfunktionszustände, die elektrophysiologisch als Vigilanz- oder Wachheitsgrade abgegrenzt werden können. Da die elektrophysiologisch fassbaren Vigilanzstadien mit unterschiedlichen Wachheitsstufen (Alertness) und somit auch mit unterschiedlichen Bewusstheitsgraden korrelieren, wurde ein Algorithmus zur Erfassung dieser Stadien entwickelt. Mit dem Einsatz eines Vigilanzalgorithmus (VIGALL, Vigilanzalgorithmus Leipzig) kann z. B. die Vigilanzregulation bei unterschiedlichen neurobiologischen Untersuchungen (EEG, EEG/fMRT, EKP) als zusätzliche Variable mit interindividuellen Unterschieden berücksichtigt werden. Es gibt Hinweise darauf, dass die Vigilanzregulation bei Patienten mit psychischen Störungen gegenüber Gesunden differenziell verändert ist. Somit dürfte der Erfassung der Vigilanz gerade auch bei funktionell bildgebenden Studien eine wichtige Bedeutung zukommen, da möglicherweise eine nicht unerhebliche Varianz der Untersuchungen durch unterschiedliche Vigilanzregulation bedingt ist.

13.2.1 P300

Allgemeine Grundlagen

Eines der am besten untersuchten EKP ist die P300, die mit einer Latenz von ca. 300 ms nach unerwarteten aufgabenrelevanten Reizen in einer Stimulusreihe zur Darstellung kommt. Sie ist Teil einer Gruppe später Positivierungen (P3a, P3b, „positive slow wave"), wobei die P3b der P300 im engeren Sinne entspricht.

Die P300 wird üblicherweise im klassischen „Oddball"-Paradigma untersucht. Mit einem Kopfhörer werden in randomisierter Form akustische Reize in einer gut wahrnehmbaren Lautstärke angeboten, wobei es häufige und seltene Töne gibt, die sich in ihrer Frequenz deutlich unterscheiden. Die seltenen Töne sind aufgabenrelevant – sie müssen leise mitgezählt oder mit einem Tastendruck beantwortet werden.

Mit modernen Analyseverfahren können überlappende Subkomponenten und regional verteilte Generatoren verlässlich getrennt werden.

Die Analyse der P300 erlaubt es auch – zumindest indirekt – Verbindungen zu neurochemischen Veränderungen herzustellen. Es konnte gezeigt werden, dass ereigniskorrelierte Potenziale wie die P300 sowohl cholinergen als auch glutamatergen/GABAergen und dopaminergen Einflüssen unterliegen. Gerade diese Zusammenhänge lassen diese Potenziale für eine Vielzahl psychischer Störungen interessant erscheinen. So konnten durch Stimulation des auditorischen Kortex bei Patienten mit Schizophrenie Veränderungen im Gammafrequenzbereich (sog. Gammaoszillationen) dargestellt werden, die mit einer verminderten Aktivität im auditorischen Kortex und in medialen/frontalen Regionen assoziiert waren. Dies könnte auf eine veränderte funktionelle Interaktion zwischen anteriorem cingulärem Kortex und auditorischem Kortex hinweisen. Das neurochemische Korrelat sind in diesem Zusammenhang vermutlich Veränderungen GABAerger Interneurone in deren Interaktion mit glutamatergen Pyramidenzellen, die für die Synchronizität elektrophysiologischer Aktivität im Gammabandbereich relevant sein dürften.

Physiologische Interpretation der P300

Bei intrazerebralen Ableitungen bei Epilepsiepatienten hat sich gezeigt, dass an der Generierung der P300 unterschiedliche kortikolimbische Strukturen beteiligt sind. Eine anatomische Eingrenzung der Generatoren konnte erstmals auch mit einer simultanen Ableitung der P300 während einer funktionellen MRT durchgeführt werden. Durch solche Studien konnten wichtige Aufschlüsse und Erkenntnisse über die intrazerebralen Verarbeitungsprozesse gewonnen werden.

Die P300 zeigt eine Abhängigkeit von neurochemischen Einflüssen. Anticholinerg wirkende Substanzen wie z. B. Scopolamin führen zu einer Latenzverlängerung und Amplitudenabnahme, umgekehrte Effekte werden nach cholinerg stimulierenden Substanzen beobachtet. Es kann allerdings nicht von einer hohen Spezifität des Zusammenhangs zwischen P300 und cholinergem System ausgegangen werden, zumal es Hinweise gibt, dass auch andere Transmittersysteme modulierend auf die P300 einwirken.

Wie alle späteren EP-Komponenten weist auch die P300 eine Abhängigkeit von zustandsabhängigen Faktoren (z. B. Wachheit, Motivation, Tageszeit, aktueller Nikotin- oder Koffeinkonsum) auf. Bei der Kontrolle derartiger Faktoren ist für die P300 jedoch eine beachtliche intraindividuelle Stabilität und in Zwillingsuntersuchungen eine deutliche genetische Komponente nachgewiesen worden.

Klinische Bedeutung

Schizophrenie

Die außerordentlich große Heterogenität schizophrener Erkrankungen hinsichtlich der Krankheits- und Therapieverläufe dürfte Ausdruck heterogener pathophysiologischer Prozesse sein. Physiologische Parameter könnten hierbei zur Abgrenzung von Untergruppen innerhalb der Patienten mit schizophrenen Erkrankungen führen, die nicht nur eine größere Homogenität hinsichtlich des klinischen Verlaufs, sondern auch hinsichtlich der pathophysiologischen Mechanismen erbrächten. Die P300 ist das in Verbindung mit schizophrenen Störungen am intensivsten untersuchte EKP.

▶ **P300-Reduktion.** Gesichert ist, dass die P300-Amplitude bei schizophrenen Patienten gegenüber gesunden Kontrollen reduziert ist. Dies gilt für akut erkrankte, remittierte, medizierte und unmedizierte Patienten. Neuroleptika haben keine oder nur relativ geringe Effekte auf die P300-Amplitude. Die bei schizophrenen Patienten festgestellte P300-Reduktion ist nicht lediglich Ausdruck des momen-

tanen psychopathologischen Zustands („State"-Variable), sondern vorwiegend als ein „Trait"-Merkmal anzusehen. Hierfür sprechen Studien, die in ihrer Mehrzahl zeigen, dass die Reduktion der P300-Amplitude (AEP) nicht wesentlich durch die klinische Besserung oder neuroleptische Medikation beeinflusst wird und auch bei gut remittierten Patienten nachweisbar ist.

▶ **Mögliche Kerngruppe.** Diskutiert wird, ob Patienten mit einer Hirnentwicklungsstörung („neurodevelopmental disorder") einer schizophrenen Kerngruppe entsprechen, die charakterisiert ist durch:
- schlechte prämorbide Anpassung mit kognitiven Störungen
- frühen und schleichenden Erkrankungsbeginn
- chronisch progredienten Verlauf
- Vorwiegen von „Negativsymptomatik"
- Neigung zu Spätdyskinesien

Eine Reihe von Studien stützt die Annahme, dass schizophrene Patienten mit kleiner P300-Amplitude einer solchen Kerngruppe angehören. In einer Untersuchung an ambulanten stabilisierten Patienten zeigte eine Untergruppe mit kleiner P300-Amplitude eine vermehrte Residualsymptomatik (Denkstörungen), häufiger Geburtskomplikationen und eine tendenziell schlechtere prämorbide Anpassung. Von besonderem Interesse ist zudem der Nachweis eines erhöhten Spätdyskinesierisikos bei Patienten mit kleiner P300-Amplitude.

▶ **P300 und Psychopathologie.** Für die Beurteilung des Zusammenhangs zwischen P300 und Psychopathologie ist es entscheidend, stabilisierte Patienten getrennt von akut psychotischen Patienten zu betrachten. Bei der Untersuchung stabilisierter, meist ambulanter Patienten wurde weitgehend übereinstimmend eine negative Korrelation zwischen der Residualsymptomatik in Form von formalen Denkstörungen und Negativsymptomatik einerseits und der P300-Amplitude andererseits gefunden. Diese Korrelation dürfte jedoch nicht über zustandsabhängige Effekte der Residualsymptomatik auf die P300 zustande kommen, sondern Ausdruck des ungünstigeren Krankheitsverlaufs der Patientengruppe mit kleiner P300 sein. Die P300-Komponente steht aber durchaus auch in einem zustandsabhängigen Zusammenhang mit der aktuellen Psychopathologie. Dies wird deutlich bei Betrachtung akut psychotischer Patienten. Hier wurden im Gegensatz zu Untersuchungen an stabilisierten Patienten positive Korrelationen zwischen P300-Amplituden und der Schwere der Positivsymptomatik gefunden.

▶ **Zusammenfassung.** Insgesamt weisen die Befunde darauf hin, dass eine kleine P300-Amplitude als „schwacher Vulnerabilitätsmarker" eine Untergruppe schizophrener Patienten charakterisiert, bei der möglicherweise eine Hirnentwicklungsstörung ein pathogenetisch relevanter Faktor ist. Diese Untergruppe ist nach vorliegenden Daten gekennzeichnet durch eine schlechte prämorbide Anpassung, ein erhöhtes Spätdyskinesierisiko, vermehrte Residualsymptomatik und eine schlechtere Prognose. Die Bedeutung dieser Befunde liegt zum einen in der Möglichkeit, Aussagen über die individuelle Prognose zu treffen. Zum anderen kann die P300 hilfreich sein, pathophysiologisch homogenere Patientengruppen für wissenschaftliche Studien zu charakterisieren, z. B. zur Klärung pathogenetischer Mechanismen oder für molekulargenetische Untersuchungen.

Die Bedeutung der P300-Untersuchungen bei Patienten mit Schizophrenie begründet sich nicht zuletzt durch die neurochemische Modulation der neurophysiologischen P300-Parameter. So konnte gezeigt werden, dass sowohl Amplituden als auch Latenzen mit dopaminergen Funktionsparametern korrelieren, zusätzlich sind für die Elektrogenese der P300 auf kortikaler Ebene glutamaterge Rezeptoren von besonderer Bedeutung. Hierbei spielt insbesondere die Balance glutamaterger und GABAerger Aktivität eine Rolle.

Unter diesen Gesichtspunkten dürfte der Einsatz der P300 mit den neuen Analysemöglichkeiten, die Untersuchung induzierter Gammabandaktivität und Frequenzbandanalysen eingeschlossen, zur Aufklärung der Pathomechanismen neuropsychiatrischer Störungen, insbesondere auch der Schizophrenie, beitragen.

Alzheimer-Demenz

Da die P300 u. a. in frontotemporoparietalen Hirnregionen generiert wird und deren Ausprägung in Beziehung zur Funktion des cholinergen Systems steht, bietet sich der Einsatz auch bei der Alzheimer-Demenz an. Weitgehend übereinstimmend weisen diese Patienten eine signifikante Amplitudenabnahme und Latenzzunahme der P300 auf.

Die Veränderungen dürften bereits in frühen Erkrankungsstadien auftreten und in einigen Studien konnten eine hohe diagnostische Sensitivität und

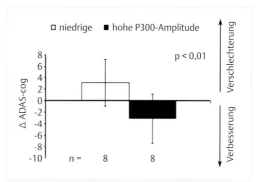

Abb. 13.1 Veränderung kognitiver Funktion (Δ ADAS-cog) bei Patienten mit Alzheimer-Demenz im Verlauf einer 12-wöchigen Therapie mit Donepezil. Patienten mit einer hohen P300-Amplitude profitieren eher von der Therapie als Patienten mit einer niedrigen Amplitude.

Spezifität dargestellt werden (Frodl et al 2002, Juckel et al 2008).

▶ **Therapiekontrolle und -prädiktion.** Eine auf objektive Parameter gestützte Frühdiagnose erlangt vor dem Hintergrund der Erforschung protektiver und/oder verlaufsmodifizierender Therapiestrategien Bedeutung. Studien an Patienten mit Alzheimer-Demenz im Therapieverlauf legen nahe, dass die P300 sowohl zum Therapiemonitoring (Verkürzung der P300 Latenz unter Cholinesterase-inhibitor-Therapie) wie auch zur prätherapeutischen Responseprädiktion eingesetzt werden könnte (▶ Abb. 13.1).

13.2.2 Lautstärkeabhängigkeit der akustisch evozierten Potenziale

Allgemeine Grundlagen

Theoretische Überlegungen und empirische Daten liefern überzeugende Hinweise darauf, dass eine starke Intensitätsabhängigkeit sensorischer EP mit einer reduzierten serotonergen Neurotransmitterfunktion in Verbindung steht. Am ausführlichsten wurde in diesem Zusammenhang die Lautstärkeabhängigkeit der AEP (LAAEP) untersucht.

Die akustisch evozierte N1/P2-Komponente ist eine stabile, kortikal generierte Komponente der AEP, die mit einer Latenz von ca. 100 ms nach einem Stimulus auftritt und eine deutliche Abhängigkeit von der Intensität (d. h. Lautstärke) dieses

Stimulus aufweist. Generiert wird die N1/P2-Komponente von kortikalen Strukturen, wobei überwiegend der primäre akustische Kortex im oberen Temporalbereich sowie sekundäre akustische Areale im oberen und lateralen Temporalbereich beteiligt sind. Durch Dipolquellenanalyse können überlappende Subkomponenten der N1/P2 getrennt und zumindest teilweise ihren generierenden kortikalen Strukturen zugeordnet werden. So ist es möglich, die Lautstärkeabhängigkeit der N1/P2 des primären akustischen Kortex (zumindest teilweise) getrennt von sekundär akustischen Arealen zu untersuchen. Dies ist von wesentlicher Bedeutung, da nur der primäre akustische Kortex eine hohe serotonerge Innervation aufweist und nur für diese Areale ein enger Zusammenhang zur serotonergen Neurotransmission gezeigt wurde: Eine niedrige serotonerge Neurotransmission, z. B. infolge einer geringen Feuerrate der serotonergen Neurone, geht mit einer hohen LAAEP des primären akustischen Kortex einher und umgekehrt. Diesen Zusammenhang illustriert ▶ Abb. 13.2.

Klinische Bedeutung

Der Zusammenhang zwischen serotonerger Neurotransmission und Lautstärkeabhängigkeit akustisch evozierter Potenziale hat weitreichende klinische Implikationen, insbesondere bei denjenigen psychiatrischen Störungen, bei denen ein serotonerger Pathomechanismus postuliert wird und die auf serotonerge Medikamente ansprechen. Es ist

eine naheliegende Hypothese, dass eine starke LAAEP, die auf eine niedrige zentrale serotonerge Neurotransmission hinweist, Personen kennzeichnet, die gut auf eine Behandlung mit serotonergen Medikamenten ansprechen sollten. Es gibt eine Reihe von Hinweisen, dass dieses einfache Konzept zumindest teilweise tragfähig ist. So wurden Kinder mit autistischen Störungen untersucht. Die Autoren fanden, dass Kinder, die vor Beginn einer Medikation mit dem Serotoninagonisten Fenfluramin eine starke LAAEP aufwiesen, am besten von der Behandlung profitierten. Des Weiteren wurde berichtet, dass depressive Patienten, die gut auf SSRI ansprachen, vor Medikationsbeginn ebenfalls eine starke LAAEP zeigten. Diese Ergebnisse konnten in weiteren Untersuchungen bestätigt werden und legen die Möglichkeit der Abschätzung des Therapieerfolgs bei Patienten mit Depression auch in der klinischen Routine nahe. Das Konzept wurde mittlerweile durch eine Kombination der neurophysiologischen Untersuchungen mit nuklearmedizinisch-bildgebenden Verfahren validiert. Die LAAEP korrelierte in einer SPECT-Studie hochsignifikant mit der zentralen Serotonintransporterdichte, wodurch der Bezug zum serotonergen System auch in vivo dargestellt werden konnte.

13.3 Zusammenfassung

Grundlagenforschung und methodisch-technische Weiterentwicklungen haben das Wissen über die Zusammenhänge zwischen elektrischer Aktivität an der Kopfoberfläche, den zugrunde liegenden neuroanatomischen Strukturen und neurophysiologischen bzw. neurochemischen Abläufen entscheidend erweitert. Neurophysiologische Verfahren sind als nicht invasive, funktionsdiagnostische Instrumente zur Abbildung kortikaler neuronaler Aktivität für wissenschaftliche Fragestellungen, aber auch im diagnostisch-therapeutischen Prozess bei psychiatrischen Störungen von Nutzen. Neben der Diagnose und Differenzialdiagnose sind Therapieprädiktion und Verlaufskontrolle auch therapeutisch relevante Fragestellungen, bei denen neurophysiologische Methoden hilfreich sein können. Die Neurophysiologie stellt unter differenzialdiagnostischen Aspekten zur Verlaufsdokumentation wie auch für wissenschaftliche Fragestellungen valide Untersuchungsverfahren zur Verfügung und kann auch für den Kliniker neben der strukturellen Bildgebung als kostengünstige, komplementäre Zusatzdiagnostik von Bedeutung sein.

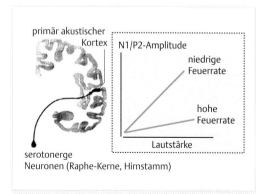

Abb. 13.2 Zusammenhang zwischen serotonerger Neurotransmission und Lautstärkeabhängigkeit der AEP (LAAEP) des primären akustischen Kortex. Eine starke serotonerge Transmission (bei hoher Feuerrate der serotonergen Neurone) geht mit einer niedrigen LAAEP einher und umgekehrt.

14 Monitoring bei Karotisoperationen

U. Linstedt

14.1 Einleitung

Operationen an hirnversorgenden Arterien bergen das Risiko eines Schlaganfalls, wenn im Operationsverlauf die A. carotis communis ausgeklemmt werden muss. Die Durchblutung der ipsilateralen Hirnhemisphäre hängt in dieser Phase von der kontralateralen A. carotis und den Aa. vertebrales ab. Bei 16 % der Patienten kommt es bei einer Karotis-Thrombendarteriektomie (TEA) während der Klemmphase zu Hirnischämien, wenn über den Circulus arteriosus Willisi kein ausreichender kollateraler Blutfluss zustande kommt. Diese Ischämien betreffen vor allem das Versorgungsgebiet der A. cerebri media. Somatosensorisch evozierte Potenziale des N. medianus messen Hirnfunktionen in diesem Gebiet und sind daher für ein intraoperatives Monitoring bei der Karotis-TEA besonders geeignet. Führt man die Operation in Lokalanästhesie durch oder verwendet zusätzlich zu SEP ein EEG-Monitoring, findet man Patienten mit unveränderten SEP, die aber klinisch oder im EEG deutliche pathologische Veränderungen zeigen. Dies hat zu substanzieller Kritik an dem Verfahren SEP bei Karotis-TEA geführt. Diese ist aber unberechtigt, denn hinsichtlich eines postoperativ neu aufgetretenen Schlaganfalls weisen SEP eine Sensitivität und Spezifität von 90–100 % auf. Die Begründung dieser Diskrepanz liegt offenbar darin, dass klinische Symptome und pathologische EEG-Veränderungen schon bei nicht kritischen Verminderungen des regionalen zerebralen Blutflusses (rCBF) auftreten können.

Bei Anwendung von SEP bei Karotis-TEA ist zu beachten, dass kritische rCBF-Verminderungen außerhalb des sensorischen Kortex, etwa durch Embolien, nicht erfasst werden. So erklären sich publizierte Fallberichte über unmittelbar postoperativ festgestellte Schlaganfälle ohne intraoperative SEP-Veränderungen.

Wird anhand des Neuromonitorings eine Hirnischämie diagnostiziert, kann der Chirurg einen Shunt einlegen. Der Shunt überbrückt den ausgeklemmten Gefäßabschnitt und stellt temporär einen ausreichenden Blutfluss her. Da jedoch auch die Shunt-Einlage Risiken wie Fehlfunktionen, Embolien von Plaquematerial sowie Gefäßdissektionen mit sich bringt, ist es rational, mit einem zerebralen Überwachungsverfahren die Patienten herauszufinden, bei denen tatsächlich eine Hirnischämie infolge des Abklemmens eintritt und die von einem Shunt profitieren. Die Häufigkeit postoperativer Schlaganfälle beträgt unter einem Regime mit routinemäßiger Shunt-Anlage 4,4 %, bei einem selektiven Shunting anhand von Neuromonitoring nur 0,7 %.

14.2 Spezielle Aspekte der Methodik

14.2.1 Vorbereitung und Narkose

Die Anästhesieführung ist bei der Karotis-TEA auf eine Kreislaufstabilität gerichtet. Dabei sind 3 Phasen zu unterscheiden:

- Narkoseeinleitung bis zum Abklemmen des Gefäßes: Blutdruckabfall vermeiden.
- Während der Klemmphase: Hochnormalen mittleren arteriellen Druck (MAD 90 mmHg) einstellen, häufig ist der Einsatz von Vasokonstriktoren notwendig.
- Nach dem Wiedereröffnen des operierten Gefäßes und postoperativ: Die obligatorischen Blutdruckanstiege sind aggressiv zu behandeln! Die ehemals poststenotischen Gefäße sind an den nun wieder normalen Perfusionsdruck nicht adaptiert – bei hypertensiven Entgleisungen können Hyperämien und intrazerebrale Blutungen oder Krampfanfälle die Folge sein.

Zur Herz-Kreislauf-Überwachung wird neben einem 5-Kanal-EKG und der Pulsoxymetrie eine invasive arterielle Blutdruckmessung schon zur Narkoseeinleitung angelegt.

Als Medikamente zur Narkose sind bei der Karotis-TEA prinzipiell alle Medikamente zur Allgemeinanästhesie geeignet. In klinischer Dosis bleiben die frühen Medianus-SEP erhalten. Jedoch reduzieren Lachgas und volatile Anästhetika die Amplitude N20/P25 um 30–70 %.

> **Merke**
>
> Die besten Potenziale in Narkose erhält man mit einer totalen intravenösen Anästhesie (TIVA) mit Propofol und einem Opiat, z. B. Remifentanil.

14.2.2 Durchführung

Stimulation

Die Stimulation erfolgt supramaximal über dem N. medianus am Handgelenk des Arms kontralateral zur Seite der Operation (▶ Tab. 14.1).

Es ist vorteilhaft, die komplette Ableitung am wachen Patienten zu installieren und zu testen, um sicherzustellen, dass SEP ableitbar sind. Ist eine motorische Antwort auf die Stimulation auslösbar und verspürt der Patient die Reize, muss auch ein SEP ableitbar sein.

Ableitung beim Monitoring einer Karotisoperation

Als Ableitelektroden eignen sich sowohl Nadel- als auch Klebeelektroden. Wegen der notwendigen Vorbereitung der Haut an der Ableitungsstelle sind Klebeelektroden aufwendiger anzulegen als Nadeln, Erstere behalten jedoch auch bei längerer Anwendung gleichbleibend gute Ableiteigenschaften.

Die Elektroden werden an den Standardpositionen für Medianus-SEP angelegt:

- fakultativ: Erb-Punkt
- fakultativ: über Dornfortsatz des HWK 7
- über Dornfortsatz des HWK 2
- über sensorischem Kortex CP3 bzw. CP4
- Referenzelektrode: Fpz

> **Merke**
>
> Entscheidend für die Überwachung sind die Amplitude N20/P25 und die zentrale Überleitungszeit („central conduction time", CCT). Die CCT erhält man durch Messung der Latenzdifferenz von N13 (HWK 2) und N20.

Tab. 14.1 Einstellung des Verstärkers und des Stimulators beim intraoperativen Monitoring mit Medianus-SEP.

	Parameter	Einstellung
Stimulator	Stromstärke	5–10(–20) mA
	Reizbreite	0,2 ms
	Reizfrequenz	5,4 Hz
	Wiederholungen	200–500 (wach), 100 (in Narkose)
Verstärker	Bandpass	50 Hz–2 kHz
	Verstärkung	0,5–2 µV/cm
	Analysezeit	50 ms

Um während der Operation Veränderungen schnell und leicht sehen zu können, stellt man die gesammelten kortikalen Ableitungen als „Wasserfall" dar (▶ Abb. 14.1 u. ▶ Abb. 14.2). Moderne Geräte machen das automatisch und geben bei Unter- bzw. Überschreiten voreingestellter Amplituden- und Latenzgrenzen Alarm. Für die Beurteilung einer Veränderung durch das Abklemmen der A. carotis wird der Wert unmittelbar vor dem Klemmen zum Vergleich herangezogen. Änderungen der Narkosetiefe sind in die Interpretation einzubeziehen.

Fehler und Problembeseitigung

Störungen der SEP im Operationsverlauf, die eine Interpretation unmöglich machen, sind in fast allen Fällen vermeidbar oder zu beseitigen. Aus der eigenen Erfahrung in Anwendung und Ausbildung werden häufig folgende Fehler gemacht:

- Die Erdelektrode fehlt, dies führt zu einem starken Störstrom auf allen Kanälen.
- Die Stimulation ist nicht ausreichend, weil die Elektrode nicht verbunden oder bei der Lagerung verrutscht ist.
- Einzelne Ableitelektroden sind beim Lagern des Patienten „abgefallen".
- Äußere Störungen treten auf. Dann werden durch die Artefakterkennung alle Reizantworten eliminiert.

Bei der Suche nach der Ursache wird zuerst ein erneuter Impedanz-Check durchgeführt. Nicht verbundene Elektroden identifiziert man so anhand des gestiegenen Elektrodenübergangswiderstands. Ist mit dieser Maßnahme das Problem noch nicht zu erkennen, aktiviert man den Monitor-Mode, der den aktuellen, fortlaufenden Stromkurvenverlauf unter den Elektroden zeigt. Hierbei ist zu sehen, ob einzelne oder alle Kanäle gestört sind. In diesem Modus kann auch der Erfolg einer Störungsbeseitigung verifiziert werden (▶ Tab. 14.2).

Äußere Störungen werden meist durch elektrische Geräte im Operationssaal verursacht. Dies ist daran zu erkennen, dass die im Monitor-Mode sichtbare Störung sofort verschwindet, wenn das störende Gerät vom Netz getrennt wird. Während einer Elektrokoagulation durch den Chirurgen ist keine Ableitung möglich. Hier muss man nach Absprache mit dem Chirurgen ein Zeitfenster für SEP-Ableitungen finden.

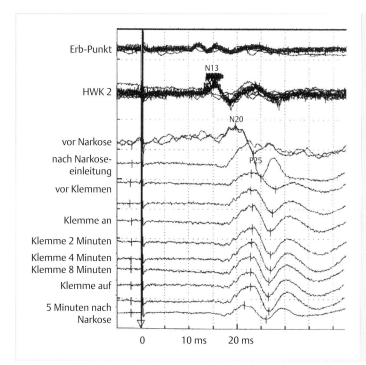

Abb. 14.1 SEP vor und während der Klemmphase der A. carotis communis. Die Potenziale vom Erb-Punkt und vom 2. HWK sind überlagert, die des Kortex (CP4) auseinandergezogen („Wasserfalldarstellung"). Nach Abklemmen: keine Veränderung der kortikalen Potenziale N20/P25. Postoperativ bestand kein neurologisches Defizit.

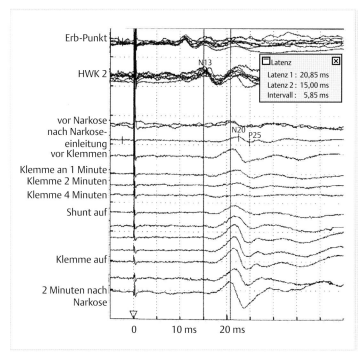

Abb. 14.2 Medianus-SEP im Verlauf einer Karotis-TEA. Darstellung wie in ▶ Abb. 14.1. Infolge des Ausklemmens der A. carotis kommt es zur Amplitudenreduktion N20/P25. Der Erfolg der Shunt-Anlage zeigt sich in einer vollständigen Restitution des Potenzials. Postoperativ bestand kein neurologisches Defizit.

155

Tab. 14.2 Häufige Ursachen für Störungen bei nicht ableitbaren SEP.

Ereignis	Ursache/Störung	Beseitigung
Keine motorische Antwort bei Stimulation	• Relaxierung	• nichts erforderlich → Kontrolle durch Potenzial am Erb-Punkt, HWK 7 oder 2
	• Stimulation nicht wirksam	• Stimulationselektrode verbinden oder neu positionieren • höhere Stromstärke
Kein Potenzial über allen Kanälen	• Stimulation nicht wirksam	• Stimulationselektrode verbinden oder neu positionieren • höhere Stromstärke
Störung über allen Kanälen	• Referenzelektrode oder Erdelektrode diskonnektiert	• neu positionieren
	• Störung durch elektrische Geräte	• Ursachensuche und Beseitigung (s. Text) • Empfindlichkeit des Verstärkers herabsetzen
Kein Potenzial über einzelnen Kanälen	• Ableitelektrode diskonnektiert	• neu positionieren • außer bei CP3 bzw. CP4: diesen Kanal abschalten
Störung über einzelnen Kanälen		• außer bei CP3 bzw. CP4: diesen Kanal abschalten • Empfindlichkeit des Verstärkers für diesen Kanal herabsetzen

14.3 Indikationen und Anwendungen

Wir empfehlen eine Shunt-Anlage, wenn sich die Amplitude N20/P25 nach dem Abklemmen der A. carotis um mehr als 50 % vermindert oder die CCT um mehr als 1 ms verlängert. Andere Autoren sehen nur ein komplettes Verschwinden des kortikalen Potenzials als Shunt-Indikation an und können dabei auf eine Erfahrung bei fast 1000 Patienten verweisen.

Ist nach dem Klemmen der A. carotis das über der kortikalen Elektrode (CP3 bzw. CP4) abgeleitete Potenzial erniedrigt oder ausgefallen, wird nach Validierung des Ereignisses (Kortikale Elektrode konnektiert? Stimulation suffizient? Potenzial vor Klemmen unverändert? Keine Veränderung der Narkosetiefe?) sofort der Chirurg informiert. Dieser wird einen Shunt einlegen oder, wenn möglich, die A. carotis unverzüglich freigeben. Unterstützende Maßnahmen seitens des Anästhesisten bestehen in einer Erhöhung des arteriellen Blutdrucks und der FiO_2 auf 1,0. Eine Hyper- oder Hypoventilation sind nicht zu empfehlen, da im Einzelfall nicht vorhersehbar ist, ob das ischämische Gebiet von einem „Inverse-Steal"-Phänomen profitiert oder im Gegenteil, weiter benachteiligt wird.

Mit den SEP kann der Erfolg der Maßnahmen überprüft werden. Bei ausreichendem zerebralem Blutfluss kommt es binnen 1 Minute zu einer kompletten Erholung der SEP. Sind die kortikalen SEP weiterhin nicht ableitbar, muss mit einem postoperativen Schlaganfall gerechnet werden.

15 Monitoring bei neurochirurgischen Eingriffen

G. Neuloh

15.1 Einleitung

Die Messung evozierter Potenziale liefert reproduzierbare, quantitative Daten und ist daher besonders gut zur intraoperativen neurophysiologischen Überwachung geeignet, bei der es auf die kontinuierliche Beurteilung stabiler Parameter ankommt. Bei intrakraniellen und spinalen neurochirurgischen Eingriffen spielt das Monitoring von SEP, AEP und vor allem von MEP einschließlich Ableitungen nach direkter Stimulation motorischer Hirnnerven eine Rolle, während z. B. VEP oder kortikale AEP beim anästhesierten Patienten nicht zuverlässig oder gar nicht ableitbar sind.

Selbstverständlich finden beim intraoperativen Monitoring auch andere neurophysiologische Methoden Anwendung, z. B. Spontan-EMG-Ableitungen bei Eingriffen an Hirnnerven und Nervenwurzeln oder die bipolare (meist inhibitorische) Kortexstimulation bei Operationen in eloquenten supratentoriellen Arealen.

15.2 Spezielle Aspekte der Methodik

Das Signal-Rausch-Verhältnis im OP ist aufgrund vielerlei elektromagnetischer Störquellen und der meist inhibitorischen Wirkung der Narkose auf die abgeleiteten Potenziale deutlich schlechter als bei EP-Ableitungen am wachen Patienten. Eine hohe bzw. supramaximale Stimulationsintensität kann das Signal-Rausch-Verhältnis verbessern, birgt aber das Risiko falsch negativer Messergebnisse und ist daher im Allgemeinen nicht anzustreben. Andererseits wird auch eine möglichst geringe Zahl von zu mittelnden Reizantworten angestrebt, um dem Ideal einer Echtzeitmessung nahe zu kommen. Die üblichen Stimulations- und Ableitungsparameter (Filter) müssen also im Einzelfall pragmatisch angepasst werden, um solche divergierenden Anforderungen miteinander zu vereinbaren.

Die Vorbereitung des Patienten muss schnell und einfach durchzuführen und die Messergebnisse müssen übersichtlich und primär von technischen Assistenten zu beurteilen sein. Daher müssen allzu komplexe Elektrodenmontagen vermieden werden. Alle während der OP nicht mehr erreichbaren Elektroden am Kopf sollten im selbsthaltenden Korkenzieherdesign oder mit jeweils einer Reserveelektrode angelegt werden. Ableitungen und elektrische Stimulationen erfolgen am besten über sterile subkutane Nadelelektroden.

15.2.1 Somatosensorisch evozierte Potenziale

SEP werden mit einer Reizfrequenz um 5 Hz (z. B. 5,3 Hz, um Wechselspannungsartefakte zu minimieren) durchgeführt. Bei bilateralen Messungen erfolgt die Reizung alternierend zwischen den Seiten. Die Reizstromstärke beträgt 15–30 mA, die Pulsdauer ca. 300 µs. Etwa 100–250 Reizantworten müssen in der Regel gemittelt werden. Die Ableitung erfolgt an den üblichen CPz- und CP3/4-Positionen, bei Operationen in sitzender Lagerung müssen auch etwas basalere Ableitungspositionen vorbereitet werden wegen der häufigen subduralen Luftansammlung. Aufgrund der häufigen hochfrequenten Artefakte im OP ist gelegentlich eine enge Tiefpassfilterung von 500 Hz oder niedriger erforderlich. Die zentrale Überleitungszeit kann gemessen werden, um zentrale von peripheren Einflüssen zu unterscheiden, in der Praxis ist jedoch die Latenz bzw. Amplitude der N20 bzw. P40 ein zuverlässiger Parameter. Änderungen von 10–15 % (Latenz) bzw. 30–50 % (Amplitude) sind als signifikant anzusehen. Eine Ausgangsmessung vor dem Hautschnitt dient als Referenzparameter. Dieser muss jedoch ggf. abhängig von der intraoperativen Situation aktualisiert werden.

15.2.2 Akustisch evozierte Potenziale

AEP werden bei einer Reizfrequenz von etwa 20–30 Hz mit Druck- oder Sogpulsen (Klicks) von 90–115 dB erzeugt (kontralaterale Rausch-Vertäubung um 85 dBA). Die hohen Lautstärken können z. B. erforderlich sein, wenn der Gehörgang beim retrosigmoidalen Zugang zum Kleinhirnbrückenwinkel komprimiert wird. Der in möglichst ableitungsfernen Lautsprechern generierte Reiz wird über Kunststoffschläuche und Ohrstöpsel weitergeleitet. Die Ableitung erfolgt in typischer Weise bilateral differenziell (Cz vs. A1/2). Meist ist eine Mittelung von 1000–2000 Reizantworten ausreichend. Ausgewertet werden vorwiegend die Latenzen der Wellen I–V. Eine Latenzverlängerung vor allem der Wellen III und V von 0,5–1 ms gilt als signifikante Verschlechterung, Amplitudenminderungen sind ebenfalls als Warnzeichen zu beachten. Alternativ zu AEP kann mit denselben Reizparametern auch das CNAP (kochleäres Nervenaktionspotenzial) direkt vom N. statoacusticus oder Reizantworten des Nucleus cochlearis im Recessus lateralis des IV. Ventrikels abgeleitet werden. Hier genügt die Mittelung weniger Reizantworten und der Informationsfluss ist entsprechend dicht. Die Methode ist jedoch technisch anspruchsvoll und hat sich in der klinischen Praxis nicht durchgesetzt.

15.2.3 Elektrisch evozierte motorische Potenziale

▶ **Elektrodenplatzierung.** Die Stimulation erfolgt *elektrisch,* entweder transkraniell oder – bei Trepanationen nahe der Zentralregion – direkt kortikal. Die transkranielle *magnetische* Stimulation bietet intraoperativ keinerlei Vorteile und ist hochsensibel gegenüber Narkoseeinflüssen. Die transkranielle elektrische Stimulation erfolgt mit der Anode über der Zielhemisphäre und der Kathode an der korrespondierenden kontralateralen Position, typischerweise etwas anterior von C3/4 oder C1/2, oder auch mit einer zentralen Anode und einer ringförmigen Anordnung mehrerer Kathodenelektroden. In sitzender Lagerung sind auch weiter basal liegende Stimulationsorte vorzubereiten. Die direkte kortikale Stimulation erfolgt monopolar anodal über eine Knopf- oder Gitterelektrode, das subkortikale Mapping mittels Freihandsonden erfolgt kathodal, jeweils mit einer Referenzelektrode an Fpz. Die korrekte Positionierung der kortikalen Elektrode erfordert eine vorherige funktionelle Kartierung (Mapping) der Zentralregion.

Je nach Lage der Läsion werden mMEP (muskuläre MEP) von distalen Muskeln der oberen und unteren Extremität abgeleitet, ggf. auch von fazialen Muskeln (kortikobulbäres Monitoring).

▶ **Messparameter.** Die Reizstärke beträgt bei der direkten Kortexstimulation bis zu 25–30 mA, subkortikal 3–5 mA, bei der transkraniellen Stimulation zwischen 100 mA und über 200 mA (▶ Abb. 15.1). Die Stimulation erfolgt etwa alle 5–10 s, in kritischen Phasen der Operation auch häufiger (ab 3 Hz hohes Anfallsrisiko). Bei spinalen Eingriffen lassen sich spinale epidurale D-Wellen („direkte Wellen"), d. h. in der proximalen Pyramidenbahn generierte, deszendierende Summenaktionspotenziale, messen, denen I-Wellen („indirekte Wellen"), transkortikal-synaptisch ausgelöste Aktionspotenziale, folgen können. Die D-Wellen sind, anders als die I-Wellen, unempfindlich gegenüber hemmenden Einflüssen der Narkose. Muskuläre MEP lassen sich unter Narkose nach einfacher Motorkortexstimulation nicht zuverlässig ableiten. Eine hochfrequente repetitive Stimulation mit mindestens 3 (in der Regel 5) Pulsen von 0,3–1 ms Dauer im Abstand von 2–4 ms führt durch zeitliche Summation des EPSP am α-Motoneuron zu einer ausreichenden Depolarisation und Erregungsüberleitung. Zur direkten Stimulation motorischer Hirnnerven, die mit monopolaren oder koaxialen bipolaren Sonden mit einer Reizstärke von unter 1 mA durchgeführt wird, sind jedoch Einzelreize ausreichend.

▶ **Bewertung.** Eine Minderung der D-Wellen-Amplitude um 30–50 % und der mMEP-Amplitude um 50 % (bzw. um mehr als die spontane Amplitudenvarianz) indiziert eine signifikante Verschlechterung, isolierte Latenzänderungen kommen kaum vor.

15.2.4 Narkose und Sicherheit

Für das SEP- und AEP-Monitoring können alle gängigen Anästhetika verwendet werden. Insbesondere die totale intravenöse Anästhesie mit Propofol und einem Opioid (TIVA) hat nur geringen inhibitorischen Einfluss auf diese Ableitungen. Für das Monitoring von mMEP sind nur Narkoseformen mit geringen Konzentrationen (< 1,0 mac) volatiler Anästhetika in Kombination mit einem modernen Opioid (z. B. Remifentanil) geeignet oder TIVA mit Propofol sowie allenfalls eine partielle Muskelrelaxation (mindestens 2 Pulse im „Train-of-four"-Paradigma).

Intraoperative SEP- und AEP-Messungen sind bei technisch korrekter Ableitung mit keinem besonderen Risiko behaftet, lediglich geringe venöse Blutungen werden nach Entfernung der Subkutanelektroden beobachtet. Die oben beschriebene korrekte MEP-Stimulation ist nicht oder kaum anfallsauslösend, lediglich bei erhöhtem Anfallsrisiko (arteriovenöse Malformation, insuffizient eingestellte Epilepsie) werden in weniger als 0,5 % der Fälle

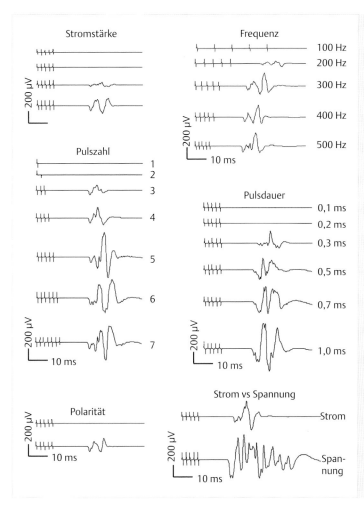

Abb. 15.1 Transkranielle elektrische MEP-Stimulation in Narkose. Einfluss unterschiedlicher Stimulationsparameter auf transkraniell evozierte Thenar-mMEP, ausgehend von 5 Pulsen mit 2 ms Interstimulus-Intervall und 300 ms Pulsdauer bei 100 mA Stromstärke (Strom vs. Spannung: konstant gehaltener Strom im Vergleich zu konstanter Spannung).

spontan sistierende Anfälle beobachtet, die eine sofortige Relaxierung des Patienten und Barbituratnarkose erfordern. Auf andere Nebenwirkungen der Methode gibt es keine Hinweise.

15.3 Indikationen und Anwendungen

15.3.1 Supratentorielle Tumoren

Bei Trepanationen fern der Zentralregion erfolgt die Stimulation transkraniell. Bei Trepanationen nahe der Zentralregion ist zunächst ein funktionelles Mapping des sensomotorischen Kortex erforderlich. Die einfachste Methode ist die Ableitung von SEP über eine zentrale, anterior-posterior orientierte Gitterelektrode mit Fpz-Referenz. Eine Polaritätsumkehr der N20 (bzw. der P40) zeigt den Sulcus centralis an und indirekt den Gyrus praecentralis. Die MEP-Stimulation erfolgt dann an der Stelle der maximalen N20-Umkehr. Ergänzend kann eine Kartierung von MEP-Amplituden oder Reizschwellen mittels direkter Stimulation des Motorkortex über ein Elektrodengitter oder einen Handstimulator erfolgen, der auch zur Kartierung der subkortikalen Pyramidenbahn dient. Verbreitet ist auch das Mapping tonischer EMG-Antworten oder Bewegungen sowie von Sprachinhibition nach wiederholter 50- bis 60-Hz-Kortexstimulation (Methode nach Penfield), die jedoch nicht quantitativ und mit einem hohen Risiko intraoperativer Anfälle (14–25 %) behaftet ist. Mit modernen Methoden der „Neuronavigation" können die intraoperativen Mapping-Ergebnisse mit der präoperativen (funktionellen) Bildgebung korreliert werden.

► **Monitoring.** Während des kontinuierlichen kontralateralen MEP-Monitorings kommt es in etwa 40 % der Fälle zu einer signifikanten Verschlechterung der MEP. Diese ist immer Anlass, zum einen technische oder narkosebedingte Ursachen auszuschließen und zum anderen den Situs zu überprüfen und ggf. die Position von Retraktoren zu verändern oder Vasospasmen mit Papaverin zu behandeln. In der Nähe des motorischen Kortex oder der Pyramidenbahn kann eine MEP-Verschlechterung Abbruchkriterium für die Resektion sein, ebenso die erfolgreiche subkortikale MEP-Stimulation mit 3 mA oder weniger. Ein Beispiel zeigt ► Abb. 15.2. Ein irreversibler MEP-Verlust bedeutet in fast allen Fällen ein permanentes postoperatives motorisches Defizit, kann aber nach unserer Erfahrung in etwa 85 % der Fälle einer MEP-Verschlechterung durch rechtzeitige Intervention verhindert werden. Eine reversible MEP-Verschlechterung ist nur in etwa 5 % der Fälle mit einem bleibenden Defizit assoziiert. Stabile MEP-Ableitungen zeigen auf der anderen Seite zuverlässig die Integrität der motorischen Bahnen an und ermöglichen dadurch die kontrollierte Durchführung riskanter Manöver wie eine maximale Resektion in der Nähe eloquenter Areale.

15.3.2 Intrakranielle Aneurysmen

In der Aneurysmachirurgie werden typischerweise MEP und SEP gemessen. Häufig werden bilaterale SEP abgeleitet, Medianus-SEP bei Aneurysmen der A. carotis interna und der proximalen A. cerebri media, Tibialis-SEP bei Aneurysmen der A. cerebri anterior einschließlich der A. communicans anterior. Ein SEP-Monitoring bei Aneurysmen des hinteren Kreislaufs (insbesondere distal) ist kaum sinnvoll, da die somatosensorischen Bahnen meist nicht im Territorium der gefährdeten Gefäße liegen.

► **Monitoring.** Grundlage des SEP-Monitorings ist die Korrelation zwischen der globalen hemisphärischen Oxygenierung und SEP-Amplitude bzw. -Latenz, die z. B. die Entdeckung unabsichtlicher Verschlüsse größerer Gefäße und die Abschätzung der zulässigen Dauer eines temporären Gefäßverschlusses ermöglicht. Die klinische Erfahrung hat jedoch gezeigt, dass die in der Aneurysmachirurgie nicht seltenen subkortikalen ischämischen Ereignisse mittels des SEP-Monitorings nicht zuverlässig erfasst werden können. Besonders hinsichtlich neuer postoperativer Paresen aufgrund kapsulärer Infarkte ergibt das SEP-Monitoring nicht selten falsch negative Ergebnisse. Daher wurden MEP in die Aneurysmachirurgie eingeführt und dadurch

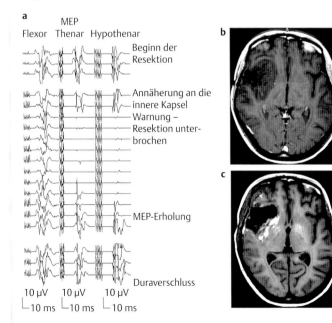

a

MEP

Flexor   Thenar   Hypothenar

Beginn der Resektion

Annäherung an die innere Kapsel

Warnung – Resektion unterbrochen

MEP-Erholung

Duraverschluss

10 µV   10 µV   10 µV

└ 10 ms └ 10 ms └ 10 ms

b

c

Abb. 15.2 Resektion eines Inseltumors.

a Intraoperative MEP-Ableitung. Bei der Annäherung an die innere Kapsel definiert der Punkt einer transienten MEP-Verschlechterung das Resektionsende. In diesem Fall eines Astrozytoms WHO Grad II bestand kein postoperatives motorisches Defizit trotz der Tumorresektion zu über 95 %.

b Präoperatives MRT.

c Postoperatives MRT.

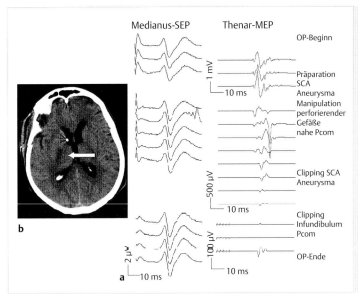

Abb. 15.3 Clipping eines SCA-(A.-cerebelli-superior-) Aneurysmas und eines Pcom-(posterior communicating) Infundibulums über einen pterionalen Zugang.

a Während der Präparation am Pcom-/Choroidea-anterior-Komplex kommt es zur MEP-Verschlechterung trotz unveränderter SEP. Postoperativ besteht eine leichte Hemiparese bei Nachweis einer Ischämie im hinteren Schenkel der inneren Kapsel.

b Postoperatives CT.

eine im Vergleich mit SEP-Ableitungen höhere Validität des Monitorings erreicht. Dennoch bleiben SEP- und MEP-Monitoring in der Aneurysmachirurgie (und evtl. bei den zukünftig dominierenden endovaskulären Prozeduren) komplementäre Methoden, da SEP zur Überwachung der kortikalen Perfusion besser geeignet sind als MEP.

MEP-Veränderungen zeigen nicht nur unabsichtliche Gefäßverschlüsse an, sondern führen auch zur Korrektur inadäquat platzierter Hirnretraktoren, geben Anlass zur Behandlung von Gefäßspasmen und machen auf eine manipulationsbedingte Beeinträchtigung perforierender Gefäße aufmerksam. Andererseits erleichtern stabile MEP- und SEP-Ableitungen wie auch in der Tumorchirurgie die kontrollierte und sichere Durchführung kritischer chirurgischer Manöver. Ein Beispiel zeigt ▶ Abb. 15.3.

15.3.3 Operationen am Hirnstamm und am Kleinhirnbrückenwinkel

▶ **Zerebrale Eingriffe.** Die Konstellation im Einzelfall bestimmt, welche Messungen zum intraoperativen Monitoring unerlässlich sind. Bei manchen intraaxialen Tumoren oder großen extraaxialen Raumforderungen (wie z. B. sehr großen Akustikusneurinomen oder Meningeomen des Kleinhirnbrückenwinkels) ist das bilaterale Monitoring von MEP und SEP sowohl zur Kontrolle der langen

Bahnen als auch indirekt der Integrität des Hirnstamms insgesamt hilfreich. Letzteren Zweck erfüllen auch die AEP. Die teilweise exponierte Lage des kortikospinalen Trakts in der hinteren Schädelgrube macht insbesondere das MEP-Monitoring bei ventralen extraaxialen Raumforderungen und Gefäßmalformationen erforderlich. Wie bei supratentoriellen Eingriffen gilt, dass MEP-Verschlechterungen meist durch rechtzeitige Maßnahmen (Resektionsstopp, Umsetzen des Retraktors, Öffnen eines temporären Gefäßclips) reversibel sind und dann, anders als beim irreversiblen Verlust, kein bleibendes Defizit zu erwarten ist.

Die AEP werden insbesondere bei Akustikusneurinom-Operationen, aber z. B. auch bei mikrovaskulären Dekompressionen (N. facialis und N. trigeminus) überwacht und tragen durch frühzeitige Anzeige eines drohenden Hörverlusts zum Hörerhalt bei. Parallel dazu erfolgt meist ein Stimulations-Mapping zur Lokalisation des N. facialis mit Ableitung des CMAP (compound muscle action potential) möglichst paranasal und von den Mm. orbicularis oculi/oris. Das N.-facialis-Potenzial zeichnet sich durch seine Latenz von 5 ms aus und kann damit zuverlässig von der über die gleichen Elektroden ableitbaren trigeminalen Reizantwort unterschieden werden, deren Latenz mit großer Regelmäßigkeit bei 3 ms liegt. Tentoriumnahe extraaxiale Raumforderungen können mit Stimulations-Mapping der okulomotorischen Hirnnerven (II, IV, VI) unterstützt werden. Die Ableitung erfolgt über Nadelelektroden, die in die entsprechenden Augenmuskeln platziert werden. Bei intraaxialen Tumoren der Rautengrube können die motorischen Kerngebiete der Hirnnerven VI, VII, IX, X, XII kartiert werden. Die Ableitung erfolgt von den zugehörigen Muskeln einschließlich des weichen Gaumens, der Zunge und der Stimmbänder. Über die zum Hirnnerven-Mapping platzierten Elektroden wird während der Resektion das Spontan-EMG abgeleitet, das Hinweise auf eine drohende Beeinträchtigung des Nervs geben kann.

▶ **Spinale Eingriffe.** Das intraoperative Monitoring bei Wirbelsäuleneingriffen wird in Kap. 16 behandelt. Für das intraoperative Monitoring bei raumfordernden extraaxialen und insbesondere intramedullären spinalen Raumforderungen und vaskulären Malformationen ist die Ableitung von MEP (evtl. in Kombination mit SEP) Standard, SEP allein haben sich als nicht valide bezüglich der motorischen Funktion erwiesen. Die Stimulation erfolgt transkraniell elektrisch, alternierend zwischen den Seiten, die Ableitung bilateral von den oberen oder unteren Extremitäten, abhängig vom betroffenen Segment. Idealerweise werden sowohl epidurale D-Wellen, die unabhängig von Anästhesie und Muskelrelaxation sind, als auch mMEP gemessen. Anders als bei intrakraniellen Eingriffen gilt beim spinalen Monitoring für die mMEP ein „Alles-oder-Nichts-Gesetz", d. h., nur ein kompletter mMEP-Verlust ist als signifikant anzusehen, und auch dann kommt es nicht immer zum bleibenden postoperativen Defizit. Grund dafür dürfte die Abhängigkeit der mMEP vom propriospinalen motorischen System außerhalb des kortikospinalen Trakts sein. Erst eine folgende irreversible graduelle D-Wellen-Amplitudenminderung um 50 % (proportional zur Anzahl der unterbrochenen Pyramidenbahnfasern) sagt eine schwere postoperative Parese voraus. Die Kombination aus D-Wellen und mMEP erlaubt es, ein Fenster des reversiblen/bevorstehenden motorischen Defizits zu definieren, um durch rechtzeitige Intervention einen bleibenden Schaden zu vermeiden.

16 Monitoring bei Operationen an der Wirbelsäule und am Rückenmark

U. Linstedt

16.1 Einleitung

Eine Vielzahl von Operationen an der Wirbelsäule findet am Spinalkanal statt. Dabei besteht prinzipiell das Risiko einer Rückenmarkverletzung, resultierend in sensorischen und motorischen Ausfällen bis hin zu einer Querschnittlähmung. Indikationen für solche Eingriffe sind Fehlbildungen, Frakturen, Blutungen, Tumoren, arthrosebedingte Instabilitäten oder Stenosen. Bei einem Teil der Patienten besteht bereits eine Myelopathie, was die Vulnerabilität des Myelons erhöht.

Pathogenetisch sind perioperativ zum einen mechanische Rückenmarkschäden durch Lagerung, Verschiebung von Knochenfragmenten, Einblutungen, Druck von Operationsinstrumenten, übermäßigen Zug (z. B. beim Aufrichten der Wirbelsäule bei Korrekturen fortgeschrittener Skoliose) möglich. Zum anderen kann es durch die gleichen Mechanismen lediglich zu Störungen des spinalen Blutflusses kommen, die aber genauso zu schweren Myelopathien führen können.

▶ **Blutversorgung.** Die Durchblutung der ventralen Anteile des Rückenmarks wird durch eine A. spinalis anterior und die der dorsalen Bereiche durch 2 posteriore Spinalarterien gewährleistet. Entsprechend der funktionellen Verteilung der Bahnen und Synapsen führt eine Durchblutungsstörung im Bereich der A. spinalis anterior vor allem zu motorischen Ausfällen und eine Ischämie der Aa. spinalis posterior zu Sensibilitätsstörungen.

▶ **Monitoring.** Um ein zuverlässiges Neuromonitoring zu gewährleisten, ist es erforderlich, aufsteigende und absteigende Bahnen zu überwachen. Hierzu stehen für die aufsteigenden sensorischen Bahnen somatosensorisch evozierte Potenziale zur Verfügung, die motorischen Bahnen sind mit motorisch evozierten Potenzialen zu untersuchen. Der gefährdete Rückenmarkabschnitt muss stets zwischen Stimulations- und Ableitort liegen.

> **Merke**
>
> Folgende Monitoring-Verfahren sind für Wirbelsäulenoperationen sinnvoll:
> - Operationen an der Halswirbelsäule: Medianus-SEP und MEP der oberen Extremität
> - Operationen an der Brust- oder Lendenwirbelsäule: Tibialis-SEP und MEP der Beine

16.2 Spezielle Aspekte der Methodik

16.2.1 Vorbereitung und Narkose

Anästhetika vermindern MEP- und SEP-Amplituden deutlich. Eine besonders starke Amplitudenreduktion verursachen volatile Anästhetika und Lachgas. Ist ein intraoperatives Monitoring geplant, sollte daher eine totale intravenöse Anästhesie (TIVA) mit Propofol und einem Opiat, z. B. Remifentanil, durchgeführt werden. Auf eine Relaxierung muss weitgehend verzichtet werden, denn diese würde zwar die Qualität der SEP verbessern, die Ableitung von MEP aber unmöglich machen.

Um eine möglichst vollständige Überwachung der gesamten Querschnittsfläche des Rückenmarks zu erhalten, sollte sowohl sensorisch als auch motorisch eine beidseitige Stimulation und Ableitung vorgenommen werden. Das Gerät muss so programmiert werden, dass die Stimulation nicht gleichzeitig, sondern alternierend erfolgt und die Potenziale seitengetrennt angezeigt werden.

Nadelelektroden sind zur Ableitung von SEP und MEP besonders praktisch, da sie schnell zu applizieren sind und selten dislozieren. Liegt der Ableitort sehr dicht am Operationssitus, können die Nadelelektroden steril durch den Operateur angebracht werden.

16.2.2 Durchführung

Beidseitige Tibialis-SEP

Die Elektroden zur Ableitung werden distal und proximal der Operationsstelle angelegt:
- *distal* (zur Kontrolle der Stimulation) an einer der folgenden Positionen:
  - beidseits N. tibialis an der Kniekehle (Referenz: Fibulaköpfchen) oder
  - beidseits N. ischiadicus unterhalb des M. gluteus maximus (Referenz: Spina iliaca anterior superior) oder
  - über Lumbosakralmark (BWK 12/LWK 1) (Referenz: Spina iliaca anterior superior)
- *proximal:*
  - über dem Dornfortsatz des HWK 2 und/oder
  - kortikale Position CPz (2 cm hinter Cz)
  - Referenzelektrode: Fpz

Die Stimulation erfolgt beidseits alternierend an den Nn. tibialis posterior am Fußgelenk in der Mitte zwischen Innenknöchel und Calcaneus (▶ Tab. 16.1). Der Erfolg der Stimulation zeigt sich in einer Extensionsbewegung des Fußes.

Entscheidend für die Überwachung ist die Amplitude N30 über dem HWK 2 oder N30/P40 über dem sensorischen Kortex.

Für die Fehlersuche und -beseitigung gelten die für das intraoperative Monitoring mit Medianus-SEP in Kap. 14.2.2 genannten Maßnahmen.

Beidseitige Medianus-SEP

Die Elektroden zur Ableitung werden distal und proximal der Operationsstelle angelegt:
- *distal* (zur Kontrolle der Stimulation) an einer der folgenden Positionen:
  - beidseits Erb-Punkt oder
  - HWK 7 (für beide Seiten)
  - Referenzelektrode: Fpz
- *proximal:*
  - über dem Dornfortsatz des HWK 2 (für beide Seiten) und/oder
  - kortikale Position CP3 und CP4 (3 cm hinter C 3 und C 4)
  - Referenzelektrode: Fpz

Die Stimulation erfolgt beidseits an den Nn. medianus am Handgelenk (▶ Tab. 16.2). Der Erfolg der Stimulation zeigt sich in einer Abduktionsbewegung des Daumens.

Tab. 16.1 Einstellung des Verstärkers und des Stimulators beim intraoperativen Monitoring mit Tibialis-SEP.

	Parameter	Einstellung
Stimulator	Stromstärke	5–10(–20) mA
	Reizbreite	0,2 ms
	Reizfrequenz	3–5 Hz
	Wiederholungen	500
Verstärker	Bandpass	50 Hz bis 2 kHz
	Verstärkung	0,1–1 µV/cm
	Analysezeit	100 ms

Tab. 16.2 Einstellung des Verstärkers und des Stimulators beim intraoperativen Monitoring mit Medianus-SEP.

	Parameter	Einstellung
Stimulator	Stromstärke	5–10(–20) mA
	Reizbreite	0,2 ms
	Reizfrequenz	5,4 Hz
	Wiederholungen	100–200
Verstärker	Bandpass	50 Hz bis 2 kHz
	Verstärkung	0,5–2 µV/cm
	Analysezeit	50 ms

Entscheidend für die Überwachung ist die Amplitude N13b über dem HWK 2 oder N20/P25 über dem sensorischen Kortex.

Für die Fehlersuche und -beseitigung gelten die für das intraoperative Monitoring mit Medianus-SEP in Kap. 14.2.2 genannten Maßnahmen.

Motorisch evozierte Potenziale

Für die transkortikale Stimulation ist ein spezielles Stimulationsmuster erforderlich, denn weder Magnetstimulation noch ein Single-Stimulus ergeben während einer Narkose ein verwertbares Potenzial. Verwendet wird ein einzelner elektrischer 5er Train, die Anode liegt über dem Stimulationsort (▶ Tab. 16.3). Es können Korkenzieherelektroden für die Stimulation benutzt werden, sie sind einfach zu applizieren und haben einen sehr sicheren Sitz. Für die beidseitige MEP-Ableitung wird je eine Elektrode rechts und links über dem motorischen Kortex platziert. Durch Umschalten der Polarität kann jetzt seitendifferent stimuliert werden: Die deutlichere motorische Antwort entsteht auf der Gegenseite der anodalen Stimulation.

Tab. 16.3 Einstellung des Verstärkers und des Stimulators beim intraoperativen Monitoring mit MEP.

	Parameter	Einstellung
Stimulator	Stromstärke	300 V
	Reizbreite	(0,1–)0,5 ms
	Muster	Einzel-5er-Train
	Interpulsintervall	1(–5) ms
Verstärker	Bandpass	20 Hz bis 2 kHz
	Verstärkung	0,5–1 mV/cm
	Analysezeit	100 ms

Die Ableitung von MEP kann zum einen über epidurale Sonden erfolgen, hier erhält man die D-(direkte) Welle. Zum anderen kann bei Ableitung über einen mit dem Stimulationsort korrespondie-renden Muskel ein EMG-Signal abgeleitet werden: die I-(indirekte) Welle.

- Stimulationsort bei Ableitung an der oberen Extremität: C 3 und C 4
- Stimulationsort bei Ableitung an der unteren Extremität: C 1 und C 2
- EMG-Ableitort bei Stimulation über C 3–C 4 (obere Extremität): beidseits Hand- und Armmuskeln entsprechend der gewünschten Wurzel, z. B. M. adductor pollicis brevis (C 8) und M. biceps (C 5, C 6)
- EMG-Ableitort bei Stimulation über C 1–C 2 (untere Extremität): beidseits Fuß- und Beinmuskeln z. B. M. tibialis anterior (L 4, L 5), M. gastrocnemius (L 5, S 1)

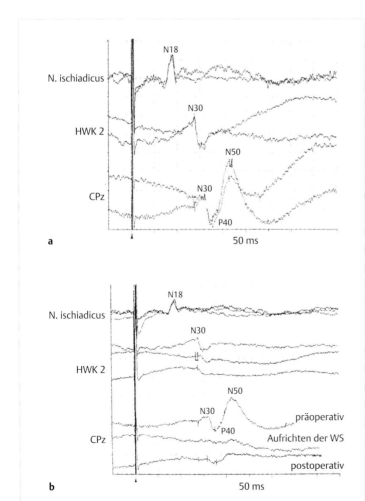

a

b

Abb. 16.1 Intraoperatives Monitoring bei Skoliose-OP.
- **a** Präoperativer Ausgangsbefund eines 20-jährigen Mannes mit thorakaler Skoliose in Narkose mit Remifentanil und Propofol. Stimulationsort ist der N. tibialis links. Ableitungen: N. ischiadicus, 2. HWK und CPz, Referenz: Fpz. Amplitude N30/P40: 0,23 µV, Latenz N30: 32 ms.
- **b** Tibialis-SEP im Operationsverlauf. Nach Aufrichten der Wirbelsäule vermindern sich die SEP-Amplituden über HWK 2 und CPz um über 50 %. Der Operateur vermindert die Aufrichtung. Gegen Ende der Operation nehmen die Amplituden wieder zu. Postoperativ bestand keine Querschnittsymptomatik.

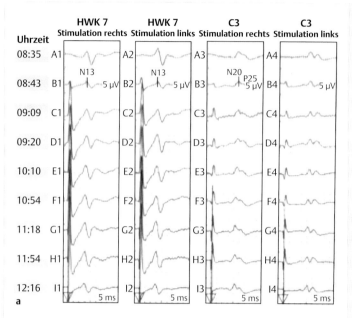

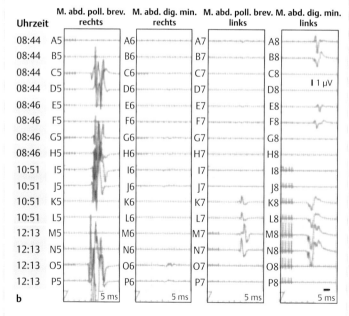

Abb. 16.2 Intraoperatives Monitoring mit Medianus-SEP und MEP im Verlauf einer Operation einer zervikalen spinalen Stenose mit Myelopathie C 5–C 7. Im Verlauf trat keine Verschlechterung der Potenziale auf, sondern es zeigte sich eine Erholung der MEP. 8:35–8:44 Uhr, Patient in Narkose, vor Operationsbeginn, bis 10:10 Uhr Präparation des Operationssitus, 10:30 Uhr Entlastung des Rückenmarks, 12:20 Uhr Operationsende.

a Medianus-SEP: alternierende Stimulation des N. medianus am Handgelenk beiderseits. Ableitung über HWK 7 und C 3', C 4'. Nach Stimulationsseite getrennte Aufzeichnung der SEP. Im Operationsverlauf keine Änderungen der SEP.

b MEP: Stimulation C 3–C 4, 350 V, 5er Train, linksseitige Ableitung des EMG nach anodaler Stimulation rechts: Spuren A, B, E, F, K–N. Vice versa: C, D, G–J, O, P. Nach Entlastung des Rückenmarks und Einbringung eines Cages zur Stabilisierung (ab 11:51 Uhr) sind höhere und deutlichere Potenziale abzuleiten. M. abd. poll. brev.: M. abductor pollicis brevis, M. abd. dig. min.: M. abductor digiti minimi.

16.3 Interpretation

Systemische Ursachen für verminderte oder verlängerte MEP und SEP können Hypoxie und Hypotension sein. Diese führen bei neurologischer Vorschädigung schneller als bei einem gesunden Rückenmark zu Funktionsausfällen. Des Weiteren muss sichergestellt sein, dass sowohl die Narkosetiefe als auch die Körpertemperatur konstant geblieben sind. Eine Vertiefung der Narkose führt zu Amplitudenverminderungen, Hypothermien führen zu einer Latenzverlängerung von 6–10 %/°C.

Über EP-Veränderungen ist der Chirurg zu informieren. Der Operateur muss nun überprüfen, ob eine chirurgische Maßnahme die Rückenmarkschädigung ausgelöst haben kann. Mögliche Ursachen können eine direkte Schädigung, übermäßige Streckung der Wirbelsäule oder ein stumpfes Trauma sein.

Bei supprimierten MEP und SEP im Operationsverlauf haben Operateur und Anästhesist ein Zeitfenster von etwa 15–30 min, um durch Maßnahmen wie Anheben des arteriellen Mitteldrucks oder Verminderung des Drucks auf das Rückenmark eine Erholung zu ermöglichen. Der Erfolg ist, mit Verzögerung von einigen Minuten, an einem Wiederauftreten der Potenziale zu erkennen. Beispiele zeigen ▶ Abb. 16.1 und ▶ Abb. 16.2.

17 Prognosestellung im Koma und Diagnostik des Hirntodes

A. Ferbert

17.1 Einleitung

Grundlage der prognostischen Beurteilung im Koma ist die klinisch neurologische Untersuchung. Bei der Beatmung des komatösen Patienten kann allerdings häufig nicht auf sedierende Medikamente verzichtet werden. Diese haben aber zugleich wesentlichen Einfluss auf den neurologischen Befund. So macht es wenig Sinn, die Reaktion auf Schmerzreize zu testen, wenn der Patient z. B. mit einem Opiat behandelt wird. Zur Erfassung des neurologischen Befundes können die Medikamente kurzfristig abgesetzt werden („Wachfenster"). Allerdings ist dies aus Gründen der Beatmung nicht immer möglich und auch mit einer Unsicherheit behaftet, die auf die Akkumulation der Sedativa und Analgetika im zentralen Nervensystem zurückzuführen ist.

In dieser Situation hat sich in den letzten 25 Jahren die Untersuchung der evozierten Potenziale als ein wesentliches Hilfsmittel zur Funktionsuntersuchung des zentralen (und im geringeren Ausmaß auch des peripheren) Nervensystems entwickelt. Sie haben den Vorteil, kaum von Sedativa beeinflusst zu werden. Die Beeinflussung elektrophysiologischer Parameter durch Sedativa und Analgetika ist umso ausgeprägter, je mehr die elektrischen Potenziale von der Großhirnrinde produziert werden. So ist z. B. das EEG sehr medikamentenabhängig. Es wird sogar zur Abschätzung der Narkosetiefe eingesetzt. Im Gegensatz dazu sind Potenziale, die von aufsteigenden Bahnen oder tiefer gelegenen Kernen erzeugt werden, wie dies z. B. bei den frühen akustisch evozierten Hirnstammpotenzialen der Fall ist, unbeeinflusst von Medikamenten. Bei den kortikalen Potenzialen sind zeitlich später generierte Potenzialanteile sensibler gegenüber Medikamenteneinwirkung als frühere Potenzialanteile. So ist die N20/P25-Komponente der Medianus-SEP nur geringfügig, die nachfolgenden Komponenten sind aber bereits deutlich beeinflussbar durch Medikamente.

Prinzipiell ist es möglich, jede Modalität evozierter Potenziale auch im Koma anzuwenden. Besonders durchgesetzt haben sich allerdings die frühen akustisch evozierten Hirnstammpotenziale und die SEP. Bei den SEP spielen die subkortikalen Potenzialkomponenten eine besondere Rolle, während die kortikalen Komponenten nach dem N20/P25-Komplex wiederum von untergeordneter Bedeutung sind. Die anderen Modalitäten der evozierten Potenziale werden nur bei speziellen Fragestellungen eingesetzt.

Bei der Ableitung der SEP kann man sich in der Intensivmedizin weitgehend auf die Medianus-SEP beschränken. Diese haben höhere Amplituden als die Tibialis-SEP. Auch die spinalen und subkortikalen Potenzialkomponenten sind nach Medianus-Reizung amplitudenhöher und daher leichter diagnostisch auswertbar als nach Reizung des N. tibialis.

17.2 Spezielle Aspekte der Methodik

▶ **Störsignale.** Die Ableitung evozierter Potenziale auf einer Intensivstation unterscheidet sich in einigen Punkten von der im elektrophysiologischen Labor. Auf Intensivstationen gibt es sehr viel mehr elektrische Störsignale als im elektrophysiologischen Routinelabor. Allerdings spielen die technischen Artefakte durch elektrische Geräte oder Beatmungsgeräte bei der Ableitung der evozierten Potenziale eine wesentlich geringere Rolle als beim EEG. Während ein EEG nicht selten wegen der elektrischen Artefakte auf der Intensivstation überhaupt nicht auswertbar ist, ist durch die Mittelungstechnik dieses Problem bei der Ableitung evozierter Potenziale von geringerer Bedeutung. Die wesentlichen Artefakte kommen auf der Intensivstation – wie auch im elektrophysiologischen Labor – vom Patienten selbst: Es handelt sich um Muskelartefakte von Gesichts- oder Kaumuskulatur. Bei Patienten im tiefen Koma können diese ganz fehlen. Im oberflächlichen Koma können sie dagegen sehr ausgeprägt sein, sodass eine medikamentöse Sedierung mit z. B. 10 mg Diazepam nötig werden kann. Beim volumenkontrolliert beatmeten Patienten ist auch die Gabe eines Medikaments zur neuromuskulären Blockade sinnvoll. Die Dosis soll so gewählt werden, dass bei Stimulation des N. medianus die Kontraktion des M. abductor pollicis brevis nicht ganz verschwindet. Die sichtbare Zuckung ist ein wichtiger Beleg dafür, dass die Stimulation des N. medianus am Handgelenk effektiv ist. Andernfalls entsteht beim Ausfall des Potenzials die Unsicherheit, ob vielleicht der N. medianus gar nicht effektiv gereizt wurde. Mit der erwähnten Low-Dose-Relaxierung gelingt es mit einer relativ geringen Zahl von Mittelungen, sehr gut reproduzierbare Potenziale zu erhalten. Man erhält dann wesentlich rascher als beim Patienten im Labor sehr gut reproduzierte Kurven.

▶ **Elektroden.** Die Verwendung von Oberflächenelektroden auf der Intensivstation ist prinzipiell möglich. Da durch die Lagerung der Elektrodensitz manchmal nicht ständig optisch kontrolliert werden kann und da Schwitzartefakte sehr störend sein können, empfiehlt sich die Verwendung von Nadelelektroden zur Ableitung.

▶ **Fehlersuche.** Wie auch im elektrophysiologischen Labor gilt folgende wichtige Regel: Wenn ein Potenzial nicht erhältlich ist, sollte man zunächst davon ausgehen, dass ein technischer Fehler vorliegt, z. B. wurde beim AEP vergessen, die Lautstärke richtig einzustellen, oder bei der Medianus-SEP ist die Reizelektrode verrutscht. Ein Null-Potenzial erfordert also noch einmal post hoc die Überprüfung aller Untersuchungsbedingungen, bevor dies zu diagnostischen Schlüssen führt.

Tipp

Im Zweifelsfall sollte man bei den AEP die Mikrofonpotenziale ableiten und bei den Medianus-SEP bei Reizung am Handgelenk vom Nerv in der Ellenbeuge ableiten, weil diese Potenziale meist erhalten sind – selbst bei Hirntod.

▶ **Automatische Artefaktunterdrückung.** Eine automatische Artefaktunterdrückung ist generell zu empfehlen. Allerdings müssen oft die Grenzen der Artefaktunterdrückung der Untersuchung angepasst werden. Bei einem kontinuierlich hohen Rauschanteil kann die automatische Artefaktunterdrückung das Messergebnis nicht verbessern.

17.3 Prognosestellung im Koma

Die Stellung der Prognose ist ein wichtiger Teil ärztlichen Handelns, insbesondere im Umgang mit schweren und schwersten Erkrankungen. Alle diagnostischen und therapeutischen Maßnahmen werden beeinflusst von der Prognose, auch wenn dies dem behandelnden Arzt nicht immer explizit bewusst ist. Gerade die Intensivmedizin kann ihren wichtigen Aufgaben ohne eine Prognosestellung nicht gerecht werden.

▶ **Parameter zur Prognosestellung.** Wesentlich für die Prognosestellung im Koma ist – neben der zugrunde liegenden Erkrankung – der neurologische Befund: Die Komatiefe, die motorischen Reaktionen auf Schmerzreize, das Vorhandensein oder der Ausfall von Hirnstammreflexen und der Atemtyp sind wesentliche klinische Parameter, die zur Prognosestellung herangezogen werden.

▶ **Indikation.** Die weiteste Verbreitung haben die evozierten Potenziale zur Prognosestellung bei hypoxischer Hirnschädigung, Schädel-Hirn-Trauma und Schlaganfall gefunden.

17.3.1 Hypoxischer Hirnschaden

▶ **SEP.** Der Ausfall der SEP-Komponenten N20 und folgende ist ein sehr guter prognostischer Parameter beim hypoxischen Hirnschaden. Die meisten Patienten mit diesem Befund versterben, wenige verbleiben im apallischen Syndrom. Kein Patient mit diesem elektrophysiologischen Befund hat in der Folge wieder kognitive Funktionen erlangt. Allerdings ist der Zeitpunkt sehr wichtig, zu dem dieser Befund erhoben wird: Der Ausfall der kortikalen SEP in den ersten Stunden kann durchaus mit einer Besserung – sowohl der SEP als auch des klinischen Befundes – einhergehen. In verschiedenen Studien wird der Zeitpunkt, nach dem der Verlust der kortikalen SEP ein definitiver prognostischer Parameter ist, mit 24 bis höchstens 72 Stunden nach dem Herzstillstand angegeben. Es wurde in wenigen Fällen ein bilateraler Ausfall der kortikalen SEP bei Patienten unter Hypothermie berichtet, weshalb die SEP nach Beendigung einer therapeutischen Hypothermie untersucht werden sollten. Ein ungünstiger elektrophysiologischer – wie übrigens auch klinisch neurologischer – Befund in den ersten Stunden nach hypoxischer Hirnschädigung ist also prognostisch unsicher und nicht notwendigerweise mit einer schlechten Prognose verbunden. Eine weitere Einschränkung für die definitive prognostische Bedeutung des bilateralen kortikalen SEP-Verlusts bezieht sich auf Kinder: Zwar ist auch bei Kindern der beidseitige kortikale SEP-Verlust häufig mit einem ungünstigen Outcome verbunden, selten kann jedoch ein Kind auch mit leichten oder mäßigen neurologischen Defiziten überleben.

> **Cave**
>
> Während der Verlust der kortikalen Medianus-SEP ein guter Prädiktor für einen ungünstigen Verlauf ist, ist das Erhaltensein dieser Komponenten kein verlässlicher prognostischer Parameter: Solche Patienten können sich gut erholen oder aber ebenfalls mit schwersten neurologischen Ausfällen verbleiben.

▸ **AEP.** Akustisch evozierte Hirnstammpotenziale sind häufig auch nach schweren hypoxischen Hirnschäden noch erhalten oder nur geringfügig verändert. Dies zeigt eine erhaltene Hirnstammfunktion an, wie dies auch beim apallischen Syndrom möglich ist. Bei schweren hypoxischen Hirnschädigungen kommt es meist zu einer Hirnschwellung und über die kraniokaudale Einklemmung zu einem sekundären Verlust der AEP.

17.3.2 Schädel-Hirn-Trauma

▸ **SEP.** Beim Schädel-Hirn-Trauma werden mehrere Parameter der Medianus-SEP in der Prognosebestimmung verwendet: Der Ausfall bzw. das Vorhandensein der kortikalen Reizantwort, die Amplitude der kortikalen Reizantwort in Relation zur Amplitude der N13-Komponente in der Ableitung C7 – Fz (Amplitude der N13 zur nachfolgenden positiven Komponente, „peak to peak") sowie die somatosensorische Überleitzeit N13–N20. Dabei ist der Amplitudenquotient N20/N13 sensitiver als die zentrale Überleitzeit. Man unterscheidet mehrere Grade der kortikalen SEP-Veränderungen:
- **Grad 1:** kortikale Reizantwort N20/P25 beidseits ausgefallen
- **Grad 2:** kortikale Reizantwort N20/P25 beidseits pathologisch, aber mindestens einseitig vorhanden
- **Grad 3:** kortikale Reizantwort N20/P25 einseitig normal – Gegenseite mit erniedrigtem oder ausgefallenem N20
- **Grad 4:** kortikale Reizantwort N20/P25 beidseits normal

> **Merke**
>
> Sind in den ersten Tagen nach einem Schädel-Hirn-Trauma die kortikalen SEP beidseits ausgefallen, so führt dies fast immer zum Hirntodsyndrom und nur in seltenen Fällen zu schwerer Behinderung. Eine gute Erholung ist mit diesem Befund nicht vereinbar.

▸ **AEP.** Mit den AEP lässt sich beim Schädel-Hirn-Trauma ein Monitoring der kraniokaudalen Einklemmung durchführen. Es kommt durch die Einklemmung zu einem sukzessiven Verlust zunächst der Welle V, dann der früher generierten Wellen.

17.3.3 Schlaganfall

▸ **Mediainfarkt.** Die Prognosestellung beim Schlaganfall bezieht sich vor allem auf die schwersten Verläufe. Beim raumfordernden Mediainfarkt sind meist die kortikalen SEP über der betroffenen Hemisphäre ausgefallen. Prognostisch bedeutsam ist daher das SEP der nicht betroffenen Hemisphäre. Ist dieses ebenfalls ausgefallen, dann hat die Einklemmung des Hirnstamms ein Ausmaß erreicht, welches allenfalls mit schwersten neurologischen Defiziten überlebt werden kann. Die AEP-Veränderungen beim raumfordernden Mediainfarkt sind vergleichbar denen beim Schädel-Hirn-Trauma mit Einklemmung.

▸ **Infratentorielle Schädigung.** Bei der Basilaristhrombose und bei Ponsblutungen ist die Prognosestellung anhand der SEP- und AEP-Befunde nur eingeschränkt möglich: Veränderungen der SEP und der AEP können durch sehr umschriebene Infarkte zustande kommen, die nicht auf eine globale schwere Schädigung des Hirnstamms schließen lassen. Trotz dieser Einschränkung sind in einer größeren Serie von Patienten mit Ponsblutung alle verstorben, bei denen die kortikalen SEP beidseits ausgefallen waren.

17.4 Diagnostik des Hirntodes

17.4.1 Somatosensorisch evozierte Potenziale

Bei den SEP sind die kortikalen Potenzialkomponenten im Hirntod ausgefallen (▶ Abb. 17.1). Dieser Befund ist aber auch bezüglich einiger Großhirnerkrankungen unspezifisch. So wird er z. B. auch beim beidseitigen Thalamusinfarkt oder bei einer diffusen hypoxischen Schädigung der Hirnrinde beobachtet. Ausgefallene kortikale SEP sind daher zwar die Voraussetzung für die Diagnose des Hirntodes, aber in keiner Weise spezifisch.

Leitet man subkortikale Potenzialkomponenten ab, so findet man im Hirntod den Ausfall der P14-Komponente. Da nicht bei allen Menschen die P14- und die N/P13-Komponente ganz klar voneinander abzugrenzen sind, ist zur sicheren Hirntodbestimmung auch der Ausfall der Komponenten N/P13 zu fordern. Die Komponente N11 bleibt lange erhalten, kann aber auch bei einer ischämischen Rückenmarkschädigung ausfallen.

Zur Erfassung dieser Komponenten leitet man am besten 4-kanalig ab (Cz gegen kontralaterale Schulter; HWK 2 gegen Fz, HWK 7 gegen Fz, HWK 7 gegen Jugulum, evtl. auch Erb-Punkt über dem Plexus brachialis). Eine solche Ableitung ist jedoch nur bei sehr gutem Signal-Rausch-Verhältnis verwertbar und bedarf einiger Erfahrung in der Ableitung der subkortikalen SEP-Komponenten.

17.4.2 Akustisch evozierte Potenziale

▶ **Potenzialveränderungen.** Bei den AEP kommt es durch Einklemmung zu einem sukzessiven Ausfall der Wellen, die im Hirnstamm generiert werden, d. h. der Wellen III–V. Zunächst ist die Welle I noch ableitbar, manchmal auch die Welle II, die ebenfalls im Hirnstamm in der Nähe des Hirnnervs generiert wird. Im weiteren Verlauf kommt es aber durch die Einklemmung zu einer vaskulären Schädigung des Innenohrs, sodass dann auch die Welle I nicht mehr ableitbar ist (▶ Abb. 17.2). Bei Ausfall aller Hirnstammwellen, mit Ausnahme der Welle I, liegt dann praktisch immer der Ausfall aller Hirnstammfunktionen vor, wenn es sich um eine primäre Großhirnschädigung mit nachfolgender Einklemmung gehandelt hat.

▶ **Supra- vs. infratentorielle Schädigung.** Anders ist die Situation bei einer primär infratentoriellen Schädigung. Bei einer Ponsblutung oder einer Basilaristhrombose kann durchaus der Befund des Ausfalls der Wellen II–V bei Persistenz der Welle I bei noch erhaltender Spontanatmung beobachtet werden. Wie in der klinischen Hirntoddiagnostik muss also auch bei der elektrophysiologischen Zusatzdiagnostik unterschieden werden, ob es sich um eine primär supra- oder primär infratentorielle Schädigung handelt. Die Ursache hierfür liegt in Folgendem: Kommt es bei einer raumfordernden Läsion des Großhirns (z. B. Schädel-Hirn-Trauma, raumfordernder Mediainfarkt) zu einer Einklemmung mit Kompression der Hirnstammstrukturen, können die im Hirnstamm generierten Potenziale quasi als „pars pro toto" angesehen werden. Sind durch eine kraniokaudale Kompression Lemniscus medialis und Lemniscus lateralis in ihrer Funktion schwerst gestört, kann man daraus schließen, dass auch die Nachbarfunktionen in gleicher Weise

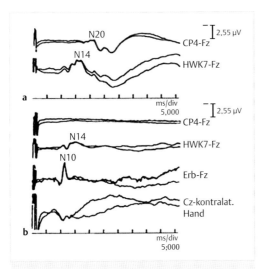

Abb. 17.1 SEP in der Diagnostik des Hirntodes.
a SEP im Verlauf vor Hirntod. In der oberen Zeile ist die N20-Komponente als kortikales Potenzial noch gut erkennbar. In der darunterliegenden Zeile ist das spinale Potenzial in der Ableitung HWK7-Fz mit mehreren Unterkomponenten dargestellt.
b SEP im Hirntod. Das kortikale Potenzial (obere Zeile) ist nun ganz ausgefallen. Das Potenzial in der Ableitung HWK 7 – Fz (2. Zeile) ist deutlich amplitudengemindert, wenn man es mit der gleichen Ableitung in ▶ Abb. 17.1a vergleicht. Das Potenzial über dem Erb-Punkt (3. Zeile) ist normal. In der nonzephalen Ableitung (4. Zeile) ist keine P14-Komponente mehr nachweisbar.

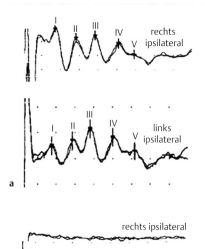

Abb. 17.2 Akustisch evozierte Hirnstammpotenziale einer 49-jährigen Patientin mit einem schweren Schädel-Hirn-Trauma.

a Bei der Untersuchung am 24.02. war die Patientin komatös bei erhaltenen Hirnstammreflexen. Die Wellen I–IV sind normal. Die Welle V ist verzögert und pathologisch erniedrigt als Ausdruck der kraniokaudalen Einklemmung auf dem Niveau unteres Mittelhirn/obere Brücke.

b Die Hirnschwellung ließ sich therapeutisch nicht beeinflussen, sodass am nächsten Tag das klinische Hirntodsyndrom eingetreten ist. Die AEP am 25.02. zeigen beidseits eine Nulllinie. Der Hirntod war zum Zeitpunkt der Untersuchung bereits seit einigen Stunden eingetreten. Möglicherweise wäre kurz vor dieser Untersuchung noch eine isolierte Welle I im Hirntod ableitbar gewesen (1 ms/Einheit, 0,2 µV/ Einheit).

schwerst funktionsgestört sind. Dies trifft nicht zu bei primär infratentoriellen Läsionen. Hierbei kann durchaus eine relativ kleine, umschriebene Läsion die genannten Bahnen zerstören, andere Kerne oder Bahnen im Hirnstamm aber noch intakt lassen.

▶ **Untersuchungszeitpunkt.** Es ist wichtig, so früh wie möglich eine Ausgangsuntersuchung der AEP durchzuführen, da primär ausgefallene AEP auch durch eine Taubheit (z. B. Meningitis oder Felsenbeinfraktur) oder auch durch eine höhergradige Presbyakusis bedingt sein können. Des Weiteren ist auf der Intensivstation zu beachten, dass es

auch allein durch die intensivmedizinischen Maßnahmen zu einer peripheren Hörstörung kommen kann.

Cave

Leitet man AEP bei intensivmedizinisch behandelten Patienten nach Thoraxtrauma oder Bauchoperation über längere Zeit ab, so kann man eine zunehmende periphere Hörstörung beobachten, die etwa nach 8–10 Tagen intensivmedizinischer Behandlung beginnt.

Mögliche Erklärungen hierfür sind die Gabe bestimmter Antibiotika, Sepsis und Weichteilschwellungen im Bereich der Tube durch die Intubation. Keinesfalls dürfen solche nicht neurologischen Faktoren fälschlicherweise als Ausdruck einer ungünstigen Prognose interpretiert werden.

▶ **Isolierter Hirnstammtod.** Primär infratentorielle Läsionen können zu einer kompletten Zerstörung des Hirnstamms führen. Dies führt zum klinischen Ausfall aller Hirnstammfunktionen wie im Hirntodsyndrom und auch zum Ausfall aller intrazerebral generierten Komponenten der SEP und der AEP. Dennoch kann in dieser Situation die Funktion des Großhirns erhalten bleiben („isolierter Hirnstammtod"). Das Großhirn kann dann nur Binnenfunktionen erfüllen. Es ist aller seiner Efferenzen und Afferenzen beraubt mit Ausnahme der beiden ersten Hirnnerven, deren Bahnen nicht durch den Hirnstamm ziehen. Die Binnenfunktion des Gehirns ist klinisch nicht zu erfassen, sondern ausschließlich elektrophysiologisch. Solche Patienten haben ein α-EEG. Wenn man mit Blitzbrillen die Retina reizt, lässt sich okzipital auch ein VEP ableiten.

Cave

Eine Organexplantation ist in einigen Ländern, wie z. B. in Deutschland, bei einem solchen „cerveaux isolée (frz.: le cerveau = das Gehirn)" nicht erlaubt. Demgegenüber wird z. B. in England der isolierte Hirnstammtod mit dem Hirntod gleichgesetzt.

Teil III

Anhang

18 Richtlinien für die Ausbildung der Deutschen Gesellschaft für klinische Neurophysiologie   174

19 Empfehlungen für die Ausbildung „Evozierte Potenziale" – Mindestanforderungen für die Durchführung   177

20 Normalwerte   185

21 Weiterführende Literatur   188

18 Richtlinien für die Ausbildung der Deutschen Gesellschaft für klinische Neurophysiologie

H. Buchner, J. Claßen, W.F. Haupt, E. Kunesch, K. Lowitzsch, V. Milnik, W. Paulus, M. Stöhr

18.1 Richtlinien für die Ausbildung in den evozierten Potenzialen im Rahmen der Weiterbildung in der klinischen Neurophysiologie

Das Zertifikat für multimodal evozierte Potenziale kann durch die im Folgenden spezifizierte Ausbildung in den Modalitäten AEP (akustisch evozierte Potenziale), SEP (somatosensorisch evozierte Potenziale) und VEP (visuell evozierte Potenziale) und der MEP (magnetisch evozierte Potenziale) erworben werden.

18.1.1 Voraussetzungen

Voraussetzung für die Ausbildung in den multimodal evozierten Potenzialen ist die Approbation als Arzt.

18.1.2 Ausbildungszeit

Die Ausbildungszeit beträgt bei ganztägiger Tätigkeit ein halbes Jahr, bei Halbtagstätigkeit ein Jahr. Diese Zeitspanne sollte in höchstens 2 Abschnitten absolviert werden.

Am Ende der Ausbildungszeit wird eine Bescheinigung ausgestellt, aus der die Zahl der untersuchten Patienten, die selbstständige Ableitung von 75 (100) EP und die selbstständige Beurteilung von 750 Kurven hervorgeht.

18.1.3 Ausbildungsinhalt

Der Arzt hat in der Ausbildungszeit Grundkenntnisse in Gerätekunde sowie in Neuropathologie und Neurophysiologie zu erwerben. Die Aussagemöglichkeiten und Grenzen der einzelnen EP-Untersuchungen bei verschiedenen neurologischen Krankheiten müssen erlernt werden.

Er muss den Untersuchungsgang in Abhängigkeit von der klinischen Fragestellung festlegen können und sich alle gängigen Stimulations- und Ableitungstechniken aneignen.

Er muss mindestens je 25 Ableitungen von AEP, SEP und VEP (ggf. auch MEP) selbstständig durchführen.

Es müssen mindestens 750 EP-Ableitungen selbstständig ausgewertet und in Relation zur klinischen Fragestellung beurteilt werden. Dazu können in dokumentierten Einzelfällen Ableitungen aus einem Archiv des Ausbilders herangezogen werden.

550 dieser Ableitungen sollen dem folgenden Katalog entsprechen:

▶ **100 AEP**
- 30 Normalbefunde
- 20 Hirnstammprozesse
- 20 Fälle von multipler Sklerose
- 10 Kleinhirnbrückenwinkelprozesse
- 20 sonstige Schädigungen der peripheren und zentralen Hörbahn (z. B. Intoxikationen, sekundäre Hirnstammläsionen bei intrakraniellen Raumforderungen)

▶ **150 SEP**
- 50 Normalbefunde
- 30 Fälle von multipler Sklerose
- 40 andere spinale und zerebrale Prozesse mit Einbeziehung des somatosensiblen Systems
- 30 Erkrankungen des peripheren Nervensystems (Plexo- und Radikulopathien, Guillain-Barré-Syndrom usw.)

▶ **150 VEP**
- 50 Normalbefunde
- 50 Fälle von multipler Sklerose und Optikusneuritis
- 50 sonstige Läsionen des N. opticus, des Chiasma opticum sowie retrochiasmale Läsionen

▶ **150 MEP**
- 50 Normalbefunde
- 30 Fälle von multipler Sklerose
- 30 spinale Prozesse
- 20 zerebrale Prozesse mit Einbeziehung motorischer Bahnen und motorischer Systemerkrankungen
- 20 Erkrankungen des peripheren Nervensystems (Cauda-equina-Läsionen, Plexopathien, Guillain-Barré-Syndrom)

Die abgeleiteten und ausgewerteten EP müssen in das Ausbildungsbuch der Deutschen Gesellschaft für klinische Neurophysiologie und Funktionelle Bildgebung eingetragen werden. Für jede der 3 (bzw. 4) EP-Modalitäten sind je 5 Aufzeichnungen pathologischer Befunde und je fünf Normalbefunde (in Kopie) zusammen mit der schriftlichen Befundung vorzulegen.

18.1.4 Zertifikat

Das Zertifikat wird auf Antrag erteilt.

Es wird nur an Personen vergeben, die die Genehmigung zur Ausübung des ärztlichen Berufes besitzen.

Die unter Voraussetzungen, Ausbildungszeit und Ausbildungsinhalte genannten Bedingungen müssen erfüllt sein.

Der Erwerb der Qualifikation soll bei Antragstellung nicht länger als ein Jahr zurückliegen; andernfalls muss eine zwischenzeitliche regelmäßige Tätigkeit auf dem Gebiet der EP nachgewiesen werden.

18.1.5 Ausbildungsstätte

Die Ausbildungsstätte muss über einen Durchgang von mindestens 750 Untersuchungen im Jahr verfügen, wobei alle 4 genannten Modalitäten vertreten sein müssen.

Die Ausbildungsstätte muss von der Deutschen Gesellschaft für klinische Neurophysiologie und Funktionelle Bildgebung anerkannt sein.

18.1.6 Ausbilder

Der Ausbilder muss im Besitz der Ausbildungsberechtigung sein.

Die Ausbildungsberechtigung wird auf Antrag ad personam erteilt. Der Ausbilder ist aufgefordert, ein Archiv mit Ableitungen und Befunden zur Ausbildung zu erstellen und zu pflegen.

Zwischen Erteilung des Zertifikates und Antragstellung auf Ausbildungsberechtigung muss der Ausbilder mindestens 2 Jahre selbstständig auf dem Gebiet der evozierten Potenziale tätig gewesen sein. Die Voraussetzungen werden durch den Vorstand der Deutschen Gesellschaft für klinische Neurophysiologie und Funktionelle Bildgebung geprüft.

Der Ausbilder muss bestätigen, dass er die Ausbildung entsprechend den Richtlinien der Deut-schen Gesellschaft für klinische Neurophysiologie und Funktionelle Bildgebung durchführt.

Die Prüfungs- und Ausbildungskommission kann Auskunft über die Zahl der in Ausbildung Befindlichen, die Zahl der untersuchten Patienten pro Jahr sowie die Geräteausstattung einholen.

Die Ausbildungsberechtigung kann durch den Vorstand der Deutschen Gesellschaft für klinische Neurophysiologie und Funktionelle Bildgebung entzogen werden, wenn die Voraussetzungen nicht mehr gegeben sind (z.B. Nichteinhalten der Ausbildungsrichtlinien, mehr als 2-jährige Unterbrechung der Tätigkeit auf dem Gebiet der evozierten Potenziale).

18.2 Wissenspunkte für die EP-Prüfung

18.2.1 Technische Grundlagen

- Elektroden: Elektrodentypen und deren Eigenschaften, Übergangswiderstand, Einfluss der Elektrodenposition auf Polung und Amplitude, Einfluss verschiedener Referenzarten
- Registriergerät: Prinzip des Differenzverstärkers, Eingangsimpedanz, Rausch-Signal-Verhältnis
- Signalverarbeitung: Analysezeit, Auflösung, Prinzip der Mittelwertbildung (Averaging)
- Artefakte: Erkennung und Ausschaltung biologischer und technischer Artefakte
- Frequenzgang: Einfluss der Grenzfrequenzen (Hochpass- und Tiefpassfilter) auf die Reizantworten
- Reizmodalitäten: Parameter der akustischen, somatosensiblen und visuellen Stimuli; kortikale, spinale und peripher-nervale Magnetstimulation.

18.2.2 Anatomie und Physiologie

- Physiologie und Pathophysiologie der Erregungsleitung (Demyelinisierung, Leitungsblock, axonale und neuronale Degeneration)
- Entstehung spinaler und kortikaler Reizantworten, Potenziale mittlerer und langer Latenzen, Nahfeld- und Fernfeld-Potenziale
- Auditorisches System: peripheres Hörorgan, zentrale Hörbahn, Hirnstammreflexe als mögliche Artefakte
- Motorisches System: motorische Rindenfelder und Bahnsysteme, Zielmuskeln
- Somatosensibles System: Rezeptoren und Nerven, somatosensible Bahnsysteme in Rücken-

mark, Hirnstamm und Großhirn, somatosensible Rindenfelder
- Visuelles System: brechende Medien, Retina, prä- und postgenikuläre Bahnen, optische Rindenfelder

18.2.3 Durchführung der EP-Untersuchungen

> **Merke**
>
> Zur Geräteeinstellung dürfen Methodik-Anleitungen herangezogen werden.

- Aufklärung, Lagerung, ggf. Sedierung
- Anlegen der Elektroden mit unterschiedlichen Referenzen, Impedanzmessung
- Reizparameter und Reizorte für alle Modalitäten
- Ableitungsbedingungen (Verstärkung, Analysezeit, Filtereinstellungen, Zahl der Mittelungsschritte)
- Artefakterkennung und Artefaktausschaltung
- Aufzeichnung der Reizantworten und Dokumentation der Untersuchungsdaten

18.2.4 Auswertung und Befundung

> **Merke**
>
> Zur Befunderstellung können Normalwerttabellen benützt werden.

- Grundkenntnisse in Statistik: Mittelwert, Normalverteilung, Standardabweichung
- Prüfung der Reproduzierbarkeit von Messungen, Beurteilung der Latenzen, Potenzialintervalle, Amplituden, Amplitudenquotienten, Seitenunterschiede sowie formaler Besonderheiten
- Berücksichtigung möglicher Fehler sowie der Abhängigkeiten evozierter Potenziale von Alter, Geschlecht, Körpergröße, Vigilanz und Kooperation
- Sensitivität und Spezifität der Befunde
- Zusammenfassende Beurteilung in Korrelation zum klinischen Befund und zur Fragestellung (Prozesslokalisation, Aussagen zur Krankheitsursache, Ausmaß der Veränderungen)
- Neuromonitoring mit evozierten Potenzialen
- Rolle der evozierten Potenziale in der Intensivmedizin
- Rolle der evozierten Potenziale in der Hirntoddiagnostik

19 Empfehlungen für die Ausbildung „Evozierte Potenziale" – Mindestanforderungen für die Durchführung

H. Buchner, J. Claßen, W.F. Haupt, E. Kunesch, K. Lowitzsch, V. Milnik, W. Paulus, M. Stöhr

19.1 Einleitung

Die evozierten Potenziale gehören seit Langem zu den etablierten Untersuchungsmethoden in der neurologischen Praxis und Klinik. Bereits im Jahre 1987 wurden von der EP-Kommission der Deutschen Gesellschaft für klinische Neurophysiologie (DGKN) Mindestanforderungen für die Durchführung der Untersuchungen erarbeitet mit dem Ziel der Qualitätssicherung. Seit 1994 wird das Zertifikat „Evozierte Potenziale" als Nachweis für eine geprüfte qualifizierte Ausbildung von der DGKN vergeben. Seither wurden die ursprünglich nicht berücksichtigten magnetisch evozierten motorischen Potenziale (MEP) in weitem Umfang eingeführt. Das Wissen um die Physiologie der EP wurde erweitert und gefestigt. Des Weiteren wurden von der internationalen Fachgesellschaft Standards vorgelegt. Deshalb wurden von der EP-Kommission der DGKN die Mindestanforderungen aktuell überarbeitet und erweitert. Diese sollen hier vorgestellt und kommentiert werden. Das Ziel der Definition von Mindestanforderungen für die Durchführung der EP ist es, die Qualität und die Vergleichbarkeit von Befunden zu sichern. Mindestanforderungen umfassen somit nicht das gesamte für eine qualifizierte Ausführung erforderliche Wissen. Eine umfassende Darstellung der EP geben mehrere Lehrbücher (Jörg et al. 1997, Lowitzsch et al. 2000, Stöhr et al. 2005).

19.2 Allgemeine Anforderungen

Die EP werden in Kliniken häufig durch MTA für Funktionsdiagnostik (MTA-F), in der Praxis fast immer durch Arzthelferinnen oder entsprechend ausgebildetes Fachpersonal abgeleitet. Deren qualifizierte Ausbildung muss durch den Leiter des Labors gesichert werden. Der Fachverband Neurophysiologisch-Technischer Assistenten e.V. (FNTA, http://www.fnta.de) bietet regelmäßig Kurse zur Aus- und Weiterbildung an, speziell zur MTA-F.

Die technischen Anforderungen an eine qualitativ gute Registrierung der EP werden von den handelsüblichen Geräten in aller Regel erfüllt. Auch hier gilt, dass der Leiter des Labors die Funktion der Geräte kennen und prüfen muss. Zu den technischen Anforderungen gehört auch ein entsprechend geeigneter Raum, der groß genug und störungsfrei ist, sodass Untersuchungen ohne äußere Störungen (z. B. Lärm, Licht) erfolgen können. Für die VEP ist eine vollständige Abdunkelung erforderlich.

Die Registrierung der EP ist zeitaufwendig. Nur mit einer guten Mitarbeit und Entspannung der Patienten kann eine gute Qualität der Messungen erreicht werden. Dies erfordert Zeit und Geduld. Vom FNTA und der DGKN wurde der mittlere Zeitbedarf ermittelt (s. Kap. 19.4).

Grundsätzlich muss jede Ableitung reproduziert werden, um die Qualität der Messung zu belegen. Für die VEP, AEP und SEP ist eine Reproduktion ausreichend. Für die MEP werden wegen der größeren Variabilität der auf einen einzelnen Reiz registrierten Potenziale 3–5 Reproduktionen gefordert. Die Auswertung beginnt mit der Prüfung der Reproduzierbarkeit der EP.

Alle EP sind als Originalkurven mit der Befundung zu dokumentieren.

19.3 Technische Empfehlungen

Die Empfehlungen für die Ausbildung „Evozierte Potenziale – Mindestanforderungen für die Durchführung" fassen die technischen Empfehlungen zusammen.

19.3.1 Visuell evozierte Potenziale

Allgemeine Anforderungen

Die VEP werden durch einen Schwarz-Weiß-Kontrastwechsel stimuliert. Um diesen Reiz konstant zu halten, sind ein abgedunkelter Raum und ein normaler oder korrigierter Visus erforderlich.

Reizparameter

Es werden fast ausschließlich Monitore zur Stimulation benutzt. Zur Erzielung einer kurzen Musterumkehrzeit sollten 100-Hz-Monitore bevorzugt werden. Der Untersucher muss die Fixation des Patienten auf die Mitte des Monitors überwachen (Leuchtdiode). Standardmaße für den Monitor, die Größe des Schachbrettmusters und des Abstands Monitor–Patient sind:

- Monitor-Gesamtreizfeld-Größe: 300 × 220 mm (15" × 12°)
- Schwarz-Weiß-Schachbrettmuster-Größe: 15 × 15 mm (50" × 50')
- Abstand Patient–Monitor: 100 cm

Monitore altern und verlieren an Leuchtdichte und Kontrast. Sie sollten deshalb regelmäßig (ca. 1-mal jährlich) geprüft und ggf. ersetzt werden. Eine Verringerung von Leuchtdichte und Kontrast führt zu längeren Latenzen und niedrigeren Amplituden.

Registrierparameter

Standard ist eine Ableitung mit einem Kanal Oz nach Fz (▸ Abb. 19.1). Als Referenz können auch die verbundenen Mastoide oder Ohrläppchen benutzt werden. Die Ableitung mit 3 Kanälen O1 – Oz – O2 jeweils nach Fz oder gegen verbundene Ohrläppchen (A1/A2) kann die Interpretation von Wellenformvarianten erleichtern.

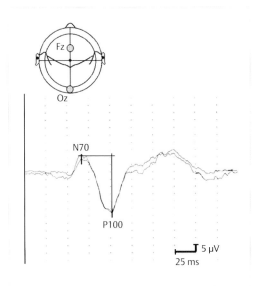

Abb. 19.1 Visuell evozierte Potenziale.

Auswertung

Reproduzierte Messungen dürfen nicht mehr voneinander abweichen als:
- Latenz der P100: ± 1 ms
- Amplitude der P100: ± 20 %

Standard ist die Auswertung von Latenz und Amplitude der P100 sowie eine Beschreibung der Wellenform (▸ Abb. 19.1). Zusätzlich können Latenz und Amplitude der N70 gemessen werden.

19.3.2 Akustisch evozierte Potenziale

Allgemeine Anforderungen

Die AEP sind abhängig von der Funktion des Gehörs. So ist vor jeder Ableitung zu prüfen, ob der Gehörgang offen ist, die Hörschwelle muss bestimmt werden.

Reizparameter

Die Aufnahme des AEP kann zeitlich getriggert werden entweder auf die Auslenkung der Kopfhörermembran zum Trommelfell hin (Druck) oder vom Trommelfell weg (Sog). Dies führt zu unterschiedlichen Wellenformen, die eine Identifikation der Wellen erleichtern. So wird eine Messung mit Triggerung getrennt auf Druck und Sog bevorzugt. Die Normalwerte basieren jedoch auf Messungen, bei denen der Trigger auf jeden Reiz wechselt (alternierender Reiz = Druck, dann Sog, dann Druck usw.). Bei getrennter Ableitung von druck- und sogstimulierten AEP ist deshalb eine nachträgliche Mittelung der Messungen auf Druck und Sog erforderlich. Das liefert die Kurve der alternierenden Stimulation.

Die Reizintensität wird je nach Gerätehersteller in dBHL oder dBSPL (auch mit dBSL bezeichnet) angegeben. HL bedeutet „hearing level", was der überschwelligen Reizstärke entspricht. Mit SPL ist der „sound pressure level" angegeben, d.h., hierunter wird die absolute Lautstärke verstanden. Bevor überhaupt ein Ton wahrgenommen wird, beginnt das Trommelfell bei einem akustischen Reiz mit Schwingungen (physikalische Hörschwelle). Erst ab einer Lautstärke von ca. 24 dBSPL kommt es zu einer Wahrnehmung (= 0 dBHL). Bei Geräten, die die Lautstärke in dBSPL angeben, entspricht also eine eingestellte Lautstärke von 84 dBSPL (−24 dB) einer Reizintensität von 60 dBHL. Dieser Faktor ist unbedingt zu beachten.

Registrierparameter

Die AEP werden nach internationaler Vereinbarung als einziges EP mit einer Polung positiv nach oben dargestellt. Die Wellen werden mit römischen Zahlen bezeichnet. Der Standard ist eine Ableitung mit einem Kanal vom reizipsilateralen Mastoid nach Cz (▶ Abb. 19.2). Alternativ kann auch vom Ohrläppchen abgeleitet werden, oft jedoch mit mehr Störungen und erhöhtem Aufwand bei der Fixierung der Elektrode. Wenn in alternierendem Reizmodus stimuliert wird, wird eine zusätzliche Ableitung vom reizkontralateralen Mastoid empfohlen. Die Formen der Wellen IV und V sind in dieser Ableitung in der Regel besser getrennt, weshalb ihre Identifizierung einfacher ist. Eine Reizung über 100 dB darf wegen der Gefahr von Hörschäden nicht erfolgen.

Auswertung

Die Auswertung beginnt mit der Identifizierung der Wellen I, III und V. Dabei ist auf die häufigen Formvarianten zu achten. Reproduzierte Messungen dürfen nicht mehr voneinander abweichen als:
• Latenz der Welle I, III und V: ± 0,1 ms
• Amplituden: ± 20 %

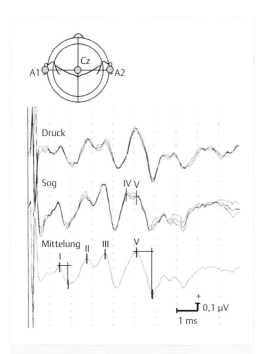

Abb. 19.2 Akustisch evozierte Potenziale.

Der Standard ist die Auswertung der Latenz der Wellen I, III und V sowie eine Bestimmung der Inter-Peak-Latenzen I–III, III–V und I–V. Zusätzlich wird die Amplitude der Wellen I und V gemessen und der Quotient I/V berechnet (▶ Abb. 19.2). Die Körpertemperatur hat von allen Faktoren den stärksten Einfluss auf die Latenzen.

19.3.3 Somatosensorisch evozierte Potenziale

Allgemeine Anforderungen

Um eine gute Qualität der Registrierung der SEP zu erreichen, ist eine gute Entspannung des Patienten erforderlich. Dazu hat sich eine liegende oder halb sitzende Lagerung bewährt.

Reizparameter

Es werden überwiegend gemischte Nerven distal stimuliert. Der Reizort muss optimiert bestimmt und die Reizstärke individuell durch vorsichtiges Erhöhen angepasst werden, damit die Entspannung nicht gestört wird. So wird die Reizstärke, die zu einer ersten sichtbaren Zuckung des distalen Muskels führt, bestimmt. Zur sicheren supramaximalen somatosensiblen Stimulation wird diese Reizstärke um weitere 4 mA erhöht. Bei rein sensiblen Nerven wird die Fühlschwelle bestimmt. Eine Reizstärke des 3- bis 4-Fachen der sensiblen Schwelle ist erforderlich.

Registrierparameter

Für die Ableitung der SEP nach Stimulation der Armnerven wird eine 4-Kanal-Anordnung empfohlen. In der Wahl der Ableitungen gibt es 2 Schulen mit folgenden Anordnungen und unterschiedlicher Nomenklatur der Potenziale:

▶ **Armnerven-Anordnung I (▶ Abb. 19.3a):**
• Kanal 1: CP3/4 – Fz
• Kanal 2: HWK 2 – Fz
  oder
  CP3/4 – Erb-Punkt kontralateral zum Stimulus
• Kanal 3: HWK 5 – anteriorer Hals (AC)
• Kanal 4: Erb-Punkt ipsilateral zum Stimulus – Fz
  oder
  Erb-Punkt ipsilateral zum Stimulus – Erb-Punkt kontralateral zum Stimulus

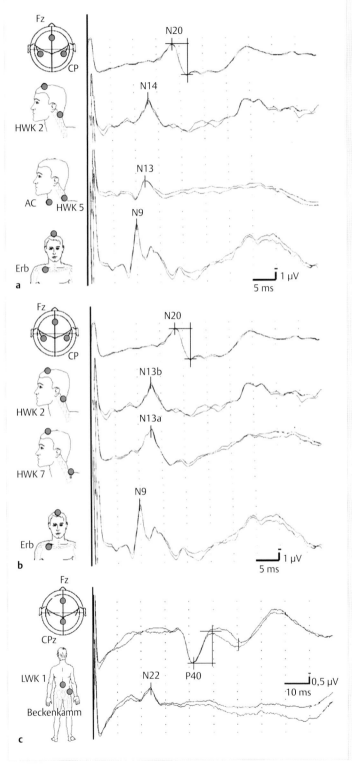

Abb. 19.3 Somatosensorisch evozierte Potenziale.
a Armnerven Anordnung I.
b Armnerven Anordnung II.
c Beinnerven.

▶ **Armnerven-Anordnung II** (▶ Abb. 19.3b)
- Kanal 1: CP3/4 – Fz
- Kanal 2: HWK 2 – Fz
- Kanal 3: HWK 7 – Fz
- Kanal 4: Erb-Punkt ipsilateral zum Stimulus – Fz

Aus der Sicht der Diagnostik in der klinischen Routine sind beide Anordnungen als gleichwertig zu sehen. Wesentlich ist es, dass sich ein Labor für eine Anordnung entscheidet und so Konstanz und Erfahrung sichert.

Als Minimalstandard wird eine 2-Kanal-Anordnung gefordert, die aus der kortikalen Ableitung (CP3/4 – Fz) und einer subkortikalen oder der Ableitung vom Erb-Punkt besteht.

▶ **Beinnerven.** Für die Ableitung der SEP nach Stimulation der Beinnerven wird eine 2-Kanal-Anordnung empfohlen (▶ Abb. 19.3c):
- Kanal 1: CPz – Fz
- Kanal 2: LWK 1 – Beckenkamm

Auswertung

Reproduzierte Messungen dürfen nicht mehr voneinander abweichen als:
- SEP nach Stimulation der Armnerven:
  - Latenz: ± 0,25 ms
  - Amplitude: ± 20 %
- SEP nach Stimulation der Beinnerven:
  - Latenz: ± 0,5 ms
  - Amplitude: ± 20 %

Die Nomenklatur der Potenzialgipfel nach Stimulation der Armnerven ist nicht einheitlich. Hier werden beide Benennungen gezeigt, so wie sie für die oben genannten Anordnungen benutzt werden. Der Standard ist die Auswertung der Latenzen, der Amplituden und der Beschreibung der Wellenform. Die Latenzen sind von der Körpergröße (Armlänge) abhängig. Dagegen ist der Einfluss der Körpergröße auf die Inter-Peak-Latenzen zwischen dem Potenzial am Erb-Punkt bzw. am Nacken zum kortikalen Potenzial nach Stimulation der Armnerven vernachlässigbar.

19.3.4 Magnetisch evozierte motorische Potenziale

Allgemeine Anforderungen

Die Registrierung der magnetisch evozierten motorischen Potenziale ist von der Mitarbeit der Patienten abhängig. Die Patienten müssen gut vorbereitet werden und aufgeklärt werden über den „Klick" bei der Stimulation und das Zucken der stimulierten Muskeln.

Reizparameter

In der klinischen Routine werden überwiegend ringförmige Spulen benutzt. Die Spule wird flach auf dem Kopf bzw. dem Nacken oder lumbal aufgelegt. Ein Stromfluss durch die Spule im Uhrzeigersinn stimuliert linksseitige Zielmuskeln und umgekehrt. Der Zielmuskel wird bei kortikaler Stimulation leicht tonisch angespannt mit ca. 20 % seiner normalen Maximalkraft. Es wird die Reizstärke, die zu einer sicher identifizierbaren, elektrisch gemessenen Antwort im Zielmuskel führt, bestimmt und dann mit dem 1,5-Fachen davon gereizt. Zielmuskeln sind üblicherweise die Handmuskeln (M. interosseus dorsalis I, M. abductor pollicis brevis, M. abductor digiti minimi; ▶ Abb. 19.4a) und am Bein der M. tibialis anterior (▶ Abb. 19.4b) oder die Fußmuskeln (M. abductor hallucis, M. extensor digitorum brevis). Zusätzlich wird zum Vergleich der Amplitude des neurografischen Muskelaktionspotenzials mit der des magnetisch evozierten eine periphere elektrische Stimulation des Nervs zum entsprechenden Zielmuskel empfohlen.

Registrierparameter

Es werden 4–5 Muskelpotenziale auf einzelne Reize aufgenommen.

Auswertung

Reproduzierte Messungen dürfen nicht mehr voneinander abweichen als:
- Latenz: ± 0,5 ms
- Amplitude: ± 20 %

Der Standard ist die Auswertung der Latenzen, der relativen Amplituden und eine Beschreibung der Wellenform. Zusätzlich werden die zentrale Leitungszeit als Differenz der Latenz nach kortikaler

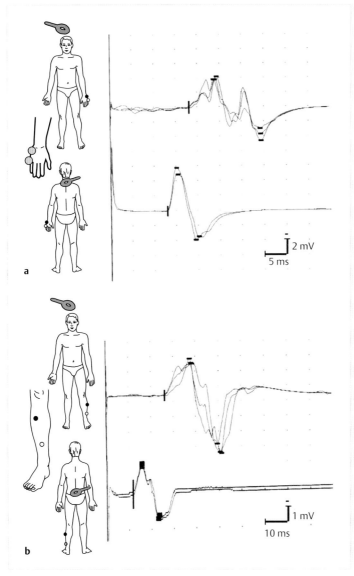

Abb. 19.4 Magnetisch evozierte motorische Potenziale.
a Handmuskeln.
b Beinmuskeln.

und zervikaler bzw. lumbaler Stimulation sowie die Amplitudenquotienten – Amplitude nach kortikaler geteilt durch periphere Stimulation – berechnet. Die absoluten Latenzen sind von der Körpergröße abhängig, die zentrale Leitungszeit deutlich weniger. Ohne Vorspannung des Zielmuskels sind die Latenzen nach kortikaler Stimulation verlängert.

19.4 Anlage „Mittlerer Zeitbedarf"

Aufwendung für die Beobachtung und Einschätzung des Verhaltens, Information über den Untersuchungsablauf, Schaffung einer entspannten arbeitsgerechten Situation; Applizieren der Elektroden inkl. Hautreinigung, Widerstandskontrolle und -korrektur; Ableitdauer einschließlich Reproduktion; Entfernen der Elektroden, Beschriftung der Aufzeichnung, abschließende Reinigung der Haut, Anfertigen des Protokolls.

- VEP: 25 min
- AEP: 40 min
- SEP: 40 min, bei 4-Kanal-Messung 45 min
- MEP: 28 min (nur kortikale Stimulation)
- MEP: 20 min (nur spinale Stimulation)
- MEP: 40 min (spinale und kortikale Stimulation)

Zeiten, die in 80 % der Fälle erreichbar sind. Nicht berücksichtigt sind der Zeitaufwand für die Erfassung in der Patientendatei, die Bereitstellung von Vorbefunden und Wartezeiten.

19.5 Tabellarische Zusammenfassung

Das Zertifikat für multimodal evozierte Potenziale wird durch die Ausbildung in den Modalitäten AEP (akustisch evozierte Potenziale), SEP (somatosensorisch evozierte Potenziale), VEP (visuell evozierte Potenziale) und der MEP (magnetisch evozierte motorische Potenziale) erworben. Hier werden technische Mindestanforderungen für die Registrierung evozierter Potenziale einschließlich der

MEP gegeben (▶ Tab. 19.1, ▶ Tab. 19.2, ▶ Tab. 19.3) – entsprechend den Empfehlungen der International Federation of Clinical Neurophysiology (Deuschl G, Eisen A. Recommendations for the practice of clinical neurophysiology. Electroencephalogr Clin Neurophysiol Suppl 1999; 52). Damit werden die bisherigen Empfehlungen erweitert, aber auch vereinfacht und konkretisiert.

Lübeck, Oktober 2002

Die Mitglieder der EP-Kommission:
H. Buchner, W.F. Haupt, E. Kunesch, K. Lowitzsch, W. Paulus, M. Stöhr

Für die Kommission Transkranielle Magnetstimulation:
J. Claßen

Tab. 19.1 Technische Mindestanforderungen für die Registrierung evozierter Potenziale – Reizparameter.

VEP	SEP	MEP	AEP
Kontrast-VEP: • Augen getrennt stimulieren • Reizfeld ≥ 12–15° • Schachbrett: 15'/50–60' • Leuchtdichte / Kontrast: nach Angabe, konstant! • Fixation: Mitte • Reizfrequenz: 1–2 Hz (ungerade Zahl z. B. 1,7 Hz)	• Rechteckreiz: 0,1–0,2 ms • Reizfrequenz: 3–5 Hz (ungerade Zahl z. B. 4,7 Hz) • Reizstärke: 4 mA über motorischer Schwelle, 3–4-fache sensorische Schwelle • Kathode proximal	• ringförmige Flachspule • **Handmuskeln:** Kortex flach mittig über Cz aufgelegt, zervikal mittig über HWK 7 • **Beinmuskeln:** Kortex flach mittig über Fz aufgelegt, lumbal über LWK 5 • Reiz: Reizstrom im Uhrzeigersinn, Zielmuskel links und umgekehrt • leicht tonisch angespannter Zielmuskel bei kortikaler Stimulation, 20 % Maximalkraft (Handmuskel, M. tibialis anterior) • Reiz: 1,5-fache Schwellenreizstärke	**Druck und Sog:** • alternierend oder sequenziell **Klick:** • Reizdauer: ≤ 250 µs • Reizfrequenz: 10–15 Hz (ungerade Zahl, z. B. 14,7 Hz) • Reizstärke: 60–70 dB über individueller Hörschwelle (max. 100 dB) • Gegenohr mit –20 dB verrauscht

Tab. 19.2 Technische Mindestanforderungen für die Registrierung evozierter Potenziale – Ableitparameter.

	VEP	SEP	MEP	AEP
Elektroden-position	• 1-Kanal: Oz/Fz oder Oz/A1–A2 • 3-Kanal: O1/Oz/O2 gegen Fz oder A1–A2 • Erdung Cz	• **Armnerven:** Erb, HWK 7, HWK 2, CP3/CP4 gegen Fz oder HWK 7 zu anteriorem Hals (oder extrazephale Referenz) • **Beinnerven:** LWK 1 gegen Beckenkamm, CPz gegen Fz	• Elektroden: differente über Muskelbauch (Endplattenregion), indifferente über distalem Sehnenansatz • **Handmuskeln:** M. interosseus dorsalis I, M. abductor pollicis brevis, M. abductor digiti minimi • **Beinmuskeln:** M. tibialis anterior, M. abductor hallucis, M. extensor digitorum brevis	• ipsilaterales Mastoid gegen Cz • Erdung Fz
Elektrodenüber-gangswiderstand	• <5 kΩ	• <5 kΩ	• <5 kΩ	• <5 kΩ
Polung	• negativ nach oben • Referenz positiv	• negativ nach oben • Referenz positiv	• negativ nach oben • Referenz positiv	• positiv nach oben • Referenz negativ
Filtereinstellungen (6 dB/Oktave)	• ≤ 0,5 Hz, ≥ 100 Hz	• kortikal: ≤ 5 Hz, ≥ 1000 Hz • spinal: ≤ 10 Hz, ≥ 1000 Hz	• 5–2000 Hz	• ≤ 100–200 Hz, ≥ 3000 Hz
Mittelungsschritte	• 50–100	• 250–2000	–	• 2000
Analysezeit	• 250/500 ms	• Armstimulation: 50 ms • Beinstimulation: 100 ms	• 100 ms	• 10/20 ms
Signal-Rausch-Verhältnis	• 1/2	• 1/4–1/10	–	• 1/10
Reproduktionen	• ≥ 1-mal reproduziert	• ≥ 1-mal reproduziert	• 4–5 Reproduktionen	• ≥ 1-mal reproduziert

Tab. 19.3 Technische Mindestanforderungen für die Registrierung evozierter Potenziale – Auswertung.

	VEP	SEP	MEP	AEP
Reproduzier-barkeit	• 1 ms Latenz P100 • ± 20 % Amplitude P100	• Armnerven: 0,25 ms Latenz • Beinnerven: 0,5 ms Latenz • ± 20 % Amplitude	• 0,5 ms Latenz • ± 20 % Amplitude	• 0,1 ms Latenz Welle I, III, V • ± 20 % Amplituden

Auswertpara-meter	• P100-Latenz
	 • P100-Amplitude
	 • P100-Wellenform
		• Latenzen:
		   ○ Arm: N9, N13, N14, N20
		   ○ Bein: N18 lumbal, P40
		 • Amplituden: N20 bzw. P40
		 • Seitenvergleich
		 • Körpergröße beachten
			• zentrale, periphere Latenz und zentrale Leitzeit:
			   ○ Armmuskel: Kortex – zervikal
			   ○ Beinmuskel: Kortex – lumbal
			 • Amplitudenquotient Kortex/peripher
			 • Potenzialform
			 • Körpergröße beachten
				• Wellen-Latenz: I, III, V
				 • Inter-Peak-Latenzen
				 • Amplitudenquotient I/V

20 Normalwerte

H. Buchner

20.1 Vorbemerkung

Hier werden die Normalwerte bei Erwachsenen zusammengefasst. Für die Normalwerte bei Kindern sei verwiesen auf Kap. 12.

In der Regel werden Normalwerte zur Entscheidung herangezogen, die nicht im eigenen Messlabor erhoben wurden. Dann ist zu prüfen, ob diese Werte mit Stimulations- und Ableitparametern erhoben wurden, die dem eigenen verwendeten Messvorgehen entsprechen. Nur dann dürfen diese Werte für die eigenen Entscheidungen herangezogen werden. Es wird daher empfohlen, für das jeweilige Labor ein eigenes Kontrollkollektiv zu erstellen.

20.2 Evozierte Potenziale

20.2.1 Somatosensorisch evozierte Potenziale

Die Normalwerte für die verschiedenen Potenziale der SEP nach Arm- oder Beinnervenstimulation sind ▶ Tab. 20.1 (Quelle: Riffel B, Stohr M, Korner S. Spinal and cortical evoked potentials following stimulation of the posterior tibial nerve in the diagnosis and localization of spinal cord diseases. Electroencephalogr Clin Neurophysiol 1984; 58: 400–407 und nicht veröffentlichte Daten) und ▶ Tab. 20.2 (Quelle: Buchner H, Schildknecht M, Ferbert A. Spinale und subkortikale somatosensibel evozierte Potentiale – Vergleich mit der Lokalisation spinaler, medullärer und pontiner Läsionen und im Hirntod. Z EEG EMG 1991; 22: 51–61 und nicht veröffentlichte Daten) zu entnehmen. Grundsätzlich ist anzumerken, dass die Messwerte von Labor zu Labor erheblich schwanken können aufgrund von Einflüssen, die trotz aller Sorgfalt nicht standardisiert werden können. Die wiedergegeben Messwerte können daher nur zur Orientierung dienen.

Tab. 20.1 Normalwerte der Latenzen der Komponenten N18 und P40 der Tibialis-SEP.

Normalwerte Tibialis-SEP				
Latenzen (ms)				
Potenzial	Mittelwert	Maximal	Max. Seitendifferenz	Korrelation zu Größe
N18	18,4	21,4	1,5	signifikant
P40	38,8	43,9	2,1	signifikant
N18–P40	19,2	23,6	2,8	nicht signifikant

Tab. 20.2 Normalwerte der Latenzen der Komponenten N9, N13, N14, N20 sowie der Interpotenziallatenzen N9–N14 und N14–N20 der Medianus-SEP.

Normalwerte Medianus-SEP				
Latenzen (ms)				
Potenzial	Mittelwert	Maximalwert	Max. Seitendifferenz	Korrelation zu Größe
N9	10,1	11,9	0,9	signifikant
N13	13,6	15,5	0,7	signifikant
N14	14,7	16,4	1,1	signifikant
N20	19,2	22,3	1,4	signifikant
N9–N14	5,0	5,9	1,3	nicht signifikant
N14–N20	5,1	6,8	1,6	nicht signifikant

20.2.2 Akustisch evozierte Potenziale

Normalwerte wurden von vielen Autoren erstellt und zeigen bei gleicher Technik eine sehr hohe Übereinstimmung. Exemplarisch werden hier die von Pratt et al. (1999) mitgeteilten Werte wiedergegeben (▶ Tab. 20.3; Quelle: Pratt H, Aminoff M, Nuwer MR et al. Short-latency auditor evoked potentials – Recommendations for the Practice of Clinical Neurophysiology. In: Deuschel G, Eisen A, eds. Guidelines of the International Federation of Clinical Physiology. Electroencephalogr Clin Neurophysiol Suppl 1999; 52).

20.2.3 Visuell evozierte Potenziale

Wie bei keiner anderen EP-Modalität variieren die Normalwerte von Labor zu Labor aufgrund der Vielfalt der möglichen Reiz- und Ableitbedingungen. Eigene Normalwerte sind daher von mindestens 40 normalen Probanden zu erstellen. Im eigenen Labor werden die in ▶ Tab. 20.4 zusammengefassten Grenzwerte der oberen Norm benutzt.

Tab. 20.3 Normalwerte und Grenzwerte der AEP in ms.

Parameter	Welle	Mittelwert	Oberer Grenzwert	Seitendifferenz
Latenz	I	1,75	2,2	0,3
	III	3,9	4,5	0,4
	V	5,7	6,4	0,5
Inter-Peak-Latenz	V–I	4,0	4,5	0,5
	III–I	2,1	2,5	0,5
	V–III	1,9	2,4	0,5

Tab. 20.4 Normalwerte der P100 im eigenen Labor. Orientierungsgrößen für eigene Normalwerte.

Merkmal	Normalwert	Anmerkungen
Latenz oberer Grenzwert	111 ms	
Seitendifferenz der Latenz	5 ms	innerhalb dieses Werts lagen 90 % aller Werte von 1761 Personen mit einer P100-Latenz unter 111 ms
Amplitude im Seitenvergleich	50 %	Minderung im Seitenvergleich

20.2.4 Magnetisch evozierte motorische Potenziale

Normalwerte zeigen bei gleicher Technik eine erstaunlich hohe Übereinstimmung. Dennoch sollten in jedem Labor eigene Normalwerte erhoben werden. Die in ▶ Tab. 20.5 wiedergegebenen Werte repräsentieren eine Zusammenstellung aus verschiedenen fremden und eigenen, publizierten und unpublizierten Untersuchungen.

Tab. 20.5 Normalwerte für die TMS-Untersuchung verschiedener Muskeln mit konventionellen Spulen. Alle Werte: Mittelwerte (MW) ± 1 Standardabweichung (SD).

Muskel	Alter	Kortikomuskuläre Leitungszeit	Zentrale motorische Leitungszeit	Periphere motorische Leitungszeit	Normgrenze für zentralmotorische Leitungszeit (MW ± 3 SD)
M. deltoideus		9,5 ± 1,5	4,1 ± 0,7		
M. biceps brachii	<60	10,8 ± 1,0	4,6 ± 1,0	6,4 ± 1,1	<7,6
	>60	11,4 ± 0,9	4,9 ± 0,9	6,8 ± 0,9	<7,3
M. interosseus dorsalis I	<60	20,7 ± 1,4	6,0 ± 0,9	14,6 ± 1,3	<8,7
	>60	21,2 ± 1,6	6,5 ± 1,1	14,9 ± 1,4	<9,8
M. abductor digiti minimi		19,7 ± 1,0	6,0 ± 0,9	14,0 ± 1,5	<8,7
M. quadriceps		21,0 ± 1,5	12,4		
M. tibialis anterior	<60	28,3 ± 2,5	13,4 ± 1,9	14,7 ± 1,3	<19,1
	>60	31,1 ± 2,5	16,1 ± 1,9	15,5 ± 2,0	<21,8
M. soleus		26,6 ± 2,7	13,3 ± 1,9		<19,0
M. abductor hallucis		42,5 ± 3,0	18,2 ± 2,4		<25,4
M. bulbocavernosus		19,4 ± 3,5	13,2 ± 2,7		<21,3
M. sphincter ani		22,8 ± 3,6	13,3 ± 2,3		<20,2
M. orbicularis oris		11,8 ± 1,5		4,4 ± 0,4	

21 Weiterführende Literatur

Aminoff MJ. Aminoff's Electrodiagnosis in Clinical Neurology. 6. ed. Philadelphia: Saunders / Elsevier; 2012

Celesia GG, Brigell M. Recommended standards for pattern electroretinograms and visual evoked potentials. In: Deuschl G, Eisen A, eds. Recommendations for the Practice of Clinical Neurophysiology. Electroencephalogr Clin Neurophysiol Suppl 1999; 52

Chen R, Cros D, Curra A et al. The clinical diagnostic utility of transcranial magnetic stimulation: Report of an IFCN committee. Clin Neurophysiol 2008; 119: 504–534

Chiappa KH. Evoked Potentials in Clinical Medicine. 3rd ed. Philadelphia: Lippincott Williams & Wilkins; 1997

Cruccu G, Aminoff MJ, Curio G et al. Recommendations for the clinical use of somatosensory-evoked potentials. Clin Neurophysiol 2008; 119: 1705–1719

Deuschl G, Eisen A, eds. Recommendations for the Practice of Clinical Neurophysiology. Electroencephalogr Clin Neurophysiol Suppl 1999; 52; Im Internet: www.clinph-journal.com/content/guidelinesIFCN

Duncan CC, Barry RJ, Connolly JF et al. Event-related potentials in clinical research: Guidelines for eliciting, recording, and quantifying mismatch negativity, P300, and N400. Clin Neurophysiol 2009; 120: 1883–1908

Heinze HJ, Münte TF, Kutas M et al. Cognitive event-related potentials. In: Deuschl G, Eisen A, eds. Recommendations for the Practice of Clinical Neurophysiology. Electroencephalogr Clin Neurophysiol Suppl 1999; 52

Holder GE, Celesia GG, Miyake Y et al. International federation of Clinical Neurophysiology: Recommendations for visual system testing. Clin Neurophysiol 2010; 121: 1393–1409

Jewett DJ. Auditory evoked Potentials: overview of the field (and shoreline) – 1986. In: Barber C, Blum Th, eds. Evoked potentials III. Boston: Butterworth; 1987

Jörg J, Hielscher H. Evozierte Potentiale in Klinik und Praxis. 4. Aufl. Berlin: Springer; 1997

Lowitzsch K, Hopf HC, Buchner H, Claus D, Jörg J, Rappelsberger P, Tackmann W. Das EP-Buch. Stuttgart: Thieme; 2000

Mauguière F, Allison T, Babiloni C et al. Somatosensory evoked potentials In: Deuschl G, Eisen A, eds. Recommendations for the Practice of Clinical Neurophysiology. Electroencephalogr Clin Neurophysiol Suppl 1999; 52

Pratt H, Aminoff M, Nuwer MR et al. Short-latency auditory evoked potentials. In: Deuschl G, Eisen A, eds. Recommendations for the Practice of Clinical Neurophysiology. Electroencephalogr Clin Neurophysiol Suppl 1999; 52

Regan D. Human Brain Electrophysiology. Norwalk, Connecticut: Appleton & Lange; 1988

Ross S, Hallett M, Rossini PM et al. Safety, ethical considerations, and application guidelines for the use of transcranial magnetic stimulation in clinical practice and research. Clin Neurophysiol 2009; 120: 2008–2039

Rothwell JC, Hallett M, Berardelli A et al. Magnetic stimulation: motor evoked potentials. In: Deuschl G, Eisen A, eds. Recommendations for the Practice of Clinical Neurophysiology. Electroencephalogr Clin Neurophysiol Suppl 1999; 52

Stöhr M, Dichgans J, Büttner U, Hess CW. Evozierte Potenziale SEP – VEP – AEP – EKP – MEP. 4. Aufl. Berlin: Springer; 2005

Weitere Literatur kann beim Herausgeber angefordert werden.

Sachverzeichnis

A

Adrenomyeloleukodystrophie 114, 120
Adrenomyeloneuropathie 120
AEP 49–50
– Kleinhirnbrückenwinkeltumor 161
– Lautstärkeabhängigkeit 151
– Ausbildungsrichtlinien 174
– Auswerteparameter 54
– Druck- und Sogimpuls 52
– Durchführung 54
– Entstehungsmodell 50
– Erregungsleitung 49
– Fehlerquellen 28, 56, 65
– Funktionsstörungen, Diagnostik 65
– Hirnstamm-OP 161
– Hirntoddiagnostik 171–172
– Hochtonstörung 59
– hypoxischer Hirnschaden 170
– Indikationen 65
– Interpretation 57, 59
– Kinder 139
– Multisystematrophie 136
– Normalwerte 55, 186
– Physiologie 56
– Registrierparameter 53
– Reizparameter 52
– Reizstärke 53
– Schädel-Hirn-Trauma 170
– technische Empfehlungen 178–179
– Wellenidentifizierung 54
– Wellenvarianten 55–56
AEP-Latenzen 56
Aktionspotenzial 30
Akustikusneurinom 62, 112, 161
Alkoholiker 126
Alzheimer-Demenz 151
Analog-Digital-Wandler 21
Anästhesie, totale intravenöse (TIVA) 163
Anästhetika 153, 158, 163
Aneurysma, intrakranielles 160
Aphasie 103
Armnerven, SEP-Ableitung 179, 181
Armnervenstimulation 36
Armplexuspotenzial 37
50-Hz-Artefakt 27
Artefakte 25–27
Arteria-basilaris-Thrombose 63
Arteria-cerebelli-superior-Aneurysma 161
Astrozytom 160

Ataxie
– degenerative, Klassifikation 128
– idiopathische zerebelläre 129
– nicht erbliche degenerative 129
Atrophie
– idiopathische zerebelläre 130
– spinozerebelläre 128–129, 131–134
Aufmerksamkeit, visuell-räumliche 93
Aufmerksamkeits-Defizit-Hyperaktivitäts-Syndrom (ADHS) 102, 146
Ausbildungsberechtigung 175
Ausbildungsempfehlung, Mindestanforderungen 177
Ausbildungsrichtlinien 174
Ausbildungssicherung 177
Averager 19, 22

B

Bandpassfilter 20
Bandscheibenprolaps 118
Basalganglienerkrankung 47
Basilaristhrombose 171
Beinnerven, SEP-Ableitung 181
Beinnervenstimulation, SEP 39
Blickparese, progressive supranukleäre 130, 136
Blitz-VEP 68, 141
– Indikation 142
– Kinder 141
Borreliose 120
Broca-Aphasie 103

C

Chiasma opticum 68
Chorea Huntington 47
Contingent Negative Variation (CNV) 148

D

D-Welle, MEP 76
decibel
– normal hearing level (dBHL) 52
– sensory level (dBSL) 52
Delay, negativer 26
Demenz 100, 103, 151
Differenzverstärker 19, 26
Dyslexie 99–101

E

Einklemmung
– kraniokaudale, AEP 170, 172
– transtentorielle 63
EKP 90–91
– Anwendungsperspektiven 98–99
– Kennwerte 92
– P300 149–150
EKP-Komponenten 91–92
Elektroden 19, 27–28
– EKP 90
– MEP 82
– VEP 70
Elektrodenplatzierung 28, 36, 158
Elektrodenübergangswiderstand 19
Elektroretinografie 67–68
– Kinder 141
– Registrierung 70
EP-Prüfung, Wissenspunkte 175
EP-Untersuchung 176
Epilepsie 89, 146
EPSP 30
Erdung 19, 48, 82
– Patient 66
ERG-Ableitung, multifokale 68
Error related Negativity (ERN) 97, 103

F

F-Wellen-Methode 85
Fazialisdiagnostik 83, 85, 89
Fehlerquellen 24–26
Fernfeld-Potenzial 23, 34–35
– dipolares 33
– monophasisches negatives 35
Fernfeld-Quadrupol 33
50-Hz-Filter, Störsignale 26
Filter 20
Foramen-stylomastoideum-Stimulation 84
Friedreich-Ataxie 47, 129, 131, 135
Frühgeborenes 139, 142

G

Ganzfeld-Blitzelektroretino-grafie 67
Gedächtnis, auditives sensorisches 100
Gehörgang 49, 58
Gerätefehler 25

Glutamat 30
Guillain-Barré-Syndrom 124, 126

H

Hämangiom 45
Hearing Level 52
Hemiparese, kongenitale 146
High Frequency SEP Oscillations 108
Hinterstrangsystem
– Anatomie 36
– Kinder 144
– spinale Läsion 114
Hirnschaden, hypoxischer 169
Hirnstamm 49–50
– Operationen 161
Hirnstammblutung 64
Hirnstammischämie 64
Hirnstammläsion, zentrale 63
Hirnstammreflexe, erhaltene 172
Hirnstammtod, isolierter 172
Hirnstammtumor 63
Hirntod 63–65, 172
– Diagnostik 168, 171
– Feststellung 47
– Kinder 146
Hochfrequenzstörung 27
Hochpassfilter 20
– Mismatch Negativity 98
– SEP 39, 142
Hochtonhörstörung 61
Hochtonschwerhörigkeit 59
Horizontalzelle 68
Hörstörung
– intensivmedizinische Maßnahmen 172
– pankochleäre 58, 61
– periphere 58, 60, 65

I

I-Wellen, MEP 77
Induktion, elektromagnetische 75
Inseltumor 160
Intensivstation 168
Inter-Peak-Latenz 54, 57, 59
IPSP 31
Irrelevant-Probe-Technik 97
Ischämie 46–47, 63
– chronische 119

K

Karotisoperation 153
– Anästhesieführung 153
– Monitoring 153–155

– Karotisoperation, Stimulation 154
Kinder 139
Kleinhirnbrückenwinkel 161
– Tumor 61
Kochlea, AEP 50
Kochleaimplantat, Therapiekontrolle 100
Koma 47
– automatische Artefaktunterdrückung 169
– oberflächliches, Sedierung 168
– Prognosestellung 65, 168–169
Körperoberfläche 35
Körpertemperatur 56, 179
– Multiple Sklerose 72
Kortex
– frontaler agranulärer 76
– Generierung evozierter Potenziale 30–31
– prämotorischer 76
– primär-motorischer 75–76
– primärer visueller 69
– supplementär-motorischer 76
– visueller 69

L

Lachgas 163
Läsion
– infraganglionäre 43
– kortikale 46
– pontine 44–45
– spinale 44, 113–115
–– Grenzbefunde 121–122
–– Raumforderung 118
–– traumatische 115–117
– supraganglionäre 44
– zervikale extramedulläre 44
Lateralsklerose, amyotrophe 48, 87, 131, 137–138
Lautstärkeabhängigkeit der akustisch evozierten Potenziale (LAAEP) 151–152
Leitungszeit
– kortikomuskuläre (KML) 78
– periphere motorische (PML) 78
– zentralmotorische (ZML) 78, 85
–– Kinder 145
–– Multiple Sklerose 109
Lese-Rechtschreib-Schwäche 99–100, 102
Locked-in-Syndrom 46
Lues spinalis 114, 120

M

Magnetstimulation, transkranielle (TMS) 75
Mediainfarkt 170
Medianus-SEP 44–45
– Anatomie 37
– Aneurysmachirurgie 160
– beidseitige 164
– Friedreich-Ataxie 136
– hypoxischer Hirnschaden 170
– intraoperatives Monitoring 164, 167
– Kinder 142
– Läsionsort 43
– Medulla-oblongata-Läsion 46
– Monitoring Karotis-TEA 154–155
– Morbus Parkinson 47
– Normalwerte Kinder 143
– Normalwerte Latenzen 185
– pontine Raumforderung 46
– Reproduktion 41
– Schädel-Hirn-Trauma 170
– spinale Raumforderung 118
– spinozerebelläre Atrophie 133
Medulla-oblongata-Läsion 44–45
Meningitis 62
MEP 75–76
– Kinder 144–145
– Kleinhirnbrückenwinkeltumor 161
– Polyneuropathie 126
– Akquisition 82
– ALS 137
– Analyse 84–85
– Ausbildungsrichtlinien 174
– Befundbeispiele 86–87
– Fehlerquellen 85, 89
– Grenzbefund 86
– Hirnstamm-OP 161
– Indikation 88
– intraoperatives Monitoring 165
– Kontraindikationen 89
– Mittelwertrechnung 23
– Neuroborreliose 114
– Normalwerte 85, 187
– Physiologie 76–78
– Rückenmarkläsion 117
– spinozerebelläre Atrophie 134
– technische Empfehlungen 181
MEP-Ableitung
– Querschnittsyndrom 120
– spinale Läsion 115–116
– vaskuläre Myelopathie 118
MEP-Monitoring 160

MEP-Stimulation, transkranielle elektrische 159
Messwerte, Fehlerquellen 24
Mismatch Negativity (MMN) 95, 98–99
Mittelohrerkrankung 58
Mittelwertrechner 19, 22
Morbus Parkinson 47, 104
Multiple Sklerose 46, 63, 65, 73, 106–107
– AEP 109
– Diagnosekriterien 106
– Grenzbefunde 109, 111
– Körpertemperatur 72
– Läsion, klinische stumme 109–110
– MEP 86–87, 109
– SEP 108
– VEP 69, 73, 107
– Verlaufsprognose 107
Multisystematrophie 130, 135–136
Muskelartefakte 168
Muskelsummenaktionspotenzial (MSAP) 78
Muster-VEP 67
Myelitis transversa 120
Myelopathie
– chronische ischämische 114
– entzündliche 120
– HIV 120
– vaskuläre 118
– zervikale 45, 87, 118
Myelose, funikuläre 48, 114, 120

N

N9 39
N11 39
N13 39
N18 39
N20 35, 39
N22 40
N30 36, 39
N50 40
N100 94
N400 97, 103
Nadelelektroden 28
Nahfeld-Potenzial, triphasisches 32
Narkose
– Karotis-TEA 153
– MEP 164
– Sicherheit 158
Narkosetiefe 167
Negative Displacement 94
Nervus
– cochlearis 50
– cutaneus femoris lateralis, SEP 40
Nervus-cochlearis-Läsion 59, 61–62, 65

Nervus-facialis-Stimulation 84
Nettodipol, stationärer 35
Neurochirurgie 157–158
– Indikation 159–161
– Monitoring 157–158
Neuropathie
– hereditäre 127
– HMSN 125
Neurophysiologie, Weiterbildung 174
Normalwerte 185–186
Novelty-P3 96

O

Operationssaal, Störquellen 157
Optikusläsion 107
Optikusneuritis 108
Organexplantation 172

P

P9 39
P11 39
P14 39
P17 40
P22 39
P30 40
P40 40
P60 40
P100 69, 73
– Normalwerte 186
– VEP 107
P300 96
– Demenz 151
– Doppelaufgaben 96
– EKP 100–101
– Psychiatrie 149–150
P300-Ableitung, Parameter 101
P300-Amplitude 96
P300-Gipfellatenz 96
Pädiatrie 139–140
Paraplegie, hereditäre spastische 131, 136
Patientenvorbereitung 25, 54, 66, 74
– Artefaktvermeidung 26
– MEP 89
– SEP 48
pattern ERG (PERG) 67
Peak Amplitude, EKP 92
Peak equivalent sound pressure level (dBpeSPL) 52
Peak Latency, EKP 92
Peak-to-peak-Amplitude, EKP 92
Plexusläsion 44
Polyneuropathie 43, 123–124
– chronisch entzündliche demyelinisierende (CIDP) 125, 127

– MEP 126
Ponsblutung 171
Potenzialbezeichnung 23
Potenziale
– akustisch evozierte 18, 23, 49, 109, 126
–– Kindesalter 139–140
– ereigniskorrelierte 90–94
–– Psychiatrie 147–148
– evozierte 18–19, 23
–– Amplitudenverminderung 106
–– Ausbildungsrichtlinien 174
–– Auswertung 23
–– Definition 18
–– elektrische Aktivität 18
–– Entstehung 30, 32
–– Kindesalter 139–140
–– Messung 25
–– Methodik 18
– exzitatorische postsynaptische (EPSP) 30
– frühe akustisch evozierte 49
– inhibitorische postsynaptische (IPSP) 31
– kognitive 90–91
– magnetisch evozierte 75
–– Kinder 144–145
– magnetisch evozierte motorische 109
– motorisch evozierte 18, 23
– multimodal evozierte 146
– somatosensorisch evozierte 18, 36–37, 108, 124–125
–– Kindesalter 142–143
– visuell evozierte 18, 107, 126
–– Kindesalter 140–142
– visuelle evozierte 67–68
Prä-Trigger-Zeit 26
Processing Negativity 94
Psychiatrie 147–148
Pudendus-SEP 40
Pulfrich-Phänomen 70
Pyramidenbahn 76
– Demyelinisierung 82
– Gefäßmalformation 159

Q

Quadratwurzel-Gesetz 22
Quadrupol 33
Quantisierung (Analog-Digital-Wandler) 21
Querschnittlähmung 114
Querschnittsyndrom, psychogenes 120

R

Raumforderung, spinale 118
Registrierung, evozierte Potenziale, Mindestanforderung 183–184
Reizung, fraktionierte, MEP 78–79
Retinopathie 142
Retroaurikularreflex 66
Rett-Syndrom 145
Riesen-SEP 47
Rückenmark, Blutversorgung 113
Rückenmarkinfarkt 114
Rückenmarkläsion, traumatische 115–117
Rückenmarkschädigung, operative 167
Ruhemembranpotenzial 30–31

S

Schädel-Hirn-Trauma 170, 172
Schallleitungsstörung 58, 60–61
Schizophrenie 150
Schlaganfall 87, 170
Sedativa, elektrophysiologische Parameter 168
Selektionsnegativität (Nd) 94
Sensory Level 52
600-Hz-SEP 108
SEP 36, 39, 41
– Polyneuropathie 125
– Anatomie 36
– Ausbildungsrichtlinien 174
– Befundbeispiele 46–47
– Entstehung 35
– Fehlermöglichkeiten 29, 48
– Gerätefehler 48
– Grenzbefund 42
– Guillain-Barré-Syndrom 124
– Hirnstamm-OP 161
– Hirntoddiagnostik 171
– hypoxischer Hirnschaden 169
– infraganglionäre Läsion 43
– Kinder 142–144
– Kleinhirnbrückenwinkeltumor 161
– Locked-in-Syndrom 46
– Mediainfarkt 170
– Multisystematrophie 136
– Nervus cutaneus femoris lateralis 40
– Normalbefund 42
– Normalwerte 185
– Plexusläsion 44
– Polyneuropathie 124–125

– Schlaganfall 170
– supraganglionäre Läsion 44
– Systemdegeneration 47
– technische Empfehlungen 179, 181
– Wurzelkompressionssyndrom 44
SEP-Dermatomableitung 115
SEP-Etagenableitung 115
Silent Period 80, 84–85
– ALS 137
– Tics 146
Skoliose-Operation, intraoperatives Monitoring 165
Spastik 115
Spinalis-anterior-Syndrom 119
Spinalis-posterior-Syndrom 119
Stenose, zervikale spinale, intraoperatives Monitoring 166
Stimulator 23
Stimulusartefakt, AEP 56
Strahlenmyelopathie 114, 121
Stromfluss, intra- und extrazellulärer 31
Sulcocommissuralis-Syndrom 119
Summation, zeitliche und räumliche 77
Summenaktivität 31
Syringomyelie 45, 114, 121
10–20-System 19
Systemdegeneration 47, 128–130

T

Thalamusläsion 46
Tibialis-SEP 37, 39
– Aneurysmachirurgie 160
– beidseitige 164
– Friedreich-Ataxie 136
– intraoperatives Monitoring 164, 167
– Kinder 142–144
– Läsionsort 42
– Normalwerte Latenzen 185
– Reproduktion 41
– spinozerebelläre Atrophie 133
– supraganglionäre Läsion 44
Tic-Erkrankung 146
Tiefpassfilter 20, 26, 39
TMS-Untersuchung, Normalwerte 187
Trigeminus-SEP 39–40
Triple-Stimulationstechnik 78–79, 84
Tumor
– Kleinhirnbrückenwinkel 65
– supratentorieller 159

U

Übergangswiderstand 48, 53, 89
Ulnaris-SEP, spinale Raumforderung 118
Untersuchung, Checkliste 25
Uthoff-Phänomen 72

V

VEP 67–68, 126
– Akquisition 70
– Analyse 71–72
– Ausbildungsrichtlinien 174
– Durchführung 71
– Fehlermöglichkeiten 29, 74
– Fehlerquellen 72
– Grenzbefund 73
– Interpretation 72
– Kinder 140–141
– Multiple Sklerose 69
– Multisystematrophie 136
– Normalwerte 71, 186
– Physiologie 71–72
– Registrierparameter 70
– Reizparameter 70
– technische Empfehlungen 177–178
VEP-Ableitung, multifokale 68
Vertäuben, AEP 53
Vertex-Potenziale 91
Vigilanz 71, 149
Visusverlust 73, 108
Vitaminmangel-Polyneuropathie 126
Vitaminmangelerkrankungen 48
Vorinnervation, MEP 77

W

W-Form, VEP 71
Wallenberg-Syndrom 63
Wasserfalldarstellung 155
Wirbelsäulenchirurgie 163–164
– Anästhetika 163
Wurzelkompressionssyndrom 44

Z

Zeitbedarf, mittlerer 182
Zelle, amakrine 68
Zentralskotom 71
Zertifikat für multimodal evozierte Potenziale 174–175, 183